La dieta perfecta

Lisa Sanders

La dieta perfecta

*Diseñe un plan de
reducción de peso
a la medida de sus
necesidades*

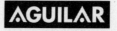

AGUILAR

Título original: *The Perfect Fit Diet*

Publicado originalmente por Rodale Inc.

Traducción: Rubén Heredia Vázquez

Copyright © Lisa Sanders, M.D., 2004

De esta edición:
D. R. © Santillana Ediciones Generales S.A. de C.V., 2005.
Av. Universidad 767, Col. del Valle
México, 03100, D.F. Teléfono (55) 54207530
www.**aguilar**.com.mx

Distribuidora y Editora Aguilar, Altea, Taurus, Alfaguara, S. A.
Calle 80 Núm. 10-23, Santafé de Bogotá, Colombia.
Santillana Ediciones Generales S.L.
Torrelaguna 60-28043, Madrid, España.
Santillana S. A.
Av. San Felipe 731, Lima, Perú.
Editorial Santillana S. A.
Av. Rómulo Gallegos, Edif. Zulia 1er. piso
Boleita Nte., 1071, Caracas, Venezuela.
Editorial Santillana Inc.
P.O. Box 19-5462 Hato Rey, 00919, San Juan, Puerto Rico.
Santillana Publishing Company Inc.
2043 N. W. 87th Avenue, 33172. Miami, Fl., E. U. A.
Ediciones Santillana S. A. (ROU)
Constitución 1889, 11800, Montevideo, Uruguay.
Aguilar, Altea, Taurus, Alfaguara, S. A.
Beazley 3860, 1437, Buenos Aires, Argentina.
Aguilar Chilena de Ediciones Ltda.
Dr. Aníbal Ariztía 1444, Providencia, Santiago de Chile.
Santillana de Costa Rica, S. A.
La Uruca, 100 mts.Oeste de Migración y Extranjería, San José, Costa Rica.

Primera edición: enero de 2005

ISBN: 970-770-055-6
D. R. © Diseño de cubierta: Antonio Ruano Gómez
Diseño de interiores: Anáfora, servicios editoriales (www.**anafora**.com.mx)
Impreso en México.

Para Tarpley y Yancey,
las mejores amigas e hijas que una madre puede tener

ÍNDICE

AGRADECIMIENTOS

Este libro derivó en un principio de un proyecto de investigación en el que trabajé con la doctora Dawn Bravata, mi amiga y guía. Su calidez, inteligencia y disciplina han sido un modelo para mí. Su fe en mí y en este libro nunca languideció, ni siquiera en los momentos en que mi propia fe lo hizo.

También hago patente mi deuda con mi hermana Shelley, quien me compartió los altibajos de su lucha personal con el sobrepeso y me permitió incluirlos en estas páginas. Además, siempre conté con el apoyo de mis hermanas Andree y Leslie que me ayudaron a mantener la sencillez y accesibilidad de mi lenguaje y mis ideas.

Agradezco también a mis pacientes que compartieron sus historias conmigo. Ellos han sido mi inspiración y educación. Si, como dijo Montaigne, la experiencia es la prueba de la medicina, sus vidas han sido los libros, maestros y exámenes que me dieron la comprensión de todo lo que hay en este libro.

Josh Horwitz de Living Planet Books transformó mis ideas en este libro al creer en ellas y en mí. Gail Ross, mi representante, también ha mostrado un entusiasmo a toda prueba. Mi editora, Mary South, infundió a este texto una perspectiva fresca y vigorosa. Sus percepciones y su habilidad acercaron *La dieta perfecta* a la perfección. Y Amy Super, quien hace honor a su apellido, siempre me mantuvo organizada —una tarea nada fácil.

También debo expresar mi gratitud a Joel Lovell, Megan Liberman, Paul Tough, Ilena Silberman y Dan Zalewsky, mis editores en *The New York Times Magazine*. Su diestra labor editorial me enseñó mucho de lo que sé sobre escribir y todo lo que sé sobre escribir bien.

Vaya además mi agradecimiento a la doctora Julie Rosenbaum, colega en el programa del internado en reanimación cardiopulmonar de Yale, y a Valerie Duffy, investigadora y nutrióloga de la Escuela de Medicina de Yale y de la Universidad de Connecticut. Cada una aportó su cuidadosa visión científica al manuscrito de este libro y así me evitó el riesgo de quedar en ridículo; cualquier error que pudiera aparecer es exclusivamente mío. Los planes alimenticios los desarrollé con la ayuda de la maravillosa dietista Marcie García.

Gracias también a Tony Horwitz, Geraldine Brooks y su comedor, donde nacieron tantas ideas. La doctora Anjali Jain me proporcionó una importante ayuda para ampliar y desarrollar muchos de mis conceptos. Margaret Spillaine y Bruce Shapiro siempre estuvieron dispuestos a contribuir, aconsejar y dar consuelo conforme lo necesitara.

Steve Huot, director del programa del internado en reanimación cardiopulmonar de Yale, animó mi interés por la obesidad desde el principio y aún es un apoyo esencial. Gracias también al personal del Family Health Center: doctor Henry Gift, Cindy Collete y June Detlefsen. Su buen humor y equilibrio siguen haciendo que ir a trabajar sea un placer. Las ideas siempre necesitan un ambiente estimulante para poder crecer. Mi pequeña propuesta inicial se enriqueció con el generoso aporte de varios científicos, investigadores y amigos que me ayudaron a concluir este libro. Gracias a los doctores Gretchen Berland, Laura Whitman, Eric Holmboe, Linda Bartoshuk, James G. Gibbs, Kelly Brownell (doctor en filosofía), Walter Kernan y Patrick O'Connor.

Un reconocimiento a los amigos que, de innumerables maneras, hicieron posible este libro: Lindsay Patterson, Jenny Brown, Ian Ayres, Louise DeCarreone, y Neale y Steve Berkowitz. También a Juanita Stallings, Terry Lavallee, Mark García, Joel Gallagher, Lea Bowman, Janel Hackney, Hiram "Pat" Patterson y Martha Love. Ustedes son el alma y el corazón de este libro.

Pero, por último, he de decir que es a Jack a quien yo debo este libro. Su sabiduría, capacidad de percepción, inteligencia, ingenio y consideración han dado forma a cada idea y cada página que he escrito. Su amor y devoción me apoyaron desde mi época en la televisión, a lo largo de mis estudios de medicina y, finalmente, hasta mi labor como médico y escritora. Su bondad y empatía, su buen humor y sus increíbles habilidades como editor han enriquecido mi vida, mi trabajo y, por supuesto, este libro.

PRIMERA PARTE

LA NUEVA CIENCIA DEL ADELGAZAMIENTO

"Dime lo que comes y te diré quién eres".

Ése fue el reto que planteó Jean Anthelme Brillat-Savarin hace más de doscientos años en su ingeniosa y perceptiva obra maestra en siete volúmenes sobre la alimentación, *The Physiology of Taste (La fisiología del gusto)*.

Esa frase ha llegado a nosotros como "Somos lo que comemos", un aviso de que lo que comes dará forma —de manera bastante literal— a aquello en lo que te conviertes. Yo propongo que lo contrario también es verdad: Lo que eres es, de manera principal, quien dicta lo que comes. Lo que comes es un reflejo directo de lo que eres en tus aspectos genético, cultural, psicológico y ambiental.

Si reformulamos el adagio de Brillat-Savarin, entonces nosotros "comemos lo que somos". Si eso es verdad, la mejor dieta para tener buena salud y perder peso será diferente para cada uno de nosotros. Ésa es la premisa de la dieta de adelgazamiento perfecta.

Capítulo 1

Existe una dieta de adelgazamiento perfecta para cada quien

A nosotros nos gusta pensar que una conducta tan elemental como elegir lo que ponemos en nuestra boca se encuentra bajo el completo dominio de la voluntad humana —sobre todo si consideramos la abundancia y variedad de alimentos que hoy tenemos a nuestro alcance. Podemos comer frutas y verduras fuera de temporada, pescado proveniente del otro lado del mundo y vino producido con uvas de todos los continentes. Pero existe un aspecto de lo que comemos que parece escapar a nuestro control total.

Quizá ejerzamos nuestra poderosa voluntad al elegir dónde, qué y cuándo comemos, pero hacemos esas elecciones dentro de ciertos límites personales que están más allá de la elección. Los alimentos que nos gustan o disgustan, la manera en que los preparamos, lo que deseamos comer en primer lugar y la razón de que nos sintamos llenos y satisfechos al final de una comida —todos estos aspectos del comer se determinan por nuestra herencia genética, nuestra cultura y nuestro estilo de vida. Muy rara vez pensamos en ellos pese a ser lo que da forma al mundo alimenticio dentro del cual hacemos nuestras elecciones. No se puede sólo tratar de adaptar estos aspectos a una lista de principios para una alimentación sana.

Para tener una verdadera capacidad de elección, necesitamos reconocer nuestro propio marco vital, el cual moldea y define tales decisiones. Esto es algo que conocemos y aceptamos en casi todos los aspectos de nuestra vida —rara vez perdemos nuestro tiempo y esfuerzo en *elegir* que el tiempo se detenga o que el sol no se ponga. Reconocemos que nuestras decisiones deben hacerse dentro de la estructura de un día de 24 horas vagamente dividido en dos para darnos el día y la noche.

Pocas cosas en la experiencia humana son tan inaccesibles para la elección como el tiempo y el movimiento de la Tierra en su órbita. Sin embargo, en una escala humana, cambiar los genes, la cultura, incluso el estilo de vida puede resultar igualmente difícil. Reconocer los límites dentro de los que tomamos nuestras decisiones individuales es esencial para realizar cambios que funcionen. Hoy la ciencia comienza a mostrarnos y a definir muchos de los aspectos que moldean nuestras elecciones —cómo nuestros genes, nuestra educación y nuestro estilo de vida crean la estructura en la que hacemos nuestras elecciones alimenticias.

Este libro intenta ayudarte a encontrar tu mejor dieta personal al combinar lo que la ciencia está aprendiendo sobre la alimentación y el adelgazamiento con lo que tú sabes sobre ti. Se necesitan ambos —el conocimiento de la ciencia médica y el conocimiento de uno mismo— para provocar un cambio real.

Modificar el comportamiento es difícil. A esto se debe que olvidemos por completo muchas de nuestras promesas de año nuevo, por ejemplo, cuando llega el día de la Candelaria, por ejemplo y que tantas dietas fracasen a los pocos días de iniciarlas. Comer es un comportamiento tan complejo e innato como cualquier función corporal. Y como en cualquier otro aspecto del comportamiento humano, el cambio tiene que partir de lo que *tú* eres y lo que *tú* haces ahora.

¿Cuántas veces te ha ocurrido lo siguiente? Te encuentras con una amiga que no has visto desde hace tiempo y ¡se ve de maravilla! Le preguntas con toda suavidad cómo le ha hecho y ella no espera un segundo en responder: Después de años de probar una dieta tras otra, finalmente dio con la correcta. La dieta siempre estuvo ahí y, ahora que la ha probado, no logra entender por qué no la vio antes. Es maravillosa, dice, y además le permite comer muchas cosas que le encantan. Y antes de siquiera darte cuenta, ya estás probando la misma dieta.

Sin embargo, una vez que la inicias, no te parece tan maravillosa. No son alimentos que desees consumir. Tampoco es la manera en que te quieres sentir. No te hace perder peso, sino la paciencia. Te preguntas qué hizo ella que tú no y por qué ella se siente tan bien y tú no. ¿Cuál es tu error?

En realidad no has cometido ningún error y tampoco hay nada necesariamente malo en esa dieta. La verdad de esto representa un gran cambio en la manera en que la ciencia aborda los temas médicos y, en particular, el del adelgazamiento. Cada uno de nosotros es diferente. Lo que estamos descubriendo es que no todos los tratamientos tienen el mismo efecto en cada paciente. En relación con el control del peso, esto significa que el régimen que funciona en una persona podría no hacerlo en otra. En las dietas, como en tantas cosas, una sola talla no les queda a todos.

Por desgracia, cuando un médico ve a un paciente que desea bajar de peso, no suele preguntarle: "¿Qué comes?"

De hecho, las investigaciones sugieren que es mucho más probable que le indique lo que *debería* comer. Y ésa es la misma dieta que prescribe a todos. Él da por hecho, al igual que muchos de nosotros lo hicimos alguna vez, que para ese problema —el sobrepeso— existe una sola cura: la dieta que *él* prefiere. Y si no puedes comer de esa manera, en lo que a tu médico respecta, has *elegido* no bajar de peso. Le parece claro que, simplemente, no tienes la suficiente motivación.

O quizá él sólo te diga que comas menos y hagas más ejercicio. Es posible que comieras menos, si supieras cómo. Después de todo, quizá hayas sido tú quien planteó primero el tema del adelgazamiento.

Este libro es para personas que se saben con la motivación suficiente pero que reconocen que hay aspectos de sus hábitos alimenticios que, al parecer, no pueden cambiar. Es para gente que ha tratado de "comer menos y hacer más ejercicio" pero que no sabe cómo hacerlo sin sentirse hambriento, irritable y cansado. Para personas que desean comer de una manera sana y racional, y que las haga sentir bien y estar sanas mientras pierden peso. Gente que sabe de manera instintiva que la búsqueda de una panacea —la dieta que funciona para todos— es un mito, pero no sabe cómo identificar la dieta adecuada para sus necesidades individuales.

Existe todo un cuerpo de conocimientos científicos sobre dietas a nuestra disposición —mucho del cual es resultado de investigaciones nuevas y apasionantes— dedicado a averiguar lo que comemos, por qué lo comemos, qué nos satisface y qué nos hace diferentes de los demás cuando seguimos un régimen alimenticio. Yo me he dedicado los años recientes a indagar en la literatura científica, distinguir los buenos estudios de los no tan buenos y buscar conexiones y verdades ocultas. Ésta es la conclusión más firme a la que he llegado: Entre más te sumerges en la ciencia del adelgazamiento, más apuntan las soluciones al perfil médico, psicológico y de estilo de vida de cada individuo. Este texto está pensado para ayudarte a elegir una dieta y adecuarla justo a tu medida —un régimen que te funcione a la perfección por estar creado por y para ti.

¿Por qué desarrollé la dieta de adelgazamiento perfecta?

Mi educación en los vericuetos del control de peso comenzó años antes de asistir a la escuela de medicina. Durante mucho tiempo pude observar los daños colaterales de una serie de malas estrategias alimenticias en mi propio hogar, donde mi familia ofrecía un ejemplo viviente de la naturaleza individual, y a menudo efímera, de los problemas relacionados con el peso.

El lado paterno de mi familia tiende al sobrepeso. El materno no. Por desgracia, Shelly, mi querida hermana mayor, heredó los genes de mi padre. Desde niña he visto a Shelly batallar con su peso. Ella es la clásica persona que sigue una dieta, adelgaza, abandona el régimen y, en algún arranque de desesperación, vuelve a engordar. A lo largo de los años, ella probó todos y cada uno de los remedios para adelgazar disponibles en el mercado, así como otros no tan disponibles (como las anfetaminas cuando era mucho más joven).

Cada fracaso se acompaña por un ciclo de odio a ella misma y depresión —lo cual, a su vez, inicia un ciclo de excesos en el comer y falta de ejercicio. Yo amo a mi hermana y resulta doloroso ver a esta mujer tan inteligente y consciente de sí misma batallar para controlar su peso. Ella sigue atrapada en la confusión —debido, por una parte, a que los

problemas emocionales involucrados le producen mucho
miedo y, por otra, a que no ha tenido a su alcance los recursos que le permitan perder peso de manera efectiva.

Shelley es un caso típico del fracaso en las dietas, como
lo son muchas de las personas que veo a diario en mi práctica médica. Todos ellos ven sus ciclos como fracasos mora-
les y una prueba de su débil voluntad. Pero los regímenes
alimenticios no son una cuestión de fortaleza moral sino de
la compatibilidad entre un individuo y la dieta que elige.

He escrito este libro para ofrecer a personas como Shelley
una salida a sus ciclos de culpa y vergüenza al ayudarles a
encontrar un programa de adelgazamiento con el que se sientan a gusto. Ellos necesitan información verídica —muchas
de las supuestas *verdades* sobre las dietas son, en realidad,
ficciones— y motivación para combatir el verdadero reto:
Perder peso en un ambiente creado para hacernos engordar.

Éste es un texto para todo aquel que libre una batalla para
bajar de peso, sean diez o cien libras – ejecutivos con estrés;
gente de edad avanzada; personas con diabetes; obreros de
edad madura; estudiantes de preparatoria; y cualquier otro
individuo que necesite seguir un régimen especial.

Mis amigas, pacientes y demás gente conocida que sabe
que me especializo en dietas me hace la misma pregunta:
¿Hay algo que en verdad funcione? Estas personas han sido
abatidas, tanto en lo físico como en lo psicológico, por toda
una serie de intentos fallidos por adelgazar. Todas ellas se
encuentran en busca de información confiable sobre cómo
romper el ciclo de fracasos en la dieta y recuperar el control
de su peso.

Estoy convencida de que este libro y la investigación que
lo fundamenta se pondrán a la vanguardia de una nueva tendencia en dietas hechas a la medida bajo supervisión médi-

ca, en contraste con los enfoques alimenticios estandarizados que han dominado este campo por décadas. Hoy que la ciencia convencional empieza a considerar la nutrición y la obesidad como un terreno de estudios serio, podremos ver cada vez más información confiable sobre cómo nuestros genes, estilo de vida y gustos personales influyen en nuestra capacidad para controlar nuestro peso.

La dieta de adelgazamiento perfecta es la brújula que las personas con sobrepeso siempre habían buscado para navegar por las turbulentas aguas de las exigencias dietéticas, el camino racional para la gente pensante que desea bajar de peso.

Una nueva perspectiva del adelgazamiento

Durante los años recientes, he trabajado con un equipo de investigadores en las universidades de Yale y Stanford. Hemos realizado un análisis sistemático de cientos de estudios sobre el adelgazamiento que se remontan a principios del siglo pasado. En un principio, tratamos de constatar si las dietas bajas en carbohidratos, como la *dieta Atkins*, eran mejores o peores que otros tipos de regímenes. Este estudio apareció publicado en la gaceta *Journal of the American Medical Association* (*JAMA*) en 2003. Hoy nos damos a la tarea de estudiar los medicamentos que se emplean en los regímenes para bajar de peso. En el curso de mi investigación, he leído literalmente cientos de estudios sobre el efecto de distintas dietas sobre la pérdida de peso y otros aspectos de la salud. Después de varios años de examinar dichos estudios, quedé impresionada al detectar un sorprendente patrón que parecía desafiar la sabiduría médica convencional: Todas esas dietas funcionaban —en algunas personas.

De vez en cuando, un estudio mostraba que cierta dieta funcionaba bastante bien en 10, 20 y hasta 30 por ciento de las personas que la probaban. ¿Cómo es que casi todas las buenas dietas tenían ganadores y perdedores? Cada una parecía tener un pequeño grupo de personas en quienes funcionaba de maravilla, mientras que en el resto fracasaba por completo.

Comenzó a intrigarme la posibilidad de que no existiera una sola dieta que funcionara para todos sino, más bien, diferentes dietas que funcionaban en personas distintas.

Tal vez la clave de la pérdida de peso no estaba en *la* mejor dieta ni en el grado de motivación de la persona para tratar de adelgazar —aunque resultaba claro que la dieta y la motivación eran factores importantes. Quizá la clave radique en hallar la dieta correcta para cada persona.

Una de las conclusiones de mi investigación y de la de muchos otros que me precedieron es que hay aspectos de cualquier régimen que ayudan a predecir qué tan bien funcionará. Por ejemplo, entre más bajo sea el contenido calórico de la dieta, más rápido perderás peso. Y entre más prolongada sea la dieta, más peso perderás. Sin embargo, me percaté de que la clave para comer menos calorías y lograr permanecer con esa dieta depende de qué dieta en particular se le receta a qué individuo.

Esta comprensión me llevó a una nueva línea de investigación: ¿Cómo podemos usar lo que hoy sabemos sobre el adelgazamiento para aplicar a las dietas lo que ya se hace en otras áreas de la medicina? En concreto: ¿Qué listas de preguntas te permitirían saber cuál dieta es la correcta para ti? La búsqueda de ese cuestionario fue el origen de *La dieta perfecta*.

El año pasado me dediqué a depurar los hallazgos de mi investigación y vaciar mi experiencia clínica en el tratamiento de pacientes con sobrepeso dentro de un cuestionario muy completo que cualquier persona pudiera responder. Las preguntas piden desde simple información general como edad, sexo, peso e historia clínica y familiar, hasta datos concretos sobre estilo de vida, hábitos alimenticios e historial de dietas.

Una vez que has terminado de responder tu autoexamen y anotar su puntaje, serás capaz de elegir una dieta de adelgazamiento adecuada para ti y ajustarla a tu medida con base en aspectos específicos de tu manera de comer y vivir, y del modo en que funciona tu cuerpo. *El cuestionario perfecto sobre condición física* requiere de alrededor de una hora para responderse, pero sus resultados te ahorrarán *años* en la búsqueda de la dieta correcta.

El cuestionario perfecto sobre condición física:

• Identificará cuál de los tres tipos principales de dietas funcionará mejor para ti.

• Adaptará esa dieta a tu historia médica, personal y familiar, así como a tus preferencias alimenticias —con lo que creará una dieta personalizada que agradará a tu paladar y te ayudará a perder peso y a lograr una condición y salud óptimas.

• Prescribirá un plan de dieta y estilo de vida con el que puedas vivir a gusto por el resto de tu vida.

El cuestionario perfecto sobre condición física es una adaptación directa de la serie de preguntas que hago a mis pacientes para crear planes personalizados de adelgazamiento. Las respuestas a este cuestionario habilitarán a la persona, sea realmente obesa o sólo un poco excedida de peso, para adelgazar de manera efectiva y conservarse esbelta aunque haya fracasado en intentos anteriores.

¿POR QUÉ ES IMPORTANTE EL GUSTO?

La dieta de adelgazamiento perfecta es una estrategia alimenticia a tu medida que se construye con base en tu vida y
tus preferencias. En investigaciones recientes, las preferencias alimenticias aparecen como un factor clave para saciar
el hambre y, por lo tanto, para tener éxito en la dieta. (Los
nutriólogos que trabajan con personas diabéticas han marcado una pauta al reconocer la importancia de estructurar
una dieta acorde con los gustos personales.)

El cuestionario perfecto sobre condición física revela en
forma sistemática lo que te hace comer, lo que agrada a tu
paladar, lo que calma tus antojos y lo que te hace sentir satisfecho. Incorpora esa información a un plan alimenticio
personalizado que te permitirá adelgazar y mantener tu peso
ideal —y esto se debe a que es una estrategia satisfactoria
que encaja a la perfección con tu estilo de vida, tus preferencias alimenticias y tus necesidades. En pocas palabras,
está hecha a tu medida.

Los médicos, y casi todo el resto de la gente, han consi-
derado las preferencias alimenticias como algo aprendido y,
por lo tanto, maleable. Si deseabas perder peso, debías aprender a tomarle gusto al brócoli. Si no podías, eso significaba
que no tenías un interés serio por adelgazar. Hoy la ciencia
comienza a mostrarnos que nuestras preferencias por la comida tienen poco que ver con conductas aprendidas y mucho que ver con nuestros genes.

Investigaciones recientes llevadas a cabo en Yale, revelan que lo que nosotros consideramos como preferencias o
gustos alimenticios es en realidad una compleja variedad de
factores que pueden ser, por igual, genéticos o adquiridos y
físicos o emocionales. Uno de los hallazgos más interesan-

tes es que el sabor de algunos alimentos es percibido de manera muy distinta por cada persona y que esta sensibilidad existe en un nivel genético. Por ejemplo, algunas personas tienen papilas gustativas muy sensibles al sabor amargo, y por ello, los vegetales como el brócoli y las coles de Bruselas, y las frutas como la toronja pueden resultarles en extremo desagradables.

Se han realizado experimentos en los que los investigadores han empleado una sustancia llamada 6-n-propiltiuracilo o PROP para analizar este rasgo de sensibilidad. Algunas personas pueden detectar incluso cantidades muy pequeñas de esta sustancia mientras que otras no la perciben en lo absoluto. Y esto se hereda. Si uno de tus padres tiene la capacidad de percibir el PROP, tú también tienes una alta probabilidad de tenerla.

En fechas recientes, algunos investigadores del National Institutes of Health identificaron un gen llamado TAS2R, en el cromosoma 7. Existen cinco formas de este gen, y la que tú heredes determinará si puedes o no detectar este sabor amargo, o qué tan sensible eres a él. Si heredas un alto grado de sensibilidad al PROP por parte de ambos padres, serás capaz de percibir hasta el menor rastro de él. Si puedes detectar el PROP, es posible que no te guste el brócoli por el simple hecho de que te sabe amargo. Esto significa que el odio a los vegetales quizá no sea tanto una falla moral como un rasgo genético, como el color del cabello o la presencia de pecas.

Ésta es sólo una de las razones por las que es tan importante incluir las preferencias alimenticias personales para tener éxito con una dieta. Mis propias investigaciones, así como las de otros, muestran que el principal pronosticador del éxito que una persona puede alcanzar con una dieta es la duración: Entre más tiempo puedas mantener tu dieta, más peso te quitarás y más esbelto te conservarás. Las dietas privativas sólo funcionan a corto plazo; sólo te puedes mantener en una dieta que satisfaga tus deseos alimenticios fundamentales. A menos que tu dieta refleje tus preferencias alimenticias individuales, no podrás conservarla —pues es insatisfactoria. La dieta de adelgazamiento perfecta es el primer programa de adelgazamiento que respeta esta ley inmutable de la naturaleza humana.

El punto de partida de la nueva ciencia de la dieta es claro: Si puedes ajustar una dieta para que refleje tu perfil individual —tus genes, tu metabolismo, tu estilo de vida y tus preferencias alimenticias— podrás permanecer satisfecho y mantenerte en tu régimen.

Ésa es la forma de perder peso, y ése es justo el tema de todo este libro.

Capítulo 2

¿Por qué una misma talla no les queda a todos?

La idea que sustenta *La dieta perfecta* no tendría por qué sorprender a los médicos. Nosotros ya sabemos que cuando debemos tratar enfermedades, un mismo remedio no funciona igual en cada paciente. Durante los últimos veinte años, la ciencia ha hecho descubrimientos sorprendentes en las áreas de genética y fisiología sobre la manera en que incluso las células más pequeñas del cuerpo interactúan con diferentes medicamentos y otras terapias. Al utilizar esta base de conocimientos expansivos, los médicos esperamos que algún día podamos crear un régimen de tratamientos personalizados con base en el perfil médico del paciente, su historia familiar y lo que sabemos sobre genética para controlar enfermedades crónicas.

Tomemos el ejemplo de la hipertensión. Tan sólo en la década pasada, los médicos ya pudieron disfrutar de la capacidad de prescribir diversos medicamentos que funcionan muy bien para reducir la presión sanguínea. Sin embargo, tan sólo en esa misma década, algunos estudios confirmaron lo que los doctores ya intuían: Estas drogas tienen efectos diferentes en distintas personas. En 1993, la gaceta *The New England Journal of Medicine* publicó un estudio que comparaba el efecto de seis clases de medicinas para la hipertensión en un grupo compuesto por cientos de miles de personas mayores. La mitad de estas personas eran de raza blanca, y la otra mitad, de raza negra. Este estudio corroboró lo que ya habían mostrado varios estudios más pequeños —que los negros responden mejor a un tipo de medicamentos conocidos como *bloqueadores del canal de calcio*, mientras que los blancos responden mejor a otra clase de medicamentos llamados *inhibidores* ECA. La razón de esto aún está por descubrirse. Lo cierto es que esto ya se ha aceptado y moldea las miles o, quizá, millones de decisiones médicas que se toman a diario.

De manera más reciente, la ciencia ha presenciado el nacimiento de todo un campo de estudio conocido como farmacogenética que se dedica a investigar los mecanismos hereditarios que determinan las reacciones a ciertos medicamentos con los que se puede tratar desde la depresión hasta el cáncer. Esta disciplina surgió al reconocerse el hecho de que distintos pacientes responden de manera diferente a los mismos medicamentos. Por ejemplo, es bien sabido que aunque la codeína es un magnífico analgésico en los humanos, a cerca de seis por ciento de la población no le produce ningún alivio o beneficio.

Simplemente, no les funciona... pero ¿por qué? Porque para funcionar como analgésico, la codeína tiene que descomponerse en su base de morfina. De seis a siete por ciento de la población nace sin la maquinaria necesaria para realizar dicha transformación química. Esta pequeña diferencia genética no tiene otro efecto que la neutralización de un buen analgésico.

Veamos otro ejemplo que tal vez nos resulte más familiar. En Canadá, algunos investigadores deseaban saber si la obesidad tenía un componente genético además del aspecto ambiental, ya bien reconocido. Formaron un grupo compuesto sólo por gemelos, y durante varias semanas, alimentaron a estas personas con mil calorías diarias más de las que consumían por costumbre. En los gemelos idénticos, cada uno ganó más o menos el mismo peso que su mellizo. Sin embargo, en los gemelos distintos, el peso obtenido por cada uno respecto de su mellizo mostró variaciones notables —de cuatro a veinte kilos, lo cual demuestra que los genes tienen una fuerte influencia sobre la manera en que ganamos peso. La misma *terapia* (comer 1000 calorías adicionales al día) da resultados muy diferentes.

Lo anterior también ha ocurrido en el tratamiento de la obesidad. Por ejemplo, existe un sector de la población que procesa los carbohidratos de modo distinto al de la mayoría. Estas personas nacen con una tendencia a desarrollar resistencia a los efectos de la insulina. Debido a esa diferencia, cuando siguen una dieta baja en grasa y alta en carbohidratos —un régimen creado para reducir el colesterol—, desarrollan altos niveles de colesterol. De este modo, la dieta más popular entre los médicos y dietistas de hoy no resulta ser la más saludable para quienes presentan esta anormalidad conocida como *síndrome metabólico*. Una vez más, la misma terapia producirá un efecto muy diferente en algunos de nosotros.

Es probable que existan otras diferencias entre las personas y la manera en que procesan ciertos alimentos. Por ejemplo, hay evidencias claras sobre pequeñas variantes en algunos genes que provocan grandes diferencias en la manera en que algunos individuos responden a la cantidad y el tipo de grasa en su alimentación. Estos mecanismos aún no se comprenden del todo pero son objeto de muchas investigaciones en la actualidad.

Existen variaciones no sólo en la manera en que procesamos los alimentos, sino también en los factores que hacen que nos sintamos llenos y dejemos de comer. Lo que nos hace dejar de comer es en verdad un proceso muy complicado que, probablemente, se controla de diversas maneras. Sin embargo, parece claro que cuando llegamos a sentirnos saciados, muchos de nosotros respondemos a señales distintas. Nosotros los humanos (al igual que otras especies) poseemos algo que se llama *saciedad sensorial específica*. Esto significa que el placer de cualquier sabor o textura en particular comienza a disminuir entre más cantidad de ese alimento se consume. Sin embargo, esto puede ocurrir sin que se reduzca el deseo de otros sabores o texturas. A esto se debe que, aunque nos sintamos llenos después de una comilona de carne con papas, aún tengamos espacio para el postre. El deseo de algo dulce no se alteró con la comida, y por mucho o poco que se te antoje, la sola idea de un postre agradará a tu paladar aun cuando tu estómago esté *lleno*. Se piensa que esto forma parte del impulso biológico que nos anima a comer toda una variedad de alimentos. Desde el punto de vista genético, este rasgo sería útil en las sabanas africanas si fueras un australopiteco que tratara de convertirse en humano. Pero si estás echado frente al televisor, este rasgo tiene un efecto enteramente distinto.

En realidad, esta forma de sentirse satisfecho ocurre en la boca. Sabemos esto porque algunos investigadores han realizado experimentos en los que se ingerían alimentos pero no se les permitía llegar al estómago. Se indicó a los sujetos estudiados que probaran la comida de la misma manera que un sibarita probaría vinos en una cata. Tendrían que poner la comida en su boca, saborearla, y luego, escupirla. La saciedad por el sabor permanecía a pesar de que el comensal no estaba más lleno.

Otro estudio muestra que el volumen de los alimentos es un factor importante de la saciedad. En un experimento, a veinte hombres jóvenes se les dio cuatro bebidas diferentes antes de cuatro almuerzos. Las bebidas tenían el mismo número total de calorías, pero contenidas en diferentes cantidades de líquido. Ellos bebían esto antes de comer, y luego se medía con todo cuidado la cantidad de comida que cada participante ingería. Entre más líquido bebían, menos comida ingerían a pesar de que el número de calorías en todas las bebidas era el mismo. Así pues, el volumen de la comida es un aspecto importante para mucha gente.

Para muchas personas, otro poderoso elemento de la saciedad es la riqueza de un alimento —es decir, la cantidad de grasa y proteínas que contiene. Los alimentos ricos en grasa y proteínas producen la liberación de enzimas digestivas específicas que no sólo sirven para procesarlos, sino que también viajan al cerebro para informarle que los has comido.

Parece claro que diferentes personas tienen respuestas distintas a estos factores tan diversos de la saciedad. Dos estudios publicados hace poco en *The New England Journal of Medicine* identificaron una variación genética en un pequeño porcentaje de niños obesos, la cual les hacía producir una cantidad menor de cierta hormona cerebral conocida por provocar una sensación de plenitud. La implicación de esto es clara: Quizá estos niños sean obesos debido sólo a que, en realidad, nunca se sienten llenos o satisfechos por una comida. Además, hay evidencias de que en el caso particular de las personas con sobrepeso u obesas, las señales corporales que les piden dejar de comer pueden ceder ante otros sentimientos y sensaciones. Entonces, es muy posible que una vez que comienzas a subir de peso, es más fácil que subas más porque los mecanismos comunes con los que el cuerpo controla la alimentación están averiados.

Es obvio que si tratas de reducir la cantidad de comida que consumes, una manera importante para iniciar cualquier buena dieta será elegir alimentos que te proporcionen las señales de saciedad más fuertes y claras. Forzarte a comer alimentos que no envíen esta señal clave al cerebro —sin importar lo benéficos que puedan ser para ti— te llevará a la frustración y socavará tu *fuerza de voluntad*.

Siempre que seleccionas una dieta, buscas la que te de las mayores ventajas posibles para mantenerte en ella: que te permita comer los alimentos que te gustan y evitar los que te disgustan; que aproveche al máximo la forma de saciedad más clara para tu cuerpo; que sea la mejor para tu cuerpo y salud. ¿Podemos predecir quién puede mantenerse en una dieta y quién no? Todo aquel que haya intentado seguir un régimen sabe que no es una cuestión de motivación. La clave para poder mantenerte en una dieta radica en qué tan adecuada es tal dieta para ti como individuo.

ESTÁS SOLO

Piensa en los sentimientos que tienes en un supermercado. Llevas tu carrito por el pasillo. Los productos te llaman desde el estante, por su color, nombre o presentación —te gritan, "¡cómprame!" Y es difícil resistirse. La elección es intencionalmente abrumadora. Las posibilidades de lo que podrías comer son casi infinitas. Y ¿quién está en el supermercado a punto de tomar esas decisiones? A menudo, sólo tú. Nadie más.

Vale la pena mencionar que esto es bastante nuevo.

Durante casi toda la historia de nuestra especie hubo algo más que acompañaba a cualquier persona que trataba de decidir qué comer. Ese algo se llamaba cultura. Si eras italiano, o incluso, italoamericano, tenías a la mano toda esta tradición culinaria llamada *comida italiana*. Lo mismo ocurría con todo el mundo sin importar sus orígenes: Tenía una dieta definida por su cultura. Existía toda una variedad de cocinas —sefardí, irlandesa, hopi, hawaiana, germanoamericana, etcétera. Los menús culturales se heredaban por generaciones. Pero, ¿en qué consistían? Eran la sabiduría que un pueblo transmitía sobre los alimentos que eran buenos, saludables y accesibles en un lugar determinado. Esto fue lo que hizo la cultura. Marcó los límites de tu alimentación.

Hoy tu tradición cultural no puede rivalizar con la variedad que ofrecen los supermercados, donde cada vez es más fácil conseguir los ingredientes básicos de casi todas las tradiciones culinarias del mundo. El poder mercantil ha abatido la cultura. Esto significa que debemos crear nuestra propia cocina particular —una especie de cultura individual que se crea a partir de ti y de todas las opciones que te da tu entorno.

El poder de la variedad que ofrecen los supermercados no puede ser más evidente. Una de las historias perdidas sobre la caída del comunismo ubica el momento preciso en que el sistema comenzó a desquebrajarse: Ocurrió en un mercado occidental. El relato lo narra el poeta ruso Vassily Aksyonov, quien había abandonado su tierra. Él recordó una ocasión, a finales de la década de los setenta, en la que el ministro de agricultura soviético realizó una visita a Canadá. Los funcionarios anfitriones llevaron al soviético a un supermercado. Él recorrió una y otra vez los pasillos pasmado de incredulidad. ¿Cómo era aquello posible? ¿Cómo podía alguien tener tantas opciones y tanta comida al alcance de su mano? Al observar los pasillos llenos de gente que caminaba con despreocupación y tomaba uno u otro producto de los estantes, concluyó que toda la tienda era una farsa. Estaba convencido de que el supermercado era una *aldea Potemkin*, un montaje, un escenario lleno de productos con actores que representaban el papel de consumidores. Pero, ¿para qué? Sólo para hacerlo sentir mal. Él pensó en la manera en que se vivía en su país y en cómo las familias promedio regateaban hasta para conseguir un artículo de primera necesidad como un jitomate o nabo. Aquello le parecía una ostentación absurda por sus excesos. En verdad sintió que los occidentales habían hecho el ridículo con esa tienda de utilería.

Después de la visita al supermercado, el ministro regresó a su limusina y se dirigió hacia otro evento oficial. En el trayecto, pasó por casualidad frente a otro supermercado. El ministro ordenó a su comitiva que se detuviera. Con una sonrisa pícara, dijo que deseaba visitar un supermercado que no estuviese programado de manera oficial para su visita. Así que se estacionaron y, en apariencia, la primera fisura en la pared del comunismo se produjo cuando aquel ministro —un hombre llamado Mijail Gorbachov— entró por unas puertas automáticas y vio justo la misma escena que había presenciado en la tienda anterior —la cantidad irreal de opciones y los clientes que deambulaban por los pasillos.

A nosotros puede resultarnos difícil imaginar cuán peculiares han sido los supermercados en la historia de la humanidad. Fueron creados después de la Segunda Guerra Mundial y representaron un cambio profundo en la historia de la alimentación. Por primera vez en la historia de la comida, cada uno de nosotros pudo elegir casi cualquier producto alimenticio que existiera en el planeta. El sistema de mercado ha hecho lo que hace mejor: darnos opciones. Hoy nos regodeamos en ellas y no existen barreras entre nosotros y la montaña de alimentos disponibles, salvo la manera en que cada individuo decide comer.

"¡VOY A INICIAR UNA DIETA!"

La gente suele decir cosas como: "Estoy a dieta" o "Voy a ponerme a dieta". Los médicos no hablamos en estos térmi-nos —o no deberíamos hacerlo— porque sabemos que, de una u otra manera, todos seguimos una dieta —pues la pala-bra *dieta* simplemente se refiere a todo lo que comes. Y esa dieta puede funcionarte —al hacer que te sientas bien y con-serves una buena figura— o no.

Existen dos aspectos de los regímenes de adelgazamien-to tradicionales que vale la pena comentar. El primero es que, cuando te pones a dieta, en verdad piensas qué vas a comer y tratas de controlar esa actividad. Éste es el aspecto positivo de las dietas.

Comparemos lo anterior con lo que ocurre bajo circuns-tancias normales, es decir, cuando la costumbre y el enorme poder del comercio determinan lo que comes. Casi todos nosotros comemos fuera de casa al menos una vez al día —y a menudo, más— y, a menos que llevemos nuestra propia co-mida, la elección de alimentos que tenemos que hacer está limitada por lo que hay en el lugar y el momento en que nece-sitamos comer. William Shakespeare dijo una vez, "no hay mucho que elegir entre manzanas podridas". Pero ése es el tipo de opciones que solemos tener cuando debemos comer en la calle.

Nosotros sabemos eso, y cuando seguimos una dieta, pla-neamos con antelación qué comer para no vernos forzados a consumir lo que haya, o a no comer. Planear lo que comemos es algo que debemos hacer todo el tiempo, aun cuando no tratemos de adelgazar.

En mi opinión, el aspecto negativo de las dietas radica en que pensamos en ellas como en una aberración temporal, una desviación de nuestra manera natural de comer. Esta segunda idea es la causante de muchas de las fallas en toda la cultura de la dieta.

Primero que nada, si aceptamos la idea de que una dieta es temporal, entonces cualquier régimen puede tolerarse, siempre y cuando no dure mucho. Por eso no te importa si los alimentos de tu dieta te gustan o no —sólo es algo temporal, hasta que bajes de peso— y luego regresas a tus viejos hábitos una vez más. De hecho, en algunos casos y bajo esta perspectiva, es *mejor* que no te gusten los alimentos. Si no te gustan —según esta postura— no comerás tanto y adelgazarás aún más rápido. Pero ésa es una falacia y la razón de que tantas dietas no funcionen en lo absoluto.

Segundo, si consideras una dieta como algo temporal y distinto de la manera en que sueles comer, una dieta de adelgazamiento te permite no pensar en algunas de las maneras en que tu *verdadera* dieta te dificulta el control de tu peso. Una dieta de adelgazamiento no puede enseñarte nada sobre tus costumbres alimenticias. Las dietas *de rotación* o las que hacen hincapié en un solo alimento, ambas de las cuales producen pérdida de peso mediante una severa restricción de las opciones alimenticias, no tienen nada que ofrecer en un mundo en que las opciones son casi ilimitadas. Simplemente, esto no es realista.

Albert Einstein definió una vez la locura como hacer la misma pregunta una y otra vez, y esperar una respuesta diferente en cada ocasión. Si eso es verdad, nosotros somos una nación de locos. Seguimos dietas de adelgazamiento para librarnos del peso que nuestra *verdadera* dieta nos hizo ganar. Entonces, tengamos éxito o no con nuestra dieta de adelgazamiento, regresamos a nuestras costumbres alimenticias y, como bien lo sabes, si nos hicieron engordar en el pasado, volverán a hacerlo porque no hemos hecho nada para cambiarlas.

Para cambiar los efectos de tu dieta, tienes que cambiar tu dieta. Si acabas de iniciar algún programa de adelgazamiento nuevo y diferente, quizá bajes de peso o quizá no, pero es probable que no te mantengas en dicho programa para siempre. *Tienes que modificar la manera en que comes a diario.* Y eso no es fácil. (Seguramente esto no es nuevo para ti. Si te has interesado por este libro, es muy probable que conozcas muy bien las dificultades de cambiar el comportamiento básico.)

Entonces, ¿cómo podemos cambiar un comportamiento tan elemental? Yo diría que debes trabajar con lo que tienes y tratar de adaptar ese patrón alimenticio básico a una dieta que te funcione.

En los capítulos siguientes, te presentaré las técnicas que te ayudarán a crear *tu* dieta perfecta. Aprenderás a identificar los alimentos que te gustan y también aquellos de los que no puedes prescindir. Luego, sabrás cómo combinarlos para crear una dieta que te resulte tan placentera como benéfica. Detectarás cuáles son los estímulos que te hacen comer de más y cómo evitarlos. Aprenderás formas positivas de reaccionar ante el estrés y cómo evitar que éste arruine una dieta que podría ser perfecta. Por último, sabrás cómo elevar el nivel de actividad en tu vida para reducir el estrés y ayudarte a alcanzar y mantener tu peso ideal.

No puedo prometerte que esto será fácil, pero ya sabes que cambiar tu manera de comer es una tarea dura. Lo que puedo asegurar es que la mejor manera de crear una dieta que te funcione es al combinar lo que tú sabes sobre ti mismo con los conocimientos actuales sobre las dietas.

Capítulo 3

¿Cómo funciona la dieta de adelgazamiento perfecta?

Existen muchas dietas para bajar de peso que funcionan a varias personas. Pero, ¿qué camino has de seguir para encontrar tu dieta de adelgazamiento perfecta?

Es un proceso de ajuste al que a veces comparo con la fabricación de un traje a la medida. Primero, encuentras el patrón básico que encaja con tu estilo; luego adaptas el traje a tu figura particular; por último, le das los toques finales para ajustarlo a la perfección a tus gustos y tu estilo de vida.

A lo largo de este libro, te mostraré todos los pasos que has de dar para crear tu dieta de adelgazamiento perfecta.

- Paso 1: Lleva un diario de alimentación y ejercicio durante una semana.

- Paso 2: Responde el *cuestionario perfecto sobre condición física*.

- Paso 3: Anota el puntaje del cuestionario para identificar cuál de los tres tipos básicos de dietas es el adecuado para ti: la dieta para controlar los carbohidratos, la dieta para controlar las calorías, o la dieta para controlar las grasas.

- Paso 4: Ajusta esa dieta con base en tus preferencias alimenticias y tu historia médica familiar.

- Paso 5: Ajusta tu dieta para que encaje con tu estilo de vida —ejercicio, patrones alimenticios, familia y vida laboral— para crear un plan alimenticio y de ejercicio que te permita alcanzar y mantener el peso que deseas.

PASO 1: DIARIO DE UNA SEMANA SOBRE ALIMENTACIÓN Y EJERCICIO

Primero, necesitarás llevar un diario de alimentación durante una semana, anotando todo lo que comas y bebas en el transcurso de esos siete días. Desde la perspectiva médica, esto equivale a registrar la historia del paciente. Necesitas saber con gran detalle cómo, qué y por qué comes. Este diario de alimentación constituye la parte más importante de la información que necesitarás recopilar para responder correctamente el *cuestionario perfecto sobre condición física*.

Durante la semana que lleves el diario de alimentación, quizá haya veces que te preguntes, "¿Debo anotar esto en el diario?" La respuesta siempre será "sí". No importa lo que sea, si lo metiste a tu boca y lo tragaste, anótalo.

Las bebidas también cuentan, incluso el agua. Regístralo todo. Créeme, la diferencia entre lo que piensas que comes y lo que en realidad comes y anotas es tan dramática que aún tengo a un paciente que ha regresado a consulta con su diario, estupefacto por lo que ha leído después de esa semana. He aquí lo que varios estudios han descubierto: No recordarás qué comes o bebes si no lo anotas. Así que anótalo. ¿Acaso soy reiterativa? Tal vez, pero sólo quiero hacer hincapié en que *debes anotar todo*.

La comida, nosotros tendemos a no ver nuestro nivel de actividad —o inactividad— física. Tu diario de ejercicio te dará una buena perspectiva del nivel de actividad física por el que te sientes atraído, lo que disfrutas y lo que evitas.

PASO 2: EL CUESTIONARIO PERFECTO SOBRE CONDICIÓN FÍSICA —PARA TENER ÉXITO CON UNA DIETA, CONÓCETE A TI MISMO

El verdadero secreto para lograr un adelgazamiento efectivo es conocerse a sí mismo. Conoce tus necesidades tanto físicas como psicológicas. Comienza por la comida y las maneras de satisfacer esas necesidades de una forma que sea compatible con la pérdida de peso. El autoconocimiento en relación con nuestras necesidades alimenticias es más complicado de lo que suena. Es posible que el lugar en el que nuestros aspectos físicos y emocionales se conectan de una manera más profunda sea nuestra relación con la comida.

El *cuestionario perfecto sobre condición física* es un ejercicio introspectivo para que te descubras a ti mismo. Está constituido por una serie de 141 preguntas acerca de qué, cuándo, por qué y cómo comes. Utiliza la información que sabes sobre los alimentos que te gustan y los que te hacen sentir lleno. El cuestionario revela en forma sistemática verdades obvias y no tan obvias acerca de tu historia clínica individual, tu historia familiar, así como la de tu alimentación y tu peso. También investiga los niveles de ejercicio y de estrés que hay en tu vida.

Además de tu propia historia clínica, el cuestionario intenta conocer el historial médico de tus padres y hermanos. También incluye preguntas sobre la alimentación y el ejercicio a lo largo de tu vida. Con esa información básica, el cuestionario puede identificar patrones en tu manera de comer.

Se encuentra dividido en veinte secciones de entre cinco y diez preguntas cada una. Cada una de estas secciones identifica algún aspecto significativo de la relación que existe entre tú y esa compleja proporción de entrada (comida) y salida (actividad) que te describe en tu peso actual. Las primeras secciones se enfocan en las preferencias alimenticias. Las preguntas revelan si eres un *carnívoraz* que no puede imaginarse la vida sin carne; o un *lactómano* que piensa que todas las galletas tienen queso; o un *dulcíneo,* amante de los postres; o un *herbífobo,* enemigo de las verduras. Todas estas preferencias moldean tu alimentación actual y moldearán tu dieta perfecta. Tal consideración es un factor clave para determinar cómo debe ser tu dieta.

Después, tratamos de averiguar lo que te hace sentir lleno. Algunos de mis pacientes me dicen que no se llenan a menos que coman cierta cantidad de comida. Se sienten insatisfechos si comen menos, no importa cuántas calorías ingieran. Otros ansían las sensaciones de ciertos sabores o texturas. Pueden sorprenderse a ellos mismos frente al refrigerador, explorando los anaqueles para encontrar... algo. Quizá es lo crujiente; quizá lo dulce; o tal vez algo ácido o caliente. Si logran descubrir lo que apetecen, pueden comer un poquito de eso y quedan satisfechos. Si no, comienzan a comer otras cosas y, con demasiada frecuencia, no obtienen un sentimiento de satisfacción. Todos nosotros tenemos múltiples formas de sentirnos llenos; descubre cuáles son importantes para ti y serás capaz de saciarte y comer menos al hacer que tu alimentación responda de manera específica a ese estímulo de hambre en particular.

El cuestionario también indaga en tu historia clínica. Si eres una persona sana y tienes menos de 30 años, entonces tal vez tu propia historia no sea tan importante como la de tus padres o hermanos. La alimentación y la actividad tienen un tremendo efecto en tu susceptibilidad a desarrollar muchas enfermedades que tienen un componente hereditario. Por ejemplo, la diabetes es mucho más común en aquellas personas con una historia familiar de diabetes. Si tienes sobrepeso o llevas una vida inactiva, el riesgo que corres es aún mayor. La hipertensión también es mucho más frecuente en las personas con una historia familiar de presión sanguínea alta. De este modo, tu historia clínica y la de tu familia también se toman en cuenta para hallar la dieta que mejor te funcione.

Los hábitos alimenticios representan un elemento clave en las dietas. ¿Desayunas? ¿Comes una sola vez al día? ¿Sueles comer entre comidas? ¿Necesitas tentempiés con frecuencia? ¿Comes a intervalos regulares o llevas una vida tan ocupada que no te permite hacer las tradicionales tres comidas al día? ¿Sueles comer en la calle? ¿Qué alimentos? ¿Quién cocina en tu casa? ¿Quién hace las compras? Todos estos aspectos tendrán un impacto en tu dieta de adelgazamiento perfecta.

Y, ¿qué hay de tu alimentación emocional? ¿Acaso eres un comedor de estrés? ¿Comes por aburrimiento, enojo o cuando necesitas algún aliciente? La comprensión de tus motivaciones alimenticias es un factor esencial en la creación de una dieta adecuada para ti.

Por último, echemos un vistazo a tu nivel de actividad. ¿Usas siempre los elevadores? ¿Utilizas tu auto hasta para ir a la tienda? ¿Existe alguna manera para que incrementes el nivel de actividad diaria en tu vida? Y, ¿qué me dices del ejercicio? ¿Sueles caminar o correr? ¿Practicas natación? ¿Alguna vez has hecho ejercicio? ¿De qué tipo? ¿Por qué lo abandonaste? ¿Qué impide que te ejercites ahora? La actividad es algo esencial para perder peso y mantenerte esbelto. Nuestro trabajo es ayudarte a encontrar una actividad —o mejor aún, varias actividades— que se ajuste sin problemas a tu vida.

Una vez que reúnas esta información, estarás listo para responder el cuestionario y encontrar la dieta más adecuada para ti.

PASO 3: IDENTIFICA LA DIETA BÁSICA MÁS ADECUADA PARA TI

Las dietas de adelgazamiento reducen tu consumo de calorías y aumentan tu energía. Con este principio, cada régimen emplea una estrategia diferente para lograr esos fines.

Casi todas las dietas reducen tu consumo de calorías al restringir el acceso a uno o más tipos de alimentos. Una vez que reconoces esto, es fácil clasificar la amplia variedad de dietas dentro de un espectro basado justo en los alimentos que limitan.

En un extremo del espectro se encuentran los regímenes muy bajos en grasa (altos en carbohidratos) que proponen los doctores Dean Ornish y Neal Bernard. Ambos recomiendan reducciones extraordinarias del consumo de grasa. El doctor Ornish recomienda una dieta vegetariana; el doctor Bernard va aún más lejos y recomienda una dieta del tipo *vegan* en las no puedes comer ningún producto de origen animal. Si avanzamos un poco en el espectro, encontramos restricciones de grasa más moderadas en las que se te permite consumir grasa, pero sólo la llamada *grasa buena*. Estos regímenes incluyen ciertas dietas recomendadas tanto por la American Heart Association (Asociación Estadounidense de Cardiología) como por la empresa Weight Watchers, así como la dieta Harvard, creada por el doctor Walter Willet. Todas ellas aconsejan que restrinjas tu consumo de grasa para que sólo constituyan entre 30 y 35 por ciento de las calorías que comas.

Justo a la mitad del espectro, encontrarás las dietas que se enfocan en reducir la ingestión de calorías. Estas dietas vienen en dos sabores diferentes. Por un lado, están aquellas que ofrecen cantidades ilimitadas de ciertos alimentos bajos en calorías. Las dietas de rotación —como la recién aparecida dieta de sopa de col— utilizan esta estrategia. De manera más común, las dietas para controlar calorías se enfocan en el control de las porciones y ofrecen una variedad mucho más amplia de alimentos, remarcando aquellos que proporcionan una mayor sensación de plenitud y satisfacción con menos calorías. Suelen alentar el consumo de alimentos ricos en fibra o de los que tienen un bajo índice glucémico o de ambos. Por ejemplo, aunque la dieta llamada Volumetrics está pensada para controlar calorías, la doctora Barbara Rolls, investigadora en la Universidad del Estado de Pennsylvania, habla de ella no en términos de cantidad calórica, sino de calorías por volumen de comida o densidad calórica. Desde esta perspectiva, lo que se te permite es comer más alimentos de baja densidad que de alta densidad.

Al avanzar aún más en nuestro espectro, comenzamos a ver dietas que se enfocan en la limitación de los carbohidratos. La dieta llamada *la zona* propone restringir tu consumo de carbohidratos para que conformen sólo 40 por ciento de las calorías que comas al día. Por ahí también encontramos la dieta Sugar Busters, la cual prohíbe por completo los carbohidratos y azúcares refinados; Poder proteínico es otro régimen que restringe el acceso a los carbohidratos pero te pide que los sustituyas con proteínas más que con grasas. Y

Dietas bajas en grasa		Dietas bajas en calorías
• *Come más y pesa menos* del doctor Dean Ornish	• *Come, bebe y consérvate sano* del doctor Walter Willett	•
	• Dieta de la *American Heart Association*	
• *Desactiva los genes de la gordura* del doctor Neal Bernard	• Dieta de *Weight Watchers*	• *Volumetrics, plan para el control del peso* de la doctora Barbara Rolls
10-30 % de calorías provenientes de la grasa	30-35 % de calorías provenientes de la grasa	Baja en calorías
Dietas bajas en grasa		**Dietas bajas en calorías**

por último, en el otro extremo del espectro, se encuentran la *revolución dietética* del doctor Atkins y la dieta South Beach, las cuales buscan reducir tu consumo de carbohidratos al estrato más bajo que puedas tolerar.

Abordemos con más detenimiento todos estos regímenes. Aunque su clasificación podría parecer arbitraria, creo que hay personas para cada dieta.

Primero, ¿para quién son las dietas que restringen, ante todo, la grasa? Comencemos con las preferencias alimenticias. En principio, las personas que no comen mucha carne pueden tener más éxito con esta dieta que los *carnivoraces*. Deben disfrutar las frutas y verduras, y es conveniente que les agraden los productos de grano integral. Es más, son personas que necesitan volumen para sentirse llenas. En términos de sa-

• *Come para adelgazar* de Michael Montignac	• Programa *Sugar Busters!* de H. Leighton Steward • *Poder proteínico* de Michael y Mary Eades • *La zona* del doctor Barry Sears	• *La nueva revolución dietética del doctor Atkins* • *La dieta South Beach* del doctor Arthur Agatston
	40-20 % de calorías provenientes de los carbohidratos	Menos de 20 % de calorías provenientes de los carbohidratos

Dietas bajas en carbohidratos

lud, este tipo de dietas podría ser muy adecuado para las personas con el colesterol alto. Sin embargo, yo no las recomendaría a personas con diabetes ni a aquellas que presentan anormalidades en el procesamiento de los carbohidratos. (Más adelante, cuando respondas el cuestionario, te explicaré cómo determinar si perteneces a este grupo.)

Cuando sigues una dieta alta en carbohidratos y baja en grasas, es muy importante que comas a intervalos regulares pues tienes menos grasas y proteínas que hagan durar tu sensación de saciedad. Por último, considera que es muy difícil que sigas una dieta baja en grasas si viajas mucho y sueles comer en la calle. Las frutas y verduras frescas y los productos de grano integral son el componente principal de tu comida, y muy pocos de ellos pueden conseguirse fuera de casa.

¿Qué hay con las dietas para controlar calorías? Éstas son para personas que necesitan una alimentación muy variada y para quienes el tamaño de la porción no representa un gran problema. Si no puedes comer sólo un poco de algo que te gusta, entonces las dietas bajas en calorías no son para ti. Por otro lado, si te sorprendes a ti mismo frente al refrigerador, tratando de identificar el alimento que se te antoja, podría funcionarte muy bien uno de estos regímenes, pues te permiten comer un poco de cualquier cosa que apetezcas, y eso ofrece toda una variedad de sabores y texturas cada día.

Por último, ¿qué podemos decir sobre las dietas bajas en carbohidratos? Estas dietas son para las personas que adoran la carne, el queso y los huevos, y les resulta difícil llenarse sin ellos. La poca variedad no debe representarles un problema pues, a menudo, terminan por comer casi los mismos alimentos todos los días. Deben ser capaces de vivir en un mundo con un número limitado de frutas y verduras. Y, por supuesto, tendrán que decir adiós a los panes, pastas y dulces. Aunque es un tipo de dieta muy restrictivo, mucha gente ha perdido peso de manera efectiva y se ha mantenido esbelta al usar estos principios. El control de la porción también es un aspecto importante en este régimen, aunque quizá no sea un gran problema debido a las cualidades saciadoras de las proteínas y grasas. Estas dietas pueden ser muy adecuadas para las personas que viajan mucho o suelen comer en la calle pues los platos de carne, pollo o pescado asados con ensalada, tan fáciles de encontrar, constituyen el alimento prototípico de este régimen.

Cuando encuentres el plan alimenticio que más se ajuste a ti, te pediré que vayas a la sección dedicada a dicha dieta en la tercera parte de este libro. Ahí hago un breve resumen de los principios de cada dieta. Después de eso hay una lista de los alimentos apropiados para esa dieta y un plan de siete días que te ayudará a implantar el programa en tu propio hogar. Yo he desarrollado una versión de cada dieta con base en mis propias investigaciones. En general, los planes alimenticios que recomiendo son ricos en frutas y verduras frescas, e incluyen alimentos bajos en grasas saturadas y carga glucémica. Después de las recomendaciones para la dieta y la alimentación contenidas en el plan para tu dieta de adelgazamiento perfecta, encontrarás los principios fundamentales de la dieta baja en grasas, calorías o carbohidratos que te funcione mejor.

PASO 4: AJUSTA TU DIETA BÁSICA A TUS PREFERENCIAS ALIMENTICIAS E HISTORIA CLÍNICA

Una vez que encuentres qué dieta es mejor para ti, podrás amoldarla aún más con base en la manera en que respondiste las secciones individuales del cuestionario. Cada sección está pensada para ayudarte a definir un aspecto específico de tu manera de comer. Una vez que hayas definido los diversos aspectos de tu dieta, trataré de ayudarte a ajustarla a la medida de otro aspecto que es único, tú.

Preferencias alimenticias. Las preferencias alimenticias desempeñan un importante papel en el ajuste de tu dieta. Todas las clases de alimentos tienen algo bueno. Nuestro trabajo es observar los tipos de alimentos que te gustan y entender lo bueno que tienen y lo no tan bueno. Al utilizar ese conocimiento, podrás adaptar tu dieta de manera que maximice las cualidades saludables de los alimentos que te gustan y minimice su potencial dañino.

En una dieta como ésta, que intenta vencer las fuerzas que nos hacen ganar peso y nos dificultan perderlo, no puede haber alimentos prohibidos. Todo se permite, pero tienes que planearlo. Yo pienso que lo que hace demasiada gente es sólo decir no a un alimento que le gusta, pero que cree que ha contribuido a su incapacidad de controlar su peso. Ellos deciden que no volverán a probar dicho alimento —digamos, un tentempié dulce o salado, lleno de azúcar, o grasa, o de ambos.

Cuando haces esto suceden dos cosas: Primero, cuando finalmente caigas en la tentación de comer el alimento que te gusta, lo harás sin planearlo —no tendrás espacio en tu dieta para él. Y eso es lo que suele ocurrir. Cuando te prohíbes comer algo, acabas por comerlo en mayor cantidad que tus demás alimentos. Eso no funciona. Como de todos modos lo vas a comer, más vale que lo dosifiques, y la única manera de hacerlo es planearlo.

Pero algo más ocurre cuando sabes que un alimento está prohibido: Lo comes en exceso pues sientes que nunca más podrás volver a probarlo. Ésta es una de las maneras en que las dietas cambian tu relación con los alimentos, pero puedes evitarla. Si vas a incorporar en tu vida una nueva forma de comer, cosa que yo espero, necesitas encontrar algún modo de hacer las paces con los alimentos que te gustan y que sientes que no deberías comer. Éste es uno de los objetivos de ajustar tu dieta.

Historia clínica. Tus historias clínica y familiar también deben tomarse en cuenta para ajustar tu dieta. Por ejemplo, si tienes antecedentes familiares de colesterol alto, es probable que no sigas una dieta baja en carbohidratos aunque ése haya sido el régimen que elijas en un principio. Además, existen formas para ajustar tu dieta de manera que las grasas que consumas te ayuden a reducir el colesterol y no a dispararlo.

Paso 5: Ajusta tu dieta básica para que encaje con tu estilo de vida

Qué, cómo y cuándo comes es algo que forma una parte de tu estilo de vida. Y pese a lo que nosotros —los aficionados a la nutrición— quisiéramos pensar, es posible que aquella no sea la parte más importante de tu vida, pues debe competir con otros asuntos cotidianos: el trabajo, la familia y todos los placeres y obligaciones que conforman una vida. Sin embargo, la vida en la que integres esta dieta tendrá un profundo efecto en su funcionamiento. Por lo tanto, cuando planees una dieta, necesitas tomar en cuenta tu vida real.

Por lo regular, cuando perdemos el control de nuestra alimentación y nos hace subir de peso, la comida en sí no es la única responsable: también intervienen el cuándo, dónde, por qué y cómo comemos esos alimentos. Como adultos repletos de ocupaciones, compromisos y tensiones, hemos desarrollado hábitos alimenticios que interfieren con los mecanismos naturales que regulan cuándo y cuánto comemos. Por lo general, nosotros comemos toda una variedad de alimentos pero ingerimos más o menos la misma cantidad diaria de calorías. Este mecanismo aún no se comprende del todo —es probable que operen varios mecanismos diferentes y sobrepuestos. Pero gracias a este sistema tan preciso, solemos ser capaces de regular nuestro consumo —sin siquiera pensarlo— de manera que nunca varíe en más de cien calorías.

Sin embargo, muchas de las maneras en que comemos terminan por socavar estos mecanismos. La vida tan estresante y ocupada de los obreros o los padres de familia puede dificultarles mucho comer el almuerzo. Quizá tomen un bocado rápido, o tal vez nada, pero en cualquier caso, es probable que cuando llegue la hora de su próximo alimento ya estén mu-

riendo de hambre. Entonces se sientan, y en un instante, acaban con su comida y más —a menudo mucho más. Los mecanismos que en otras circunstancias podrían decirles que ya
han tenido suficiente, están silenciados por su hambre desco-
munal, y por ende, comen en exceso. ¿Te suena esto familiar?

Pero también existe el problema contrario: Algunas personas comen cuando no tienen hambre. Quizá estén tensas, aburridas o cansadas —pero no hambrientas. El cuerpo trata de manera diferente estos bocadillos y los que
comes cuando tienes hambre. Los bocadillos que ingieres
cuando tienes hambre suelen hacer que comas menos de
lo que acostumbras en tu próxima comida. Los que comes
cuando no tienes hambre no hacen eso. Simplemente, tu
cuerpo no los considera cuando hace el recuento de las
calorías que has consumido. De este modo, los alimentos
que comes cuando no tienes hambre sólo acaban por convertirse en calorías adicionales.

Si viajas con frecuencia, tus opciones alimenticias se ven
limitadas por lo que hay disponible para los viajeros —y
esas opciones suelen ser bastante tristes. Tu dieta tiene que
hacer un espacio a tu viaje. Aun cuando no viajes mucho, es
posible que comas fuera de tu casa con cierta frecuencia.
Repito, esto se vuelve un problema cuando intentas controlar lo que comes. Tu dieta necesita hacer espacio para cuando debas comer en la calle —así de simple.

Cuando trabajamos horas extras, es frecuente que acabe-
mos por sentir que no tenemos tiempo para cuidarnos. Como
no podemos añadir tiempo a las 24 horas del día, en cada
vida debe haber un espacio para comer, beber y hacer ejercicio, y aunque las opciones tal vez sean limitadas, son las
únicas que tenemos. Este libro te ayudará a encontrar las
opciones que funcionen mejor para ti.

También espero poder convencerte de que una de esas opciones sea integrar en tu vida un nivel más alto de actividad. Es posible perder peso sin hacer ejercicio y muchos estudios lo corroboran. Pero es mucho más difícil *mantenerse* esbelto sin ejercicio y muchos estudios también lo corroboran. Yo sé que el ejercicio puede parecer algo tonto y demasiado difícil de integrar a una vida ocupada, pero existen innumerables razones para considerarlo una parte necesaria de una vida saludable, así que necesitas hacerlo parte de la tuya. Nuestro trabajo es encontrar una manera para que incluyas un poco de ejercicio en tu tiempo libre. Para hacerlo, descubre con qué actividades te sientes más a gusto y dales más importancia. No puedo prometerte que el ejercicio te ayude a bajar de peso, pero te aseguro que te hará sentir mejor y que *eso* sí te ayudará a adelgazar.

¿CÓMO FUNCIONA LA DIETA DE ADELGAZAMIENTO PERFECTA?: SHELLEY

Así que, ¿cómo funciona esto en la vida real? Regresemos con mi hermana Shelley. Ella tiene 48 años y ha tenido problemas de sobrepeso durante casi toda su vida. Cuando supo que yo elaboraba este cuestionario, me pidió que le permitiera ser la primera persona en responderlo.

Así pues, le asigné su tarea —crear un diario de alimentación y reunir su información clínica básica— y la revisamos.

Pasos 1 y 2: El diario y el cuestionario sobre alimentación

Conforme abordábamos su diario de alimentación, recordé una vez más cuán útil e instructivo es este ejercicio. Yo conozco muy bien a mi hermana.

Salvo durante un par de años, justo antes de la pubertad, ella y yo siempre hemos sido las mejores amigas. Aun cuando no hemos vivido en el mismo estado desde la preparatoria, conversamos casi a diario y nos visitamos con frecuencia. Me atrevo a afirmar que la conozco mejor que cualquier otra persona sobre la faz de la tierra. Y también diría que ella me conoce tan bien como yo a ella. Sin embargo, este diario me reveló todo un nuevo mundo de conocimientos sobre mi hermana.

A lo largo de los años, cuando hemos tocado el tema de las dietas, ella siempre ha alabado las virtudes de la dieta Scarsdale, baja en carbohidratos, o de la dieta Atkins. Por esta razón, yo daba por hecho que ella comía mucha carne y pocas verduras. Me equivocaba.

Ella sí comía carne a diario, con frecuencia dos veces al día, pero también consumía una buena cantidad de carbohidratos —frutas, pasta y ensaladas. Seguir una dieta baja en carbohidratos, lo cual le había funcionado en el pasado, iba a significarle un gran cambio. Y un gran cambio significa algo que quizá no pueda mantenerse por mucho tiempo —y su historia lo confirmaba.

Cuando le pregunté sobre las dietas bajas en carbohidratos que alguna vez le funcionaron, ella hizo una asombrosa confesión —asombrosa al menos para mí. Ella admitió que una de las razones de su éxito con esos regímenes se debía a que eran muy diferentes de su patrón alimenticio habitual. De alguna manera, esa diferencia le ayudaba a recordar que debía estar adelgazando. Además, esas dietas le prohibían algunas de las cosas que le costaba mucho trabajo moderar, como los dulces. Y —otra cosa que ignoraba sobre mi hermana— ella pensaba que era más fácil abandonar los postres que aprender a dosificarlos. De manera que, al prohibir todos los carbohidratos, esas dietas le permitían evitar los dulces que tanto apetecía —al menos durante un tiempo.

Pero, como era de esperarse, los dulces aparecieron en su diario de alimentación. Ella tenía una clara debilidad por las galletas, el chocolate y algo llamado McFlurry.

Y apareció otra pista importante sobre la dieta que debía seguir: Cuando le pregunté lo que más le gustaba de su alimentación, ella respondió: "La variedad de alimentos" —esto era más importante que comer en grandes porciones o que comer alimentos saciadores (ricos en grasas y proteínas).

Paso 3: Identificar qué plan de dieta básica es el adecuado

Cuando sumamos toda la información anterior —mucha carne en las comidas, muchos carbohidratos, la pasión por los postres y una necesidad de variedad— se vuelve claro el tipo de dieta más adecuado para Shelley: una que controle las calorías. Necesita un régimen que le permita comer toda clase de alimentos en porciones moderadas. Una dieta que le proporcione 1200 calorías diarias le permitiría bajar de una a dos libras semanales, y cuando se acerque a su peso deseado, poco a poco puede aumentar su consumo hasta fijarse un régimen de 1500 calorías para mantener su peso.

Paso 4: Ajustar la dieta básica a las preferencias alimenticias e historia clínica

Las preferencias alimenticias de Shelley eran bastante evidentes: en principio, era una *carnivoraz*; pero también una *herbífila*, pues disfrutaba mucho de las frutas y verduras frescas. Además, le encantaban las pastas, por lo que también tenía rasgos de *almi-doña*. Y por si fuera poco, también era una *dulcinea*, y necesitaba hacer un espacio en su dieta para probar algo dulce de vez en cuando. Nosotras discutimos cómo incorporar cada uno de estos alimentos en su dieta. A ella le gustaba la variedad y aún deseaba tenerla; su mayor preocupación iba a ser el control de las porciones.

También es necesario hacer ajustes de acuerdo con tu historia clínica. Para Shelley, esto resultaba muy sencillo.

Tenía un IMC (índice de masa corporal) de 28 —nada malo— y medía 30 pulgadas de cintura. (Las mujeres con una cintura mayor a 35 pulgadas tienen un riesgo elevado de padecer enfermedades cardíacas.) No padecía ninguna enfermedad crónica: Su presión sanguínea se mantenía en un rango de 100/70, y sus niveles de colesterol estaban bien controlados con un bajo nivel de colesterol LBD (malo) y un alto nivel de colesterol LAD (bueno). Nunca había estado en el quirófano ni necesitaba tomar medicamentos. No fumaba ni era afecta al alcohol. Vive con su marido y su perro.

Su historia familiar también era buena. No hay antecedentes de enfermedades cardíacas, hipertensión o diabetes. Estos temas son importantes pues, si existiera alguna de estas enfermedades o factores de riesgo, tendría que reconocer su posible tendencia a sufrir enfermedades del corazón. Ella no la tiene, así que, al menos hasta la menopausia, estos asuntos no tienen gran relevancia para su dieta.

Paso 5: Ajustar la dieta básica para que encaje con el estilo de vida

Mi hermana atiende un pequeño y próspero negocio en su casa, y cuenta con alrededor de cinco empleados de tiempo completo y entre cinco y diez de medio tiempo. Como ocurre con todos los pequeños empresarios, su actividad resulta a la vez emocionante y estresante.

Entre semana, ella no suele desayunar —sólo toma una taza de café con leche descremada. No come tentempiés; así que cuando llega la hora del almuerzo, ya muere de hambre. Su cocina está justo al lado de su oficina, lo cual sería una ventaja si no le molestara cocinar en presencia de sus empleados ni que la vieran comer. Por eso, ella suele salir a comer con su esposo, quien también maneja su propio negocio desde el hogar.

Ella no come bocadillos al mediodía y suele trabajar hasta tarde, después de que se retiran sus empleados. Ella y su esposo suelen comer tarde y también cenan en la calle —quizá cuatro veces por semana.

A veces come un tentempié antes de salir o en el auto, cuando por alguna razón no ha podido almorzar. Suele recurrir a esos bocados inducidos por el estrés mientras concluye sus actividades del día y está sola en su oficina.

El ejercicio reduce su estrés, pero cuando éste es muy intenso, no encuentra tiempo para ejercitarse. Cuando logra hacerlo, asiste a una clase de aerobics o trota en una máquina de andar (*treadmill)* en su casa. Aunque le gusta ejercitarse alrededor del mediodía, no suele tener tiempo.

Con base en las respuestas que dio Shelley sobre su estilo de vida, el *cuestionario perfecto sobre condición física* le dijo:

1. Haz tres comidas principales al día y come tentempiés saludables si sientes hambre entre comidas.

2. Trata de no dejar que tu hambre se convierta en hambruna. Come cuando te dé hambre, no hasta que sientas que desfalleces.

3. Mientras trabajes para bajar de peso, limita tus comidas en la calle a una o dos por semana.

4. Cuando comas en la calle, ordena un jugo o una sopa ligera como entremés y una pequeña porción de algún otro alimento como plato fuerte. Si no te basta, pide una ensalada chica.

5. En los fines de semana, prepara la comida con anticipación para que te sea fácil calentarla en esas tardes en que no estás de humor para cocinar.

6. Lleva un registro de lo que comes a diario; calcula las calorías que has consumido al final de cada comida. Prosigue con tu diario de alimentación.

7. Planea tu menú de la semana desde el domingo y prepara con anticipación tantos alimentos como puedas.

8. Fíjate un número deseado de calorías para consumir que abarque dos o tres días—no sólo uno— de manera que puedas equilibrar los días buenos y malos.

9. Da variedad a tu plan de ejercicio. Busca una clase de aerobics que se adecue a tu horario y asiste por lo menos dos o tres días a la semana.

10. Ejercítate en casa (en tu máquina de andar) los días en que estés demasiado ocupado como para salir.

Y así es como esto funcionó con mi hermana, en general, bastante bien. En las primeras seis semanas, ella perdió cinco kilos y se sentía muy bien. Comenzó a cerrar su negocio durante media hora diaria para almorzar con sus empleados o hacer ejercicio, y eso ha sido resultado muy provechoso para todos. Sin embargo, como bien lo sabemos, la cuestión no es comenzar bien una dieta, sino conservarla. Eso, sólo el tiempo lo dirá. Pero como ella sigue régimen acorde con sus gustos alimenticios personales, sus probabilidades de triunfar a largo plazo son altas.

¿Cómo funciona la dieta de adelgazamiento perfecta?: Matt

Matt es un empresario de 40 años con el cabello oscuro, rizado y corto, y unos hoyuelos en las mejillas que aparecen y desaparecen mientras habla. Aunque había sido un atleta colegial, su matrimonio y su exitosa carrera habían limitado mucho su tiempo para ejercitarse, y engordó. Hace cerca de un año, él pesaba 127 kilos y tenía un nivel de colesterol de 300. Al poco tiempo, su padre murió de un repentino infarto fulminante y Matt comprendió que él podía ser el siguiente si no bajaba de peso. Durante todo el año que siguió, Matt perdió cerca de 50 kilos por medio del ejercicio diario y una restricción obsesiva de su consumo de calorías a 800 diarias. Cuando se percató de que sólo le faltaban alrededor de diez kilos para llegar a su peso ideal, se sintió fascinado.

Sin embargo, volvió a engordar casi de inmediato. Y cuando sobrepasó los 100 kilos, sintió que moría. Todos los días, él se prometía limitar su consumo de calorías a menos de 800 diarias; pero casi todos los días acababa por comer el triple o cuádruple de eso. Comenzó a resistirse a hacer ejercicio, pues odiaba cómo se veía en *shorts*. Incluso trató de inducirse el vómito tras una comilona en que había devorado la cubierta de un enorme pastel rectangular y tirado el resto del pastel a la basura. Entonces supo que necesitaba ayuda. Su pregunta era: "¿Cómo puedo detener estos ciclos y mantener un peso razonable?"

Pasos 1 y 2: El diario y el cuestionario sobre alimentación

Matt llegó a pesar 90 kilos. Mide 1.70m y un tiene un IMC de 30. Para entonces ya se ejercitaba con regularidad —levantaba pesas tres días a la semana. Tomaba un buen desayuno de fruta y avena todas las mañanas. En su oficina comía un refrigerio de ensalada chica y habas secas o sopa deshidratada, y la mayoría de las noches preparaba una cena muy saludable para él, su esposa y sus dos hijas adolescentes.

Lo que comía a la hora del almuerzo eran pequeñas porciones de alimentos bajos en grasa y altos en carbohidratos. Por lo regular se trataba de pescado o pollo, muchas papas, grandes cantidades de fruta y alimentos ricos en fibra. Pero entonces, ¿por qué tenía sobrepeso? Era por lo que comía entre comidas. Como buen ejecutivo de éxito, comía fuera de casa tres veces por semana. Pero sobre todo, comía por estrés. Matt tenía debilidad por el chocolate y tenía bastante en su oficina. Cuando se sentía tenso, caminaba por su oficina mientras discutía cualquier problema con alguien, siempre con un chocolate en la boca que podía tomar de cualquier lugar.

En casa, Matt tenía un problema distinto: Después de la cena, solía sentarse frente al televisor mientras degustaba galletas —dulces o saladas—, nueces y cualquier otra cosa que encontrara.

En términos de salud, se encontraba bastante bien. Tenía el colesterol alto pero su presión sanguínea era normal. No fumaba, bebía con moderación y se ejercitaba con regularidad. Su madre aún vivía y gozaba de muy buena salud.

Paso 3: Identificar qué plan de dieta básica es el adecuado

Con base en la alimentación de Matt y en el hecho de que se trataba de un hombre maduro con altos niveles de colesterol y grasa acumulados alrededor de su cintura (el tipo de grasa más peligroso), yo supe que el régimen adecuado para él debía ser bajo en grasa. El resultado del cuestionario coincidió con esto. Para lograrlo, él necesitaba restringir su consumo de grasa para que sólo conformara entre 30 y 33 por ciento de sus calorías —con menos del siete por ciento provenientes de grasas saturadas. Los únicos aceites que debía usar eran el de oliva u otros aceites monoinsaturados como el de canola, o polinsaturados como el de maíz.

Paso 4: Ajustar la dieta básica a las preferencias alimenticias e historia clínica.

Matt come muchas papas pero evita las verduras de hoja que solemos recomendar. Lo más probable es que él sea un *detector de* PROP, es decir, que tenga sensibilidad gustativa al PROP —sobre la cual ya hablamos y que retomaremos más adelante— y que por ello evite los vegetales que dejen un resabio amargo, por leve que sea. Yo le recomendé algunos vegetales que él no había incluido en su diario de alimentación, que quizá le gustaran en caso de ser sensible al PROP. Le sugerí que comiera más alcachofas, espárragos, aguacate, zanahorias, maíz y calabaza, así como más fruta, la cual parecía encantarle. También le fascinan el arroz y las habas, lo cual es muy conveniente para una dieta baja en grasa. Le pedí que procurara comer guisos de arroz y de habas como plato fuerte al menos dos veces por semana, que probara productos de soya como el *tofu* y que consumiera pastas integrales.

Paso 5: Ajustar la dieta básica para que encaje con el estilo de vida

Matt suele comer fuera de casa y se siente obligado a *limpiar el plato* —lo cual se aprende desde la infancia y es muy difícil de corregir. Mi consejo básico para él es el mismo que para Shelley: Cuando trates de adelgazar, limita tus salidas a comer a una o dos veces por semana. Y cuando comas fuera, primero pide una sopa ligera o un jugo, y después un tentempié, o incluso dos. Evita el pan y el alcohol.

Pero hay algo más importante: Matt se mata de hambre entre el desayuno y la cena. Cuando se sigue una dieta baja en grasa es esencial comer tres veces al día y tener a la mano bocadillos saludables. No ignores tu hambre hasta casi morir de inanición. Come cuando lo necesites.

Los días en que no come fuera, Matt engaña su hambre con bocadillos. Le enorgullece que casi todos los días come menos de 500 calorías (en alimentos) antes de regresar a casa. Es obvio que necesita más. Por eso, no es de extrañarse que viva dando vueltas por su oficina mientras roba mordiscos a los chocolates de los demás —se muere de hambre. Necesita hacer tres comidas diarias y planear sus refrigerios conforme los necesite. Así no apetecerá tanto las golosinas ajenas.

Resulta claro que Matt necesita un almuerzo más sustancioso el cual, ante todo, combine alimentos. Su almuerzo se compone de puros carbohidratos y, obviamente, eso no ayuda. Necesita un almuerzo que combine los carbohidratos con proteínas saciantes, y si apetece lo dulce, algo saludable como una fruta. Si le da hambre después del almuerzo, debe comer un refrigerio por la tarde antes de irse a casa y empezar a cocinar.

Por último, necesita dejar de comer golosinas por la noche frente al televisor. Matt no está solo —la comida y la televisión han sustituido al béisbol como el gran pasatiempo estadounidense. Y quizá esto no es accidental —las investigaciones muestran que cada seis minutos aparece un anuncio relacionado con la comida en las horas de mayor audiencia televisiva. La mayoría de estos comerciales anuncian alimentos con un bajo valor nutricional —mejor conocidos como *comida chatarra*. Si consideramos este tipo de recordatorio constante, no es de extrañarse que se unan esas dos actividades. Además, si Matt consume más alimentos durante el día, disminuirá su necesidad de golosinas. No obstante, el hábito de ver televisión y comer persistirá a menos que se esfuerce por abandonarlo.

Por otro lado, Matt realiza un buen nivel de ejercicio. Levanta pesas tres veces por semana y eso es difícil de superar. Sin embargo, yo le recomendé que añadiera otros ejercicios en su repertorio —como correr o andar en bicicleta los días en que no levanta pesas— para proporcionarle una mayor ejercitación aeróbica. Las personas que disfrutan del ejercicio deben incluir toda una variedad de prácticas en su rutina.

Matt mejoró mucho desde el principio. Con su régimen de 30 por ciento de grasa y su fabuloso hábito deportivo, bajó cerca de 12 kilos en cuatro meses. Él está satisfecho con esto y su peso continúa estable.

¿Y cómo le va ahora? El almuerzo va bien. Dice que hay una cocina en su trabajo y que una vez por semana compra cosas para guardarlas en la cocina y preparar su almuerzo. Emplea el tiempo que pasa en la preparación de su almuerzo para reflexionar. Tuvo su mayor crisis hace un par de meses al cambiar de trabajo. Este nuevo empleo lo obligó a comer otra vez en la calle y le trajo nuevas tensiones. Por suerte, cerca de ahí encontró un restaurante donde preparan comida sabrosa y baja en grasa. Además, encontró un par de refrigerios que le funcionan muy bien como almuerzo.

También ha disfrutado de la variedad en su plan de ejercicio. Ahora practica natación un par de días entre semana y anda en bicicleta con sus hijos los fines de semana.

Y por si fuera poco, está más sano. Su colesterol ha bajado tanto que su doctor le retiró el medicamento. Se siente más enérgico, feliz y atractivo. Además, como él es el cocinero de su casa, su esposa también ha perdido 12 kilos y eso le sienta de maravilla.

¿QUÉ PUEDE HACER POR TI LA DIETA DE ADELGAZAMIENTO PERFECTA?

Shelley y Matt son sólo dos de las personas que han fracasado en intentos anteriores por adelgazar, como muchas otras que veo cada semana en mi práctica médica. Ellos ven sus ciclos como una prueba de su débil voluntad. Pero las dietas no son una cuestión de fortaleza moral sino de compatibilidad entre la dieta y el individuo. Insisto, para encontrar el régimen más adecuado a ti se necesita de la unión entre lo que la ciencia puede enseñarnos sobre las dietas y lo que conocemos sobre nosotros mismos. Mi estrategia de cinco pasos te conducirá hasta tu dieta perfecta.

Mis pacientes lo han logrado. Tú también puedes.

SEGUNDA PARTE

EL CUESTIONARIO PERFECTO SOBRE CONDICIÓN FÍSICA

Antes de comenzar a responder el cuestionario, tendrás que hacer cierta labor de investigación. Como ya lo sabes, deberás llevar un diario de alimentación y ejercicio. También tendrás que reunir otro tipo de información sobre ti y tu familia. Es posible que necesites contactar a tu médico para poder responder a algunas de las preguntas que te hago sobre tu salud.

En concreto, necesitarás conocer:

* Tu presión sanguínea.

* Tu perfil de colesterol (que incluye el nivel total de colesterol, el colesterol LBD, el colesterol LAD y los triglicéridos).

* Tu nivel de azúcar en la sangre (prueba de glucemia en ayunas).

* Las medicinas que tomas y para qué son.

Si tienes más de 30 años, o si eres más joven pero padeces de hipertensión, diabetes o tabaquismo, puedes desarrollar tu *dieta de adelgazamiento perfecta* con base en este libro pero deberás consultar a tu médico antes de iniciarla.

También necesitarás conocer los problemas médicos de tu familia nuclear. ¿Sabes si tu madre, padre o hermanos padecen de hipertensión, diabetes o colesterol alto? Estas enfermedades crónicas tienden a ser hereditarias, y si tus padres las tienen, tú corres un mayor riesgo de padecerlas. ¿Estás enterado si alguien de tu familia nuclear sufre de padecimientos cardíacos como angina de pecho o enfermedad coronaria, o ha tenido algún infarto? Las enfermedades del corazón también son hereditarias y si uno de tus padres ha sufrido un ataque cardiaco a una edad temprana (antes de los 45 años en el hombre y antes de los 55 en la mujer), tú tienes mayores probabilidades de sufrir enfermedades del corazón.

Una última información que necesitarás saber sobre ti es la medida de tu cintura. Las mujeres cuya cintura mide 35 pulgadas o más, y los hombres cuya cintura mide 40 pulgadas o más presentan un riesgo más alto de enfermedades cardiacas y diabetes, y es probable que sufran de un desorden llamado *síndrome metabólico*. Este conjunto de síntomas sugiere una anormalidad en tu metabolismo de los carbohidratos, y es uno de los principales factores que determinan el tipo de dieta más adecuado para ti. Cuando tengas toda esta información a la mano, estarás listo para responder el cuestionario.

Una última recomendación: Cuando respondas el cuestionario, sé lo más honesto posible. Te sentirás tentado a engañarte a ti mismo —pero sé honesto. Aquí eso es crucial. Como he dicho desde el principio, la *dieta de adelgazamiento perfecta* combina lo que la ciencia sabe sobre el adelgazamiento con lo que tú sabes sobre ti mismo. En la puerta que

conducía al oráculo de Delfos había cuatro palabras graba-
das: "conócete a ti mismo". Ahí es donde comienza toda verdad, redención y revelación.

Capítulo 4

Tu diario de alimentación y ejercicio

El conocimiento es poder
Francis Bacon

Hasta ahora, el tema principal de este libro han sido las teorías que lo sustentan —lo que he aprendido en mi investigación sobre dietas, apetitos y personas como tú. Aquí tienes un breve resumen de todo lo anterior:

1. Todas las dietas funcionan —en algunas personas.

2. La dieta óptima para un individuo —tu dieta— se determinará con base en diversos factores: genético, ambiental y personal.

3. La ciencia de la saciedad —lo que te hace sentir lleno— aún es un campo de estudio muy joven, pero ya ha comenzado a revelar que mucho de lo que necesitamos para quedar satisfechos no se puede cambiar.

4. La alimentación y el estilo de vida son cosas que no cambian con facilidad, y cuando lo hacen, es difícil mantener ese cambio.

5. La pérdida de condición física no ocurre de la noche a la mañana. Su recuperación tampoco.

6. La mejor dieta para ti será aquella que más se ajuste a lo que tú
   eres.

Esto fue la teoría. Ahora necesitamos pasar a la segunda
parte —lo que tú sabes sobre ti.

Piensa en la dieta y el estilo de vida como si fueran una
prenda de vestir. Puedes tomarla del estante y comprarla —a
menudo lo hacemos así. Pero si bien es importante que ese
vestido o chaqueta nos queden bien, a menudo tenemos que
hacerle ajustes para que nos queden *a la medida*. El instru-
mento más importante para un sastre es su cinta métrica.
Ella le dice lo que necesita saber sobre tu cuerpo y cómo
hacer que la ropa se ajuste. Tu diario de alimentación y ejercicio serán la cinta métrica para ajustar tu dieta.

En términos generales, tú sabes cómo se ve tu cuerpo.
Quizá sepas que tienes los hombros anchos y las piernas lar-
gas, pero ¿sabes con exactitud cuánto miden? Es probable
que no. Lo mismo ocurre con tu dieta. Aunque tienes cierta
idea de lo que comes y por qué lo comes, así como de tu
nivel de actividad, en realidad no los puedes cuantificar. Tu
diario de alimentación y ejercicio te permitirá medir lo que
crees conocer —pero no lo suficiente como para encontrar
por ti mismo tu dieta perfecta.

No puedes hacerte un traje sin conocer tus medidas. Tampoco puedes elegir una dieta sin conocer tus alimentos.

Claro que tal vez pienses que conoces lo que comes. Pero
prepárate para una gran sorpresa. Existen muchos estudios
que muestran que la *recordación alimenticia* —es decir, el
simple hecho de preguntarle a la gente lo que come— es un
método muy limitado para descubrir la verdad acerca de tu
alimentación. Y no sólo porque la gente mienta —aunque
puede haber algo de esto—, sino porque la mayoría simplemente no recuerda todo lo que ha metido en su boca.

Veamos lo que muestran las investigaciones. En un estudio llevado a cabo hace pocos años, los investigadores pidieron a 36 mujeres que pasaran un día entero en una cuadra especial de un hospital. Se llevó un registro secreto de todo lo que comieron. Al cumplirse las 24 horas, se pidió a las mujeres que anotaran todo lo que habían comido durante su estancia.

No pudieron.

Pensaron que iban a poder, pero cuando se compararon sus listas con las que tenían registrado todo lo que habían comido, resultó claro que estas mujeres eran mucho menos precisas de lo que pensaban. Pudieron recordar parte de lo que comieron a la hora del almuerzo, pero no todo, y casi no se acordaron de las cantidades que habían ingerido. Pero algo más notable fue que prácticamente todas olvidaron lo que *no formaba* parte de las comidas principales. Ninguna recordó sus refrigerios.

Por eso necesitas un diario.

Cuando mi hermana Shelley decidió iniciar esta dieta, le expliqué con cuidado la forma en que debía anotar todo lo que comiera para que averiguáramos cómo tendría que comer para adelgazar. Ella estaba bien dispuesta, lista, incluso emocionada.

Cuando ella me devolvió su diario y su cuestionario, hizo una confesión: Al principio había respondido el cuestionario sin haber llevado el diario. Se consideraba una persona razonable, capaz de recordar e informar con honestidad todo lo que comía. Pensaba que el diario era algo demasiado complicado y que le quitaba demasiado tiempo. Estaba ansiosa por iniciar su dieta.

Aún así, respondió el cuestionario lo mejor que pudo. ¡Y vaya que es una persona razonable! Cuando revisó el cuestionario, se dio cuenta de que lo que había escrito no podía representar todo lo que había comido la semana anterior, pues si fuera así, habría muerto de hambre.

"Supe que había omitido cosas en mi lista", me confesó después, "pero no podía recordar o siquiera imaginar de qué se trataba".

Entonces comenzó a llevar el diario. Era un tanto difícil —sobre todo cuando tenía que anotar cosas que sentía que *no debía haber comido*. Pero lo hizo.

Cuando se sentó para volver a responder el cuestionario, tuvo todo un aprendizaje. Pudo ver lo que había omitido en su primer intento por responderlo sin el apoyo del diario. Quedó sorprendida, pero también muy interesada. "Lo que había dejado fuera de la lista no eran sólo los alimentos chatarra, aunque sí había muchos de ellos". Entre lo que omitió, identificó dos tipos de alimentos. Los primeros eran alimentos que no creía haber comido —su ejemplo fue: bizcochos y pasteles. "Cuando llegué a esa parte del cuestionario por primera vez, la sentí demasiado fácil. Según yo, nunca comí pasteles o galletas— no son algo que me guste mucho. Pero cuando empecé a llevar mi diario, vi que en efecto había comido algunas mantecadas, pastelillos y hasta un par de galletas. No podía creerlo, pero ahí estaba, de mi puño y letra".

Otro error que notó al comparar el primero y segundo cuestionarios fue que, al igual que las mujeres del estudio que mencionamos, recordaba muy bien lo que ingería en las comidas principales, pero los refrigerios no aparecían en su radar. "Si me hubieses preguntado si como tentempiés, te habría respondido que, por lo regular, no. Este diario hizo que me diera cuenta de que, en un día, yo ingería tantos alimentos en los refrigerios como en las comidas principales —y esto ocurrió dos veces durante la semana en que llevé mi diario. ¡Quedé boquiabierta!"

"Cuando releí el segundo cuestionario me sentí un poco avergonzada, pero supe que retrataba mi alimentación mejor que el primero. El primero contenía lo que yo pensé que había comido, y sobre todo, lo que yo desearía haber comido. El segundo contenía lo que yo comí *en realidad*".

Llevar un diario no es sólo el mejor verificador de realidad para personas como Shelley. Los estudios científicos ha confirmado que es el método más confiable para llevar la cuenta de lo que comemos. En un estudio realizado en el Reino Unido, se pidió a mas de cien personas, hombres y mujeres, que escribieran todo lo que comían durante una semana. En realidad se les pidió que lo hicieran dos veces —la segunda, un año después de la primera—, en parte porque los investigadores deseaban saber qué tanto había cambiado su alimentación.

Como los participantes no vivieron en un hospital durante todo este tiempo, los investigadores necesitaban alguna otra manera de comprobar la veracidad de los diarios de alimentación. Y así, basados en el principio de que *todo lo que entra tiene que salir*, los científicos pidieron a los participantes que guardaran toda su orina de un día entero —de hecho, lo hicieron varias veces durante un año— y la analizaron para detectar ciertos componentes esenciales de la alimentación que se expulsan en la orina. Entonces compararon los alimentos enlistados en los diarios con los que mostraba la orina. Descubrieron que los diarios reflejaban con bastante fidelidad lo que se había comido —no en un cien por ciento, pero no estaban tan mal. Y eso era mucho mejor que preguntar a la gente lo que comió y confiar en su memoria selectiva.

¿CÓMO LLEVAR UN DIARIO DE ALIMENTACIÓN Y EJERCICIO?

Primero, quisiera que llevaras tu diario por una semana. Pero ¿por qué durante siete días? Porque ése es más o menos el tiempo que se requiere para percibir la variación de tu dieta a lo largo de la semana laboral y el fin de semana. También existe un fenómeno por el que el puro acto de llevar un diario cambia la manera en que comen ciertas personas. Se trata del *principio de incertidumbre* de Heisenberg aplicado a la comida. Heisenberg demostró que el hecho de mirar un objeto —sus objetos eran muy pequeños—, cambia el objeto. Pues bien, lo mismo ocurre en un nivel más humano cuando intentas registrar lo que comes. El solo hecho de saber que tendrás que anotarlo cambia tus hábitos alimenticios, al menos por un tiempo. Para registrar lo que en verdad sueles comer, tienes que llevar un diario el tiempo suficiente como para que, sin darte cuenta, empieces a comer con normalidad.

Pero regresemos con los cien hombres y mujeres que llevaban su diario en Inglaterra. Los investigadores encontraron que sus sujetos habían hecho un buen trabajo al anotar lo que habían comido —pero encontraron que quizá comieron más de lo que anotaron. ¿Cómo lo supieron? De la misma manera que Shelley: Porque si en verdad hubiesen comido sólo los alimentos que enlistaron, no habrían pesado lo que pesaban. De esta manera, los científicos descubrieron que sus sujetos subestimaron la cantidad de sus alimentos. Y otros estudios han notado que, debido a que la gente no suele reportar todas las calorías que consume de manera que expliquen su peso actual, los investigadores creen que esas personas tienden a subestimar la cantidad de sus alimentos.

Y algo aún más preocupante es que las personas con sobrepeso tienden a subestimarla más que las personas con peso normal.

Durante muchos años, los investigadores infirieron a partir de esto que todo el mundo miente sobre lo que come. Sin embargo, otro estudio muy bien planeado reveló un fenómeno distinto. En una investigación llevada a cabo en Holanda, los científicos pidieron a 30 hombres con sobrepeso que anotaran todo lo que comieran durante una semana. También los pesaron y midieron su índice metabólico varias veces a lo largo de esa semana. Lo que encontraron fue que estos hombres anotaban prácticamente todo lo que comían, pero también, que comían menos de lo habitual. Y adelgazaron. El puro acto de llevar un diario hizo que esos hombres —y al parecer, casi cualquier persona que llevara un diario de alimentación— comieran menos. Este cambio en los hábitos alimenticios explicaba alrededor de 70 por ciento de los casos que habían reportado un bajo consumo de alimentos. Un estudio anterior realizado con mujeres delgadas mostraba el mismo resultado: La aparente subestimación cuantitativa de sus alimentos se debía a que en verdad habían comido menos mientras llevaron el diario. Y entre más corto era el periodo de tiempo que abarcaba el diario, más extrema parecía la subestimación.

El diario de una semana toma en cuenta mucho de esto. Después de unos pocos días de comer *bajo observación*, regresarás a tus verdaderos hábitos alimenticios. Eso es lo que necesitamos captar. Por eso, *llevar el diario alimenticio de una semana* es el primer principio que debes seguir para llevar un diario más constante.

El segundo principio es: *Cuando anotes lo que comiste, también registra la hora en que comiste.* Si no tienes reloj, calcula la hora. Será suficiente con que anotes la hora aproximada. Así podrás ver el momento en que te da hambre, o al menos, el momento en que comes.

Tercer principio: *Anota lo que comes justo en el momento en que comes*. No esperes hasta el final del día para resumir lo que consumiste pues así dejarías todo a tu memoria, y espero haberte convencido de que no puedes confiar en ella para este tipo de información. Necesitas traer tu diario contigo en todo momento, pues nunca sabrás cuándo vas a comer o beber algo, y necesitas registrarlo tan pronto lo ingieras.

Cuarto: *Quiero que anotes las cantidades de alimento que comiste tan pronto como lo consumas*. No pretendo que peses o midas todo lo que comes, pero quiero que calcules las cantidades. ¿Comiste sólo un puñado de papas fritas o la bolsa entera? ¿Era una bolsa de tamaño individual o familiar? ¿Consumiste sólo media galleta o diez de ellas? Tú eres la única persona que leerá este diario, así que ¿por qué negarte el beneficio de una información precisa sobre lo que comes?

Por último, algo difícil pero muy importante: *Quiero que anotes por qué comiste*. Claro, a veces comemos porque tenemos hambre. Sin embargo, a menudo existe alguna otra razón. Descubre cuál es. Quizá te sorprenda lo que encuentres sobre ti. Algunas personas comen cuando están preocupadas o enojadas. Otras comen cuando están contentas. Otras, cuando ven algo que les gusta. Otras más, por aburrimiento. A veces la gente come por costumbre. Pero también cuando está estresada, inquieta o muy ocupada. Y algunas personas comen cuando necesitan consuelo.

Tal vez existan tantas razones para comer sin hambre como personas hay en el mundo, así que averigua tus motivaciones para comer. Eso te ayudará a adelgazar tanto como lo necesites y mantener tu peso.

Cambia a la página 80 para que te des una idea de cómo se ve una página de un diario de alimentación.

También deberás documentar tu nivel de ejercicio y actividad. La sección sobre ejercicio no necesita mayor explicación. Sólo anota lo que practicas, cuánto tiempo le dedicas y si te cansaste o no. La sección sobre actividad no es tan intuitiva. Actividad es cualquier cosa que te exija un movimiento continuo —ir al baño desde tu sala no cuenta como actividad. Más bien me refiero a acciones tales como subir un tramo de escalones en tu casa o trabajo, realizar labores hogareñas o de jardinería, caminar hacia el metro o atravesar un estacionamiento. Anótalas con la mayor frecuencia que puedas para que puedas ver cuán activo eres a diario. También deseo que midas tu cansancio: Si atravesaste un estacionamiento y no quedaste sin aliento, eso equivale a 1. Si subiste uno o dos tramos de escaleras y no sudaste, pero respiras con agitación, estás en un 2. Si corriste para alcanzar el autobús pero el chofer tardó tanto en verte que ahora sí sudaste, ponte un 3. Cambia a la página 83 —para que veas un ejemplo de un diario de actividad física.

Quisiera hacerte algunos comentarios antes de que inicies esta tarea. Llevar un diario no es cosa fácil. No sé decirte con exactitud por qué, pero no lo es.

Seguramente, parte de ello se debe a tener que hacer algo que no acostumbras en medio de tu ajetreado día. Es difícil integrar prácticas nuevas en tu rutina. Pero yo sospecho que esa dificultad radica en algo más.

Los aspectos relacionados con la comida tienen algo especial, sobre todo si pesas más de lo que deseas. Es algo que tiene que ver con las emociones. Y si este componente emocional nos indispone a siquiera ser conscientes de lo que comemos, mucho más a anotarlo. Aunque yo misma no ten-

DIARIO DE ALIMENTACIÓN

DÍA 1: Día de la semana *Lunes*

(Mide tu apetito con una escala del 0 al 3: 0 = inapetente; 3 = muy hambriento.)

MAÑANA

Hora 6:30

¿Qué comiste o bebiste? Café con leche y azúcar.

¿Dónde lo hiciste? En una gasolinería rumbo a mi trabajo.

¿Por qué lo hiciste?/Grado de apetito: Por costumbre –0.

Hora 7:15

¿Qué comiste o bebiste? Una mantecada de arándano con almendra, tostada y con mantequilla.

¿Dónde lo hiciste? En la tienda de la esquina.

¿Por qué lo hiciste?/Grado de apetito: Porque necesitaba un refrigerio –1.

Hora 9:15

¿Qué comiste o bebiste? Una galletita de obsequio de la cafetería, café con leche y azúcar.

¿Dónde lo hiciste? En Starbucks.

¿Por qué lo hiciste?/Grado de apetito: ¡Porque la galletita era gratis! –0.

TARDE

Hora 1:30

¿Qué comiste o bebiste? Ensalada César con pollo, dos rollos de pan blanco, un refresco dietético y un café con leche.

¿Dónde lo hiciste? En TGIF.

¿Por qué lo hiciste?/Grado de apetito: Porque tenía mucha hambre -3.

Hora 2:30

¿Qué comiste o bebiste? Varios puñados de palomitas de maíz sin mantequilla.

¿Dónde lo hiciste? En la oficina.

¿Por qué lo hiciste?/Grado de apetito: Porque ahí estaban las palomitas -0.

NOCHE

Hora 6:30

¿Qué comiste o bebiste? Cerveza y cacahuates tostados con miel (más o menos un puño).

¿Dónde lo hiciste? En el bar Burt's.

¿Por qué lo hiciste?/Grado de apetito: Porque necesitaba un trago después de una reunión de tres horas en la oficina –1.

Hora 7:15

¿Qué comiste o bebiste? Pasta primavera con queso parmesano, un refresco dietético, dos vasos de vino tinto y pan de ajo.

¿Dónde lo hiciste? En mi casa.

¿Por qué lo hiciste?/Grado de apetito: Porque decidí cenar temprano con mis hijos aunque no tuviera mucha hambre -1.

go problemas con mi peso, se me dificulta anotar lo que como. Mis pacientes —al menos los más honestos— también reconocen esta gran dificultad.

Sin embargo —y esto también es importante—, llevar un diario te proporcionará información nueva que podrás utilizar para cambiar tu alimentación y estilo de vida de una manera que se adecue por completo a ti.

Adelgazar no es sólo cuestión de comer menos, sino de mantener un buen régimen alimenticio —ése es el secreto. Para dejar de probar una dieta tras otra y conseguir un régimen alimenticio que responda por completo a tus exigencias, necesitas algo más que cualquier dieta. Necesitas hallar *la mejor* dieta para ti, y la única manera de lograrlo es entender a tu cuerpo y comprender tus sentimientos sobre qué comes y por qué comes.

Este diario es la clave para descubrir lo que te gusta y lo que piensas y sientes respecto de los alimentos que consumes. Un cambio que carezca de dirección o comprensión, el único que puede ofrecer cualquier dieta prefabricada, será un cambio difícil de conservar. Por eso, llevar un diario será la tarea más difícil que podrás llegar a valorar.

Diario de actividad física

Día 1: Día de la semana Lunes
(Mide tu cansancio con una escala del 1 al 3: 1=sin sudor, respiración normal; 2= sin sudor, respiración agitada; 3= con sudor, falta el aliento.)

Mañana

Hora: 8:30

Actividad o ejercicio: Tuve que estacionarme en el lote C, así que caminé una cuadra y media hasta mi trabajo.

Duración y grado de cansancio: Cinco minutos, grado 1.

Hora: 9:00

Actividad o ejercicio: Como el elevador tardaba mucho, subí dos tramos de escalones. Volví a bajar después de la junta.

Duración y grado de cansancio: 2 minutos, grado 1...3 minutos, grado 2.

Hora: 11:30

Actividad o ejercicio: Caminé hasta el restaurante. Como ya era tarde, caminé bastante rápido.

Duración y grado de cansancio: 10 minutos, grado 2.

Capítulo 5

Tu cuestionario perfecto sobre condición física

Este cuestionario constituye el núcleo de la *dieta de adelgazamiento perfecta*. Te haré preguntas sobre lo que comes, cómo lo comes y cómo te sientes al respecto. Te preguntaré sobre tus dietas anteriores: cuáles funcionaron, cuáles no, qué alimentos extrañabas y por qué los dejaste. Te interrogaré acerca de la salud de tus padres y de la tuya propia. Y también indagaré sobre la actividad en tu vida.

Esta gran cantidad de preguntas obedece al simple hecho de que la manera en que comemos y nos ejercitamos, y la forma en que reaccionan nuestros cuerpos son asuntos complicados y están moldeados por diversas fuerzas. Esta prueba te ayudará a descubrir tu *dieta de adelgazamiento perfecta* al intentar abordar tantos de estos complejos factores como sea posible.

Hagamos un rápido inventario de lo que necesitarás para responder este cuestionario. Marca cada punto una vez que hayas reunido la información que te pide.

___Tienes listos tu diario de alimentación —que informa todo lo que has comido o bebido durante un total de siete días— y tu diario de actividad de siete días.

___Ya has llamado a tu médico y obtenido tu presión sanguínea, nivel de azúcar en la sangre y perfil de colesterol.

___Ya has llamado a tus padres o hermanos para averiguar qué tipos de enfermedades crónicas han padecido tus progenitores.

___Ya tienes una cinta métrica para tomar la medida de tu cintura.

Conforme respondas el cuestionario, notarás que está dividido en secciones. Cada serie de preguntas se ha desarrollado para evaluar aspectos específicos de tu alimentación y tus preferencias. Como tendrás que anotar tus respuestas, he dejado espacios para que los llenes con ellas. Necesitarás obtener tu puntaje al final de cada sección. Si no te gusta escribir en los libros, consigue una hoja de papel, numérala del uno al 141 y anota ahí tus respuestas. O mejor aún, fotocopia las hojas para respuestas que he incluido justo después del cuestionario.

Al final de cada sección encontrarás un pequeño sistema para marcar su puntaje. La mayoría de las secciones te darán dos tipos de respuesta: Uno será parte de un puntaje acumulativo que te conducirá a uno de los tres planes principales de dietas. Al final de cada sección verás una línea en la que puedes marcar la dieta que te recomienda esa parte del cuestionario. Tendrás que marcar ya sea la columna de control de carbohidratos (CCarbs), la de control de calorías (CCals) o la de control de grasas (CGras). Cuando termines, deberás contar tus puntos para cada dieta, y la que obtenga el mayor puntaje será la que tenga más probabilidades de adecuarse por completo a ti.

El otro tipo de respuesta te dará un puntaje que te ayudará a ajustar tu dieta con base en aspectos específicos de tus preferencias alimenticias y tus historias familiar, clínica y alimenticia. Puedes responder por secciones y obtener el puntaje al final de cada una, o continuar hasta el final y entonces calcular el puntaje de tus dos tipos de respuesta.

EL CUESTIONARIO

Por favor responde las siguientes preguntas. Algunas necesitarán que consultes tu diario de alimentación; otras se basarán en lo que tú sabes sobre ti mismo. Ten en cuenta que aquí no hay respuestas correctas e incorrectas; sólo *tus* respuestas. Esta prueba no pretende determinar si tu manera de comer es sana o no; sólo busca conocer tu manera de comer y nada más.

La probabilidad se deriva de los principios,
pero la verdad o certeza sólo se obtiene de los hechos.
NATHANIEL HAWTHORNE

Sólo los hechos, señora.
JOE FRIDAY, DRAGNET

PREFERENCIA ALIMENTICIAS

Por favor responde las preguntas con base en tu diario de siete días.

Carne y huevos

1. ¿Con qué frecuencia comiste pollo durante la semana pasada?

    a.   Rara vez

    b.   De 1 a 3 veces

    c.   De 4 a 6 veces

    d.   Diario

1.___

2. ¿Con qué frecuencia comiste res o ternera durante la semana pasada?

    a.   Rara vez

b.   De 1 a 3 veces

c.   De 4 a 6 veces

d.   Diario

2.___

3. ¿Con que frecuencia comiste pescado o mariscos durante la semana pasada?

a.   Rara vez

b.   De 1 a 3 veces

c.   De 4 a 6 veces

d.   Diario

3.___

4. ¿Con qué frecuencia comiste puerco durante la semana pasada?

a.   Rara vez

b.   De 1 a 3 veces

c.   De 4 a 6 veces

d.   Diario

4.___

5. ¿Con qué frecuencia comiste otros tipos de carne roja o blanca durante la semana pasada?

a.   Rara vez

b.   De 1 a 3 veces

c.   De 4 a 6 veces

d.   Diario

5.___

6. ¿Con qué frecuencia comiste huevos durante la semana pasada?

a.   Rara vez

b.   De 1 a 3 veces

c.   De 4 a 6 veces

d.   Diario

6.___

Puntaje de las respuestas 1 a 6: Date 1 punto por cada *a*, 5 por cada *b*, 10 por cada *c* y 20 por cada *d*.

Total:___

Si tienes un puntaje mayor a 20, entonces quizá seas un *carnivoraz*. Para más detalles sobre cómo trabajar con tu yo carnívoro, revisa la página 267. Mientras tanto, date 1 punto en la columna de control de carbohidratos (CCarbs). Si tienes un puntaje de entre 11 y 20, date 1 punto en la columna de control de calorías (CCals). Si tienes un puntaje de 10 o menos, date 1 punto en la columna de control de grasas (CGras).

Tipo de dieta: CCarbs___ CCals___ CGras___

Productos lácteos

7. ¿Con qué frecuencia bebiste leche o bebidas a base de leche esta semana? (Las personas que añadan leche o crema a su café, consideren cada taza de café con leche como media ración, 2 tazas como una ración, 4 tazas como dos raciones y así sucesivamente.)

    a.   Rara vez

    b.   De 1 a 3 veces

    c.   De 4 a 6 veces

    d.   7 o más

7.___

8. ¿Con qué frecuencia usaste mantequilla para cocinar o aderezar?

    a.   Rara vez

b.   De 1 a 3 veces

c.   De 4 a 6 veces

d.   Diario

8.___

9. ¿Con qué frecuencia comiste queso esta semana?

a.   Rara vez

b.   De 1 a 3 veces

c.   De 4 a 6 veces

d.   Diario

9.___

10. ¿Con qué frecuencia comiste Yogur esta semana?

a.   Rara vez

b.   De 1 a 3 veces

c.   De 4 a 6 veces

d.   Diario

10.___

Puntaje de las respuestas 7 a 10: Date 1 punto por cada *a*, 5 por cada *b*, 10 por cada *c*, y 20 por cada *d*.

Total:___

Si tienes un puntaje mayor a 50, entonces quizá seas un *lactómano*. Para más detalles sobre cómo hacer que tu amor por los productos lácteos funcione en tu dieta, revisa la página 279. Mientras tanto, date 1 punto en la columna de control de carbohidratos (CCarbs) y 1 punto en la columna de control de calorías (CCals). Si tienes un puntaje de entre 20 y 50, date 1 punto en la columna de control de calorías. Si tu puntaje es menor a 20, date 1 punto en la columna de control de grasas (CGras).

```
Tipo de dieta: CCarbs___CCals___CGras___
```

Frutas y verduras

11. ¿Con qué frecuencia comiste ensalada esta semana?

   a.　Rara vez

   b.　De 1 a 3 veces

   c.　De 4 a 6 veces

   d.　Diario

                                                        11.___

12. ¿Con qué frecuencia comiste algún vegetal verde (aparte de los de tu ensalada) esta semana?

   a.　Rara vez

   b.　De 1 a 3 veces

   c.　De 4 a 6 veces

   d.　Diario

                                                        12.___

13. ¿Con qué frecuencia comiste vegetales amarillos, morados o blancos (sin incluir las papas —sobre las que te preguntaré después— ni otros vegetales de tu ensalada) esta semana?

   a.　Rara vez

   b.　De 1 a 3 veces

   c.　De 4 a 6 veces

   d.　Diario

                                                        13.___

14. Con qué frecuencia comiste fruta esta semana? (Considera los jugos de fruta como media ración cada uno.)

   a.　Rara vez

   b.　De 1 a 3 veces

   c.　De 4 a 6 veces

   d.　Diario

                                                        14.___

Puntaje de las respuestas 11 a 14: Date 1 punto por cada *a*, 5 por cada *b*, 10 por cada *c*, y 20 por cada *d*.

Total:___

Si tienes un puntaje mayor a 40, entonces quizá seas un *herbífilo*. Para más detalles sobre cómo hacer que tu amor por los vegetales funcione en tu dieta, revisa la página 284. Mientras tanto, date 1 punto en la columna de control de grasas (CGras). Si tienes un puntaje de entre 20 y 40, date 1 punto en la columna de control de calorías (CCals). Si tu puntaje es menor a 20, date 1 punto en la columna de control de carbohidratos (CCarbs).

Tipo de dieta: CCarbs___CCals___CGras___

Cereales y tubérculos

15. ¿Con qué frecuencia comiste papas esta semana?

    a.   Rara vez

    b.   De 1 a 3 veces

    c.   De 4 a 6 veces

    d.   Diario

15.____

16. ¿Con qué frecuencia comiste arroz esta semana?

    a.   Rara vez

    b.   De 1 a 3 veces

    c.   De 4 a 6 veces

    d.   Diario

16.____

17. ¿Con qué frecuencia comiste pastas esta semana?

    a.   Rara vez

b.   De 1 a 3 veces

c.   De 4 a 6 veces

d.   Diario

17.____

18. ¿Con qué frecuencia comiste pan (no dulce) esta semana? (Cuenta los sándwiches [emparedados] como una sola ración cada uno.)

a.   Rara vez

b.   De 1 a 3 veces

c.   De 4 a 6 veces

d.   Diario

18.____

19. ¿Con qué frecuencia comiste otros productos de panadería —aparte del pan— esta semana? Esto puede incluir galletas (dulces y saladas), bizcochos, bollos, hojaldres, pasteles y otros productos similares?

a.   Rara vez

b.   De 1 a 3 veces

c.   De 4 a 6 veces

d.   Diario

19.____

20. ¿Con qué frecuencia comiste algún cereal —frío o caliente— esta semana?

a.   Rara vez

b.   De 1 a 3 veces

c.   De 4 a 6 veces

d.   Diario

20.____

Puntaje de las respuestas 15 a 20: Date 1 punto por cada *a*, 5 por cada *b*, 10 por cada *c*, y 20 por cada *d*.

Total:___

Si tienes un puntaje mayor a 40, entonces quizá seas un *almi-don* o una *almi-doña*. Para más detalles sobre cómo hacer que tu amor por los cereales y tubérculos forme parte tu dieta, revisa la página 243. Mientras tanto, date 1 punto en la columna de control de grasas (CGras). Si tienes un puntaje de entre 10 y 40, date 1 punto en la columna de control de calorías (CCals). Si tu puntaje es menor a 10, date 1 punto en la columna de control de carbohidratos (CCarbs).

> Tipo de dieta: CCarbs___CCals___CGras___

Dulces

21. ¿Con qué frecuencia comiste pan dulce esta semana? Esto puede incluir muchos de los alimentos que mencionaste en la sección anterior: bizcochos, galletas y otros productos de pastelería.

    a.   Rara vez

    b.   De 1 a 3 veces

    c.   De 4 a 6 veces

    d.   Diario

                                             21.___

22. ¿Con qué frecuencia comiste chocolate esta semana?

    a.   Rara vez

    b.   De 1 a 3 veces

    c.   De 4 a 6 veces

    d.   Diario

                                           22.___

23. ¿Con qué frecuencia comiste dulces —aparte del chocolate— esta semana?

    a.   Rara vez

    b.   De 1 a 3 veces

c.	De 4 a 6 veces

d.	Diario

23.___

24. ¿Con qué frecuencia tomaste bebidas azucaradas esta semana? Esto puede incluir refrescos, licuados y malteadas (batidos), y té o café endulzados con cualquier producto.

a.	Rara vez

b.	De 1 a 3 veces

c.	De 4 a 6 veces

d.	Diario

24.___

25. ¿Con qué frecuencia comiste fruta o postres hechos a base de fruta esta semana? Esto puede incluir ensaladas de fruta, frutas endulzadas, frutas secas y alimentos similares.

a.	Rara vez

b.	De 1 a 3 veces

c.	De 4 a 6 veces

d.	Diario

25.___

Puntaje de las respuestas 21 a 25: Date 1 punto por cada *a*, 5 por cada *b*, 10 por cada *c*, y 20 por cada *d*.

Total:___

Si tienes un puntaje mayor a 40, entonces quizá seas un *dulcineo*. Para más detalles sobre cómo hacer que tu amor por los dulces funcione en tu dieta, revisa la página 300. Mientras tanto, date 1 punto en la columna de control de grasas (CGras). Si tienes un puntaje de entre 10 y 40, date 1 punto en la columna de control de calorías (CCals). Si tu puntaje es menor a 10, date 1 punto en la columna de control de carbohidratos (CCarbs).

Tipo de dieta: CCarbs___ CCals___ CGras___

Líquidos

26. ¿Cuántos vasos de líquido bebiste en promedio cada día durante esta semana?

    a.   Menos de 1 vaso al día

    b.   De 1 a 2 vasos al día

    c.   De 3 a 5 vasos al día

    d.   6 o más vasos al día

26.___

27. ¿Cuántos vasos de refresco bebiste en promedio cada día durante esta semana?

    a.   Menos de 1 vaso al día

    b.   De 1 a 2 vasos al día

    c.   De 3 a 5 vasos al día

    d.   6 o más vasos al día

27.___

28. ¿Cuántos vasos de jugo de fruta bebiste en promedio cada día durante esta semana?

    a.   Menos de 1 vaso al día

    b.   De 1 a 2 vasos al día

    c.   De 3 a 5 vasos al día

    d.   6 o más vasos al día

28.___

29. ¿Cuántas tazas de té o infusiones herbarias bebiste en promedio cada día durante esta semana?

    a.   Menos de 1 taza al día

    b.   De 1 a 2 tazas al día

    c.   De 3 a 5 tazas al día

    d.   6 o más tazas al día

29.___

30. ¿Cuántas tazas de café bebiste en promedio cada día durante esta semana?

    a.   Menos de 1 taza al día

    b.   De 1 a 2 tazas al día

    c.   De 3 a 5 tazas al día

    d.   6 o más tazas al día

30.___

31. ¿Con qué frecuencia bebiste vino, cerveza u otra bebida alcohólica durante esta semana?

    a.   Más de cuatro vasos en uno o más días de esta semana

    b.   De 1 a 3 vasos al día

    c.   Menos de 1 vaso al día

    d.   Nunca

31.___

Puntaje de las respuestas 26 a 31: Date 1 punto por cada *a*, 5 por cada *b*, 10 por cada *c*, y 20 por cada *d*.

Total:___

Si tienes un puntaje de 30 o menos, entonces quizá seas un *camello parlante* —o sea que, al parecer, no bebes agua suficiente. Para más detalles sobre cómo trabajar con este aspecto de tu dieta, revisa la página 311. Mientras tanto, date 1 punto tanto en la columna de control de calorías (CCals) como en la de control de grasas (CGras). Si tienes un puntaje mayor a 30, eso significa que estás bastante bien hidratado; date 1 punto en la columna de control de carbohidratos (CCarbs).

Tipo de dieta: CCarbs≤___ CCals___ CGras___

Prueba simplificada de sensibilidad al PROP

Responde estas preguntas con base en lo que sabes sobre tu forma de comer.

32. Las coles de Bruselas me parecen:

    a. Muy sabrosas

    b. Algo sabrosas

    c. Algo desagradables

    d. Muy desagradables

32.___

33. El brócoli me parece:

    a. Muy sabroso

    b. Algo sabroso

    c. Algo desagradable

    d. Muy desagradable

33.___

34. La sacarina me parece:

    a. Muy dulce

    b. Algo dulce

    c. Dulce pero algo amarga

    d. Dulce pero muy amarga

34.___

35. La toronja (sin azúcar) me parece:

    a. Muy sabrosa

    b. Algo sabrosa

    c. Algo desagradable

    d. Muy desagradable

35.___

36. No me gustan los alimentos amargos.

V F

36.___

37. No me gustan los alimentos demasiado dulces.

V F

37.___

38. No me gustan los alimentos muy ricos en grasas y proteínas.

V F

38.___

Puntaje de las respuestas 32 a 38: Para las preguntas de opción múltiple, date 1 punto por cada *a*, 5 por cada *b*, 10 por cada *c*, y 20 por cada *d*. Para las preguntas de *Verdadero o Falso*, date 0 puntos por cada *Falso* y 10 puntos por cada *Verdadero*.

Total para las respuestas 32 a 38:___

Si tienes un puntaje de 40 o más, entonces quizá seas un detector de PROP —o sea, que presentes sensibilidad gustativa al PROP. Para más detalles sobre este aspecto de tu yo alimenticio, revisa la página 321. Mientras tanto, date 1 punto tanto en la columna de control de calorías (CCals) como en la de control de carbohidratos (CCarbs). Si tienes un puntaje menor a 50, date 1 punto en la columna de control de grasas (CGras).

Tipo de dieta: CCarbs___CCals___CGras___

HISTORIA ALIMENTICIA

Lo que te hace sentir lleno

39. La dieta que mejor me ha funcionado ha sido:

    a.   Baja en grasa

    b.   Baja en calorías

    c.   Baja en carbohidratos

    d.   Ninguna de las anteriores

                              39.____

40. La razón más común de mi fracaso con las dietas ha sido (elige tantas opciones como sean ciertas):

    a.   Una sensación de no haber comido lo suficiente

    b.   Hartazgo de los alimentos que *se me permitía* comer

    c.   Hambre

    d.   Ninguna de las anteriores

                              40.____

41. Cuando estoy a dieta, lo que más extraño es (elige tantas opciones como sean ciertas):

    a.   Poder comer *lo suficiente* como para sentirme lleno

    b.   Poder comer una amplia variedad de alimentos

    c.   Poder comer alimentos ricos en grasas y proteínas

    d.   Nada de lo anterior

                              41.____

42. Selecciona alguna de las siguientes frases sobre tu manera de comer (elige tantas opciones como sean ciertas):

    a.   El tipo de alimentos que como es menos importantes para saciarme que la cantidad que como

    b.   A veces, cuando tengo hambre, me sorprendo frente al refrigerador tratando de descubrir qué me apetece

    c.   Me resulta muy difícil saciarme a menos que mi comida incluya carne o queso

    d.   Nada de lo anterior

42.____

43. Selecciona alguna de las siguientes frases sobre tu manera de comer (elige tantas opciones como sean ciertas):

    a.   No me siento lleno a menos que haya comido una buena cantidad de alimentos

    b.   No me siento lleno a menos que haya comido una amplia variedad de alimentos

    c.   No me siento lleno a menos que haya comido alimentos ricos en proteínas y grasas, así como en carbohidratos

    d.   Nada de lo anterior.

43.____

44. Selecciona alguna de las siguientes frases sobre tu manera de comer (elige tantas opciones como sean ciertas):

    a.   Nunca podría dejar de comer pan, arroz o pasta

    b.   Nunca podría abandonar por completo ninguna categoría de alimentos

    c.   Nunca podría volverme vegetariano

    d.   Nada de lo anterior

44.____

45. Selecciona alguna de las siguientes frases sobre tu manera de comer (elige tantas opciones como sean ciertas):

    a.   Podría dejar de comer carne siempre y cuando pudiese comer una gran cantidad de otros alimentos

    b.   Me resulta más fácil limitar el tamaño de mi porción que el tipo de alimentos que como

    c.   Me sentiría feliz de comer una variedad pequeña de alimentos si no tuviera que reducir el tamaño de mi porción

    d.   Nada de lo anterior

45.____

Puntaje de las respuestas 39 a 45: Esta cuenta se hará de manera un poco distinta. Cuenta la cantidad que hayas elegido de cada una de las letras: *a, b, c* y *d*.

Si elegiste más de 5 letras *a*, date 1 punto en la columna de control de grasas (CGras). Es probable que tu sensación de saciedad responda al *volumen* de los alimentos que comas; puedes leer al respecto en la página 329.

Si elegiste más de 5 letras *b*, date 1 punto en la columna de control de calorías (CCals). Tus respuestas sugieren que tu sensación de saciedad responde a la *variedad* de alimentos que consumes. Puedes leer al respecto en la página 335.

Si elegiste más de 5 letras *c*, date 1 punto en la columna de control de carbohidratos (CCarbs). Tus respuestas sugieren que tu sensación de saciedad responde a la *riqueza* de alimentos que consumes. Puedes leer al respecto en la página 339.

Si elegiste más letras *d* que cualquiera otra, entonces tu sensación de saciedad responde a otros estímulos y necesitas determinar qué es lo que te hace sentir lleno y satisfecho. Si nunca te puedes sentir lleno o satisfecho, es posible que sufras de algún desorden alimenticio. Sin embargo, lo más probable es sólo que tus estímulos para la saciedad sean diferentes de los que he preguntado.

Por último, si tus respuestas están divididas de manera equitativa entre dos o tres categorías, entonces tu saciedad responde a más de un estímulo. Date 1 punto en cada columna que corresponda con tus respuestas.

Tipo de dieta: CCarbs___ CCals___ CGras___

Cómo las dietas cambian tu manera de comer

(Si nunca has estado a dieta, no respondas esta sección)

46. Yo me he puesto a dieta:

    a. De manera ocasional

    b. A menudo

    c. Todo el tiempo

    46.___

47. En general, mis dietas han sido:

    a. Muy eficaces (adelgacé y me mantuve esbelto por más de 6 meses)

    b. Eficaces a corto plazo (adelgacé, pero volví a engordar a los seis meses)

    c. Ineficaces (nunca adelgacé de manera significativa)

    47.___

48. Cuando veo a alguien que come, a menudo se me antoja lo que come aunque yo no tenga hambre.

    a. Nunca

    b. Una o dos veces por semana

    c. A menudo

    48.___

49. ¿Cuál de estas frases describe lo que sientes cuando estás a dieta?

    a. En las comidas, a veces como menos de lo que en verdad quiero

    b. Cuando ya he comido la cantidad de alimentos que considero conveniente, no tengo problemas para no comer más

    c. Cuando como algo que no está incluido en mi dieta, me cuesta trabajo retomarla

    49.___

50. Mi peso cambió en más de 10 kilos durante el año pasado. (Si estuviste embarazada el año pasado, considera tu peso del año anterior a ese.)

V F

50.___

51. Constantemente me pongo a dieta, adelgazo, abandono el régimen y vuelvo a engordar

V F

51.___

52. Cuando como algo que no está incluido en mi dieta, a menudo me cuesta trabajo retomarla

V F

52.___

53. Cuando veo a alguien que come en exceso, yo también tiendo a comer en exceso

V F

53.___

Puntaje de las respuestas 46 a 53: Para las preguntas de opción múltiple, date 1 punto por cada *a*, 5 por cada *b* y 10 por cada *c*. Para las preguntas de *Verdadero o Falso*, date 0 puntos por cada *Falso* y 10 puntos por cada *Verdadero*.

Total para las respuestas 46 a 53:___

Si tienes un puntaje mayor a 30, entonces quizá algunas de tus conductas alimenticias contribuyan a tu incapacidad para controlar tu peso. Para más información al respecto, revisa la página 342.

Síndrome del descontrol alimentario (atracón)

54. ¿Cuál de las siguientes respuestas describe mejor tus patrones de alimentación?

a.   Nunca como en exceso.

b. A veces siento que como demasiado durante cier-
    tas comidas en particular

c. En ocasiones, en un lapso de dos horas, como una
    cantidad de alimentos que me parece —a mí y a
    la mayoría de la gente— muy excesiva

d. Muy a menudo, en un lapso de dos horas, como
    una cantidad de alimentos que me parece —a mí
    y a la mayoría de la gente— muy excesiva

54.____

Si respondiste *a* o *b*, es improbable que sufras del síndrome del descontrol alimentario, por lo que puedes pasar directamente a la siguiente sección.

55. Cuando consumes una gran cantidad de alimentos en un
    lapso de dos horas, ¿con qué frecuencia sientes que no
    puedes dejar de comer o controlar cuánto comes?

    a. Nunca

    b. Rara vez

    c. De manera ocasional

    d. Siempre

55.____

56. ¿Qué sientes cuando comes de esa manera? (Elige tantas
    opciones como sean ciertas)

    a. Que como más rápido de lo habitual

    b. Que como hasta casi reventar

    c. Que como aunque no tenga hambre física

    d. Cuando tengo esta conducta alimenticia, procu-
        ro estar a solas porque me avergüenza la canti-
        dad de comida que ingiero

    e. Después de hacerlo, siento repugnancia hacia mi
        mismo, depresión o culpa por haber comido en
        exceso

56.____

57. ¿Cuántas veces has incurrido en este tipo de conducta durante los últimos seis meses?

    a.   Menos de una vez al mes

    b.   Entre una y unas pocas veces al mes

    c.   Entre unas pocas veces al mes y dos veces por semana

    d.   Dos veces a la semana

    e.   Diario

57.___

58. Cuando consumes de golpe grandes cantidades de alimentos y sientes como si no pudieras dejar de comer, ¿qué tan seguro estás de tu capacidad para controlar estos episodios alimenticios?

    a.   Totalmente seguro

    b.   Bastante seguro

    c.   Algo seguro

    d.   Muy poco seguro

    e.   Inseguro

58.___

59. ¿Qué tanto te molestaba no ser capaz de controlar lo que comías o cuánto comías?

    a.   Nada

    b.   Poco

    c.   Algo

    d.   Bastante

59.___

Puntaje de las respuestas 54 a 59: Date 1 punto por cada *a*, 2 por cada *b*, 3 por cada *c*, 4 por cada *d* y 5 por cada *e*.

Total:___

Si tienes un puntaje menor a 11, es improbable que sufras de algún desorden alimenticio. Si tienes un puntaje de 11 o más, corres el riesgo de padecerlo y debes discutir esto con tu médico antes de iniciar cualquier dieta.

HISTORIA CLÍNICA

Tu propia historia

60. Fumo tabaco.

V   F

60.___

61. Tengo un alto nivel total de colesterol (mayor a 200mg/dl).

V   F

61.___

62. Tengo un alto nivel de colesterol LBD (mayor a 130 mg/dl).

V   F

62.___

63. Tengo un bajo nivel de colesterol LAD (menos de 40 mg/dl).

V   F

63.___

64. Tengo un alto nivel de triglicéridos (mayor a 150 mg/dl).

V   F

64.___

65. Mi médico me ha recetado medicina para controlar mi colesterol.

V   F

65.___

66. Padezco de diabetes.

V   F

66.___

67. Tomo medicina para la diabetes.

V   F

67.___

68. Padezco de hipertensión (más de 140/90 mm Hg).

V   F

68.___

69. Tomo medicina para la hipertensión.

V   F

69.___

70. Sufro de una enfermedad del corazón (angina de pecho, enfermedad coronaria, antecedentes de infarto).

V   F

70.___

71. Mi médico me ha recetado medicina para mi enfermedad del corazón.

V   F

71.___

Puntaje de las respuestas 60 a 71: Date 1 punto por cada *Verdadero* y 0 puntos por cada *Falso*.

Total:___

Si tienes menos de 30 años y nunca te has realizado alguna o ninguna de las pruebas mencionadas en las preguntas de esta sección, date un 0 en las respuestas que correspondan con tal o tales pruebas y sigue adelante. Si tienes más de 30 años y aún no te haces dichas pruebas, debes consultar a tu médico para que realice una evaluación de tus factores de riesgo cardiacos.

Si eres de sexo masculino, date un punto adicional. Si eres de sexo masculino y tienes más de 55 años, date otro punto adicional. Si eres de sexo femenino y te encuentras en tu etapa posmenopáusica, date un punto adicional.

Si tienes un puntaje de 3 o menos, es probable que tengas un riesgo elevado de sufrir alguna enfermedad del corazón y debes consultar a tu médico antes de iniciar cualquier dieta o plan de ejercicio. Para más información sobre esos factores de riesgo cardiacos, consulta la página 348. Si tu puntaje es de 3 o más, date 1 punto en la columna de control de grasas (CGras). Si tienes un puntaje de entre 0 y 2, date 1 punto tanto en la columna de control de carbohidratos (CCarbs) como en la de control de calorías (CCals).

Tipo de dieta: CCarbs___ CCals___ CGras___

HISTORIA FAMILIAR

72. Mi padre sufrió un infarto antes de cumplir 45 años.

V   F   No sé

72.___

73. Mi madre sufrió un infarto antes de cumplir 55 años.

V   F   No sé

73.___

74. Mi madre o padre se sometió una cirugía de derivación cardiaca

V   F   No sé

74.___

75. Mi madre o padre sufre de diabetes.

V   F   No sé

75.___

76. Mi madre o padre sufre de hipertensión.

V   F   No sé

76.___

77. Mi madre o padre tiene alto su nivel de colesterol.

V   F   No sé

77.___

Puntaje de las respuestas 72 a 77: Date 1 punto por cada *Verdadero* y 0 puntos por cada *Falso*.

Total:___

Éstos también son factores de riesgo cardiacos. Si contestaste *Verdadero* en dos de estas preguntas, debes consultar a tu médico antes de iniciar cualquier dieta o plan de ejercicio. Para más información sobre estos factores de riesgo, consulta la página 365. Si no puedes encontrar el historial clínico de tus padres, puedes pasar directamente a la siguiente sección. Si sólo conoces el historial clínico de uno de tus padres, entonces duplica los puntos y sigue las instrucciones con eso como base. Si tu puntaje es de 3 o más, date 1 punto en la columna de control de grasas (CGras). Si tienes un puntaje de entre 0 y 2, date 1 punto tanto en la columna de control de carbohidratos (CCarbs) como en la de control de calorías (CCals).

Tipo de dieta: CCarbs___CCals___CGras___

Síndrome metabólico

78. Tengo un bajo nivel de colesterol LAD (menos de 40 mg/dl en hombres y menos de 50 mg/dl en mujeres).

V F Prueba aún no realizada

78.___

79. Tengo un alto nivel de triglicéridos (mayor a 150 mg/dl)

V   F   Prueba aún no realizada

79.___

80. Mucho de mi sobrepeso está alrededor de mi cintura (40 pulgadas o más en hombres, 35 pulgadas o más en mujeres).

V   F   Prueba aún no realizada (háztela ahora)

80.___

81. Sufro de hipertensión o tomo medicina para la hipertensión.

V   F   Prueba aún no realizada (ve a que te la hagan ahora)

81.___

82. Sufro de diabetes o tomo medicina para la diabetes.

V   F   Prueba aún no realizada

82.___

Puntaje de las respuestas 78 a 82: Date 1 punto por cada *Verdadero* y 0 puntos por cada *Falso*.

Total:___

Si tu puntaje es de 3 o más, tienes el síndrome metabólico. Puedes averiguar lo que esto significa en términos de cómo debes comer en la página 361. También date 2 puntos en la columna de control de carbohidratos (CCarbs) y 1 punto en la de control de calorías (CCals). Si respondiste *Verdadero* en dos preguntas y no conoces tu nivel de colesterol LAD o de triglicéridos, o no te has realizado la prueba de diabetes, debes determinar tus riesgos con tu médico y pedir que te haga la prueba del síndrome metabólico. Si tu puntaje es mayor que 0 pero menor que 3, entonces no tienes el síndrome metabólico, pero corres el riesgo de desarrollarlo. Debes informarte sobre este padecimiento y sobre la alimentación que puede reducir tu riesgo de desarrollarlo. También date un punto en la columna de control de calorías (CCals). Si tienes un puntaje de 0, entonces date 1 punto en la columna de control de grasas (CGras).

Tipo de dieta: CCarbs___CCals___CGras___

HERENCIA FAMILIAR

¿Cómo te determina tu naturaleza?

83. Dentro de mi familia (elige tantas opciones como sean ciertas):

   a.   Yo no tengo sobrepeso

   b.   Soy la única persona con sobrepeso

   c.   Mi madre tiene sobrepeso

   d.   Mi padre tiene sobrepeso

   e.   Uno o más de mis hermanos tienen sobrepeso

   f.   Todos mis hermanos tienen sobrepeso

                                                83.___

84. Tengo el mismo grado de sobrepeso que mi (elige tantas opciones como sean ciertas):

   a.   Yo no tengo sobrepeso

   b.   Madre

   c.   Padre

   d.   Hermanos

   e.   Abuelos

   f.   Nadie de los anteriores

                                                84.___

85. Tengo mucha energía nerviosa y necesito estar en movimiento casi todo el tiempo

   V   F

                                                85.___

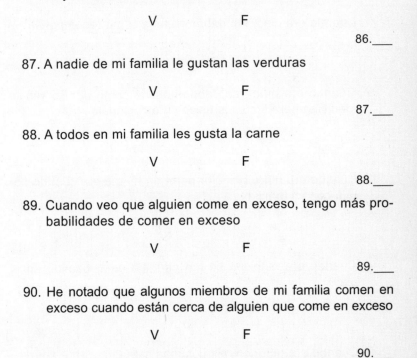

86. Uno o ambos de mis padres tienen mucha energía nervio-sa y necesitan estar en movimiento casi todo el tiempo

V   F

86.___

87. A nadie de mi familia le gustan las verduras

V   F

87.___

88. A todos en mi familia les gusta la carne

V   F

88.___

89. Cuando veo que alguien come en exceso, tengo más pro-babilidades de comer en exceso

V   F

89.___

90. He notado que algunos miembros de mi familia comen en exceso cuando están cerca de alguien que come en exceso

V   F

90.___

Puntaje de las respuestas 83 a 90: Date 1 punto por cada respuesta marcada en las preguntas de opción múltiple. Para las preguntas de *Verdadero* o *Falso*, date 1 punto por cada *Verdadero* que hayas elegido y 0 puntos por cada *Falso*.

Total:___

Si tienes un puntaje de 4 o menos, entonces el factor genético no desempeña un papel importante en tu peso. Si tienes un puntaje de 5 o más, entonces quizá el factor genético influya bastante en ello. Para más información sobre cómo los genes influyen en tu peso, revisa la página 369.

¿Cómo te determina tu crianza?

91. Cuando era niño, me daban comida como recompensa

    V   F

                                        91.___

92. Cuando era niño, me daban comida como una forma de medicina para lesiones físicas o emocionales

    V   F

                                        92.___

93. Cuando era niño, la mejor parte de mi día era cuando comía con mi familia

    V   F

                                        93.___

94. Cuando era niño, no se me permitía dejar comida en el plato

    V   F

                                        94.___

95. Cuando era niño, en mis comidas había:

    a.   La cantidad correcta de alimentos

    b.   Demasiados alimentos

    c.   Muy pocos alimentos

    d.   Ocasiones en los que algunos miembros de mi familia pasaron hambre porque no había alimentos suficientes

                                        95.___

96. Cuando era niño:

    a.   Mi familia y yo solíamos practicar deportes u otras actividades físicas juntos (caminar, andar en bicicleta, hacer labores de jardinería, etcétera)

    b.   Mi familia y yo a veces practicábamos deportes u otras actividades físicas juntos

    c.   Mis padres no eran activos pero me animaban a

participar en deportes u otras actividades físicas

d.   Mis padres me disuadían de participar en deportes u otras actividades físicas

96.___

97. Cuando era niño:

a.   Siempre participaba en deportes u otras actividades físicas

b.   A menudo participaba en deportes u otras actividades físicas

c.   A veces participaba en deportes u otras actividades físicas

d.   Rara vez participaba en deportes u otras actividades físicas

97.___

98. Cuando era niño:

a.   Veía menos de 4 horas de televisión a la semana

b.   Veía entre 4 y 8 horas de televisión a la semana

c.   Veía entre 8 y 12 horas de televisión a la semana

d.   Veía más de 12 horas de televisión a la semana

98.___

Puntaje de las respuestas 91 a 98: Para las preguntas de *Verdadero* o *Falso*, date 1 punto por cada *Verdadero* y 0 puntos por cada *Falso*. Para las preguntas de opción múltiple, date 0 puntos por cada *a*, 1 por cada *b*, 5 por cada *c* y 10 por cada *d*.

Total:___

Si tienes un puntaje de 15 o más, quizá tus experiencias de la infancia hayan contribuido a tu dificultad actual para manejar tu peso. Para más información al respecto, consulta la página 374.

TU MANERA DE COMER

Hábitos alimenticios

99. Me abstengo de desayunar:

    a.   Nunca o rara vez

    b.   Una o dos veces a la semana

    c.   Varias veces a la semana

    d.   Siempre

99.___

100. Me abstengo de almorzar:

    a.   Nunca o rara vez

    b.   Una o dos veces a la semana

    c.   Varias veces a la semana

    d.   Siempre

100.___

101. Me abstengo de cenar:

    a.   Nunca o rara vez

    b.   Una o dos veces a la semana

    c.   Varias veces a la semana

    d.   Siempre

101.___

102. Cuando me siento a comer, siento que me muero de hambre:

    a.   Nunca o rara vez

    b.   Una o dos veces a la semana

    c.   Varias veces a la semana

    d.   Siempre

102.___

103. Como un refrigerio antes de almorzar:

    a.   Nunca o rara vez

    b.   Una o dos veces a la semana

    c.   Varias veces a la semana

    d.   Casi a diario

103.___

104. Como un refrigerio entre el almuerzo y la cena:

    a.   Nunca o rara vez

    b.   Una o dos veces a la semana

    c.   Varias veces a la semana

    d.   Casi a diario

104.___

105. Como un refrigerio después de la cena:

    a.   Nunca o rara vez

    b.   Una o dos veces a la semana

    c.   Varias veces a la semana

    d.   Casi a diario

105.___

106. Me da tanta hambre en cierto momento del día que siento que debo comer algo de inmediato:

    a.   Nunca o rara vez

    b.   Una o dos veces a la semana

    c.   Varias veces a la semana

    d.   Casi a diario

106.____

Puntaje de las respuestas 99 a 106: Date 1 punto por cada *a*, 5 por cada *b*, 10 por cada *c* y 20 por cada *d*.

Total:___

Si tienes un puntaje menor a 10, entonces tienes muy buenos hábitos alimenticios y los alimentos que comes te mantienen lleno entre comida y comida. Si tienes un puntaje de entre 10 y 40, es posible que la manera en que estructuras tu alimentación contribuya a tu dificultad para alcanzar y mantener tu peso deseado. Si tu puntaje es mayor a 40, entonces es muy probable que la forma en que organizas tu alimentación contribuya a tu incapacidad para alcanzar y mantener tu peso deseado. Para abundar en los conocimientos que existen sobre hábitos alimenticios efectivos, revisa la página 379.

La comida y las emociones

Responde a estas preguntas con base en tu diario de alimentación y en lo que sabes sobre ti mismo.

107. Yo como por aburrimiento:

   a.   Nunca

   b.   De manera ocasional, pero nunca más de una vez a la semana

   c.   A menudo —cuando menos dos veces por semana

   d.   Diario

                                                    107.___

108. Yo como por estrés:

   a.   Nunca

   b.   De manera ocasional, pero nunca más de una vez a la semana

   c.   A menudo —cuando menos dos veces por semana

   d.   Diario

                                                    108.___

109. Yo como en respuesta a emociones desagradables como el enojo o la depresión:

   a.   Nunca

b. De manera ocasional, pero nunca más de una vez a la semana

c. A menudo —cuando menos dos veces por semana

d. Diario

109.___

110. Yo como para recompensarme:

a. Nunca

b. De manera ocasional, pero nunca más de una vez a la semana

c. A menudo —cuando menos dos veces por semana

d. Diario

110.___

111. Yo como para sentirme cómodo:

a. Nunca

b. De manera ocasional, pero nunca más de una vez a la semana

c. A menudo —cuando menos dos veces por semana

d. Diario

111.___

112. Yo como mientras veo televisión:

a. Nunca

b. De manera ocasional, pero nunca más de una vez a la semana

c. A menudo —cuando menos dos veces por semana

d. Diario

112.___

113. Yo como mientras realizo otra actividad como leer o conducir un auto:

a. Nunca

b. De manera ocasional, pero nunca más de una vez a la semana

c. A menudo —cuando menos dos veces por semana

d. Diario

113.___

Puntaje de las respuestas 107 a 113: Date 1 punto por cada *a*, 5 por cada *b*, 10 por cada *c* y 20 por cada *d*.

Total:___

Si tienes un puntaje menor a 15, entonces tienes muy buenos hábitos alimenticios y no usas la comida para satisfacer alguna necesidad distinta del hambre. ¡Bien por ti! Si tienes un puntaje de entre 15 y 40, es posible que tu tendencia a comer por razones emocionales contribuya a tu dificultad para alcanzar y mantener tu peso deseado. Si tu puntaje es mayor a 40, entonces es muy probable que la alimentación no motivada por el hambre contribuya a tu incapacidad para alcanzar y mantener tu peso deseado. Para saber más sobre la alimentación motivada por las emociones, revisa la página 389.

ESTILO DE VIDA

Comer fuera de casa

Encontrarás algunas de las respuestas en tu diario de alimentación.

114. Según mi diario de alimentación, comí en un restaurante:

    a.   Nunca o rara vez

    b.   Una vez

    c.   De 2 a 4 veces

    d.   Más de 4 veces

114.___

115. En una semana promedio, como fuera de casa:

    a.   Nunca o rara vez

    b.   Una vez

c.   De 2 a 4 veces

d.   Más de 4 veces

115.___

116. En una semana promedio, es más probable que coma en un restaurante de comida rápida:

a.   Nunca o rara vez

b.   Una vez

c.   De 2 a 4 veces

d.   Más de 4 veces

116.___

117. Según mi diario de alimentación, comí en mi escritorio:

a.   Nunca o rara vez

b.   Una vez

c.   De 2 a 4 veces

d.   Más de 4 veces

117.___

118. Según mi diario de alimentación, comí mientras conducía o en un auto estacionado:

a.   Nunca o rara vez

b.   Una vez

c.   De 2 a 4 veces

d.   Más de 4 veces

118.___

Puntaje de las respuestas 114 a 118: Date 1 punto por cada *a*, 5 por cada *b*, 10 por cada *c* y 20 por cada *d*.

Total:___

Si tienes un puntaje de 20 o más, es probable que los lugares donde comes tengan un gran efecto en tu dificultad para adelgazar y mantenerte esbelto. Consulta la página 399 para obtener consejos sobre cómo trabajar con estos problemas de la vida moderna. Si tu puntaje es mayor a 40, entonces comes fuera de casa con demasiada frecuencia, de modo que date 1 punto en la columna de control de carbohidratos (CCarbs). Si tienes entre 40 y 20 puntos, eso significa que comes en la calle con bastante frecuencia, por lo que una dieta baja en grasas será inútil. Date 1 punto en la columna de control de carbohidratos (CCarbs) y en la de control de calorías (CCals).

> Tipo de dieta: CCarbs___CCals___CGras___

Nivel de actividad diaria

Responde estas preguntas con base en tu diario de actividad.

119. La mayor parte de los días, subí escalones:

    a.   Nunca o rara vez

    b.   1 ó 2 tramos al día

    c.   De 3 a 5 tramos al día

    d.   Más de 5 tramos al día

119.___

120. La mayor parte de los días caminé:

    a.   Menos de una cuadra al día

    b.   1 ó 2 cuadras al día

    c.   Más de 2 pero menos de 10 cuadras al día

    d.   10 o más cuadras al día

120.___

121. ¿Cuál de estas opciones describe mejor la manera en que te transportaste a tu trabajo?

    a.   Fui en auto y me estacioné cerca de ahí

    b.   Fui en auto, me estacioné y caminé más o menos una cuadra hasta mi trabajo

c. Tomé transporte público

d. Fui a pie o en bicicleta

121.___

122. ¿Cuál de estas opciones coincide con el tiempo que estuviste sentado (tanto en el trabajo como en casa)?

a. Más de 12 horas al día

b. Entre 8 y 12 horas al día

c. Entre 4 y 8 horas al día

d. Menos de 4 horas al día

122.___

123. ¿Cuál de estas opciones coincide con el tiempo que dedicaste a las labores del hogar (limpiar, cocinar, lavar ropa, etcétera)?

a. Menos de 1 hora a la semana

b. Entre 1 y 3 horas a la semana

c. Entre 3 y 6 horas a la semana

d. Más de 6 horas a la semana

123.___

124. ¿Cuál de estas opciones coincide con el tiempo semanal que dedicaste a trabajar en tu patio o jardín?

a. ¿Bromeas? ¿Quién tiene tiempo o espacio para un patio o jardín?

b. Menos de 2 horas a la semana

c. Entre 2 y 5 horas a la semana

d. Más de 5 horas a la semana

124.___

125. ¿Cuál de estas opciones coincide con el tiempo que dedicaste a ver televisión?

a. Más de 5 horas al día

b. Entre 3 y 5 horas al día

c. Entre 1 y 3 horas al día

d. Menos de 1 hora al día

125.___

126. ¿Cuál de estas opciones coincide con el tiempo que pasaste en tu auto?

   a.　Más de 5 horas al día

   b.　Entre 3 y 5 horas al día

   c.　Entre 1 y 3 horas al día

   d.　Menos de 1 hora al día

126.___

127. ¿Cuál de estas opciones coincide con el tiempo que dedicaste a hacer ejercicio?

   a.　¿Bromeas? ¿Quién tiene tiempo para hacer ejercicio?

   b.　Entre 5 y 30 minutos al día

   c.　Entre 30 y 60 minutos al día

   d.　Más de 1 hora al día

127.___

128. Casi todas las semanas trabajo fuera de casa (lo cual incluye tanto el trabajo voluntario como el remunerado):

   a.　Más de 50 horas a la semana

   b.　Entre 40 y 50 horas a la semana

   c.　Entre 25 y 40 horas a la semana

   d.　Menos de 25 horas a la semana

128.___

Puntaje de las respuestas 119 a 128: Date 1 punto por cada *a*, 5 por cada *b*, 10 por cada *c* y 20 por cada *d*.

Total:___

Si tienes un puntaje de 45 o menos, es probable que tu nivel de actividad contribuya a tu dificultad para adelgazar y mantenerte esbelto. Consulta la página 407 para aprender cómo la actividad normal diaria puede ayudarte en tus esfuerzos por controlar tu peso.

129. Tengo tantas responsabilidades que no tengo tiempo para mi

    V F

                                                    129.___

130. No tengo amigos con quienes poder ejercitarme

    V F

                                                    130.___

131. La mayoría de las personas que conozco tiene sobrepeso

    V F

                                                    131.___

132. Estoy demasiado ocupado como para hacer ejercicio

    V F

                                                    132.___

133. No me gusta hacer ejercicio

    V F

                                                    133.___

134. No conozco ningún lugar donde pueda ejercitarme

    V F

                                                    134.___

135. Odio los gimnasios

    V F

                                                    135.___

136. Me siento incómodo en los gimnasios debido a mi aspecto

    V F

                                                    136.___

137. Nunca he tenido una buena figura

    V F

                                                    137.___

138. Nunca me he ejercitado con regularidad

V   F

138.___

139. Cuando hago ejercicio, me siento tonto o incompetente

V   F

139.___

140. Vivo en un ambiente urbano donde es difícil ejercitarse al aire libre

V   F

140.___

141. La mayoría de las semanas hago ejercicio:

    a.   Más de 4 veces
    b.   De 3 a 4 veces
    c.   1 ó 2 veces
    d.   Nunca

141.___

Puntaje de las respuestas 129 a 141: Date 0 puntos por cada *Falso*, 1 punto por cada *Verdadero*, 1 punto por cada *a*, 5 puntos por cada *b*, 10 puntos por cada *c* y 20 puntos por cada *d*.

Total:___

Si tu puntaje es mayor a 10, entonces tienes una seria resistencia al ejercicio. Si tuviste entre 5 y 10 puntos, eso significa que tienes una buena actitud hacia el ejercicio pero tal vez necesites aumentar la frecuencia con que lo haces. Esto puede deberse a problemas de tiempo o a que no lo gozas lo suficiente. Para ayudarte a descubrir las maneras de resolver estas dificultades, revisa la página 412. Si tienes un puntaje es menor a 5, ¡felicidades! Tienes una buena actitud hacia el ejercicio y lo practicas con regularidad.

Puntaje del cuestionario

Ha llegado el momento de sacar la cuenta de todas tus preferencias alimenticias y determinar cuál es la dieta correcta para ti.

Suma todos los puntos que te diste en las columnas de control de carbohidratos, control de calorías y control de grasas.

Dieta para controlar carbohidratos (CCarbs):___
Dieta para controlar calorías (CCals):___
Dieta para controlar grasas (CGras):___

El máximo puntaje que podrías obtener en una sola dieta es 12. La dieta que obtenga más puntos será la adecuada para ti. Entonces deberás leer el capítulo dedicado a ese tipo de dieta en particular. Por ejemplo, si la columna a la que diste mayor puntaje resultó ser la de control de grasas, pasa al capítulo 8 y revisa las razones que existen para controlar las grasas. En cambio, si la columna con más puntos fue la de control de carbohidratos, entonces pasa al capítulo 6.

Cada uno de estos capítulos comienza con una descripción general de la dieta —qué alimentos son los más adecuados para ti y por qué. También hay una lista de alimentos con la medida de las raciones que debes consumir según una escala apropiada para tu dieta. Por ejemplo, el régimen para controlar carbohidratos incluye una lista de alimentos en cantidades que tienen menos de cinco gramos de carbohidratos. Al final de cada capítulo encontrarás un plan alimenticio de siete días que te ayudará a organizar todos estos alimentos de manera que obtengas una auténtica dieta. Estas dietas las desarrollé yo misma con base en las investigaciones que he realizado en el campo de la nutrición.

Pero, ¿qué ocurre si tu puntaje resulta dividido por partes iguales entre dos variedades de dietas? El número máximo de puntos es 12, y es posible que alguien obtenga 5, 5 y 2, con lo que no sabrá qué hacer. En este caso debes tomar una medida adicional: Las primeras siete secciones, que abarcan de la pregunta 1 a la 38, tratan sobre las preferencias alimenticias. ¿Qué columna obtuvo el puntaje más alto en dichas secciones? (Si hubiese un empate, cuenta ambas.)

Puntaje de *Preferencias alimenticias*: Tipo de dieta: CCarbs___CCals___CGras___

Luego, revisa las preguntas 39 a 45 en la sección de *Historia alimenticia*, y anota la columna que haya obtenido el mayor puntaje ahí. (De nuevo, si hubiese un empate, cuenta ambas.)

Puntaje de *Historia alimenticia*: Tipo de dieta: CCarbs___CCals___CGras___

Después, revisa las preguntas 60 a 71 en la sección llamada *Historia clínica* y anota la dieta que haya obtenido el mayor puntaje ahí.

Puntaje de *Historia clínica*: Tipo de dieta: CCarbs___CCals___CGras___

Entonces, revisa la sección dedicada al síndrome metabólico, que abarca las preguntas 78 a 82, y anota el plan alimenticio que haya obtenido el mayor puntaje ahí.

Puntaje de *Síndrome metabólico*: Tipo de dieta: CCarbs___CCals___CGras___

Por último, revisa la sección llamada *Comer fuera de casa*, que abarca las preguntas 114 a 118, y anota el régimen que haya obtenido el mayor puntaje ahí.

Puntaje de *Comer fuera de casa*: Tipo de dieta:
CCarbs___CCals___CGras___

La columna que obtenga 3 de 5 puntos será el que tiene mayores probabilidades de ajustarse a tu medida. Y ahora, ¡manos a la obra!

PÁGINA PARA RESPUESTAS

Aunque hayas escrito tus respuestas en el cuestionario, anótalas también en esta página para que puedas contar todos los puntos.

PÁGINA DE RESPUESTAS

PREFERENCIAS ALIMENTICIAS

Carne y huevos

1.___   4.___   Total de las respuestas 1 a 6:___
2.___   5.___   Tipo de dieta: CCarbs___CCals___CGras___
3.___   6.___   ¿Acaso eres un *carnivoraz*? Si es así, revisa la
página 267.

Productos lácteos

7.___   9.___   Total de las respuestas 7 a 10:___
8.___   10.___ Tipo de dieta: CCarbs___CCals___CGras___
¿Acaso eres un *lactómano*? Si es así, revisa la
página 279.

Frutas y verduras

11.___ 13.___ Total de las respuestas 11 a 14:___
12.___ 14.___ Tipo de dieta: CCarbs___CCals___CGras___
¿Acaso eres un *herbífilo*? Si es así, revisa la
página 284

Cereales y tubérculos

15.___ 18.___ Total de las respuestas 15 a 20:___
16.___ 19.___ Tipo de dieta: CCarbs___CCals___CGras___
17.___ 20.___ ¿Acaso eres un *almi-don* o una *almi-doña*? Si
es así, revisa la página 293.

Dulces

21.___   24.___   Total de las respuestas 21 a 25:___
22.___   25.___   Tipo de dieta: CCarbs___CCals___CGras___
23.___   ¿Acaso eres un *dulcineo*? Si es así, revisa la
                    página 300.

Líquidos

26.___   29.___   Total de las respuestas 26 a 31:___
27.___   30.___   Tipo de dieta: CCarbs___CCals___CGras___
28.___   31.___   ¿Acaso eres un *camello parlante*? Si es así, re-
                    visa la página 311.

Prueba simplificada de PROP

32.___   36.___   Total de las respuestas 32 a 38:___
33.___   37.___   Tipo de dieta: CCarbs___CCals___CGras___
34.___   38.___   ¿Acaso eres un detector de PROP? Si es así, re-
35.___   visa la página 321.

HISTORIA ALIMENTICIA

Lo que te hace sentir lleno

39.___   43.___   Total de las respuestas 39 a 45:
40.___   44.___   *a*___*b*___*c*___*d*___
41.___   45.___   Tipo de dieta: CCarbs___CCals___CGras___
42.___

¿Lo que te llena es el volumen? (Predominancia de las letras *a*)Si es así, revisa la página 329.

¿Lo que te llena es la variedad? (Predominancia de las letras *b*)Si es así, revisa la página 335.

¿Lo que te llena es riqueza? (Predominancia de las letras *c*)Si es así, revisa la página 339.

Cómo las dietas cambian tu manera de comer

46.___   50.___   Total de las respuestas 46 a 53:___
47.___   51.___   Tipo de dieta: CCarbs___CCals___CGras___
48.___   52.___   ¿Han influido las dietas en tu manera de comer?
49.___   53.___   Si es así, revisa la página 342.

Síndrome del descontrol alimentario

54.___   57.___   Total de las respuestas 54 a 59:___
55.___   58.___   ¿Padeces algún desorden alimenticio o te en-
56.___   59.___   cuentras en riesgo de desarrollarlo? Si es así,
                     revisa la página 345.

HISTORIA CLÍNICA

Tu propia historia

60.___   66.___   Total de las respuestas 60 a 71:___
61.___   67.___   Punto(s) adicional(es):___
62.___   68.___   Total:___
63.___   69.___   Tipo de dieta: CCarbs___CCals___CGras___
64.___   70.___   ¿Tienes factores de riesgo significativos? Si es
65.___   71.___   así, revisa la página 348.

Historia familiar

72.___   75.___   Total de las respuestas 72 a 77:___
73.___   76.___   Tipo de dieta: CCarbs___CCals___CGras___
74.___   77.___   ¿Has heredado factores de riesgo? Si es así,
                     revisa la página 365.

Síndrome metabólico

78.___   81.___   Total de las respuestas 78 a 82:___
79.___   82.___   Tipo de dieta: CCarbs___CCals___CGras___
80.___   ¿Tienes el síndrome metabólico? Si es así, re-
                     visa la página 361.

Herencia familiar

¿Cómo te determina tu naturaleza?

83.___   87.___   Total de las respuestas 83 a 90:___
84.___   88.___   ¿Determina tu constitución genética tu peso ac-
85.___   89.___   tual? Si es así, revisa la página 369.
86.___   90.___

¿Cómo te determina tu crianza?

91.___   95.___   Total de las respuestas 91 a 98:___
92.___   96.___   ¿Influyen tus experiencias de la infancia en tu
93.___   97.___   peso actual? Si es así, revisa la página 374.
94.___   98.___

Tu manera de comer

Hábitos alimenticios

99. ___   103.___   Total de las respuestas 99 a 106:___
100.___   104.___   ¿Son tus hábitos alimenticios lo que determina
101.___   105.___   tu peso? Si es así, revisa la página 379.
102.___   106.___

La comida y las emociones

107.___   111.___   Total de las respuestas 107 a 113:___
108.___   112.___   ¿Influyen tus experiencias de la infancia en tu
109.___   113.___   peso actual? Si es así, revisa la página 389.
110.___

Estilo de vida

Comer fuera de casa

114. ___   117.___   Total de las respuestas 114 a 118:___
115.___   118.___   Tipo de dieta: CCarbs___CCals___CGras___
116.___   ¿Contribuyen tus comidas fuera de casa con tu
peso? Si es así, revisa la página 399.

Nivel de actividad diaria

119.___ 124.___   Total de las respuestas 119 a 128:___
120.___ 125.___   ¿Contribuye tu nivel de actividad con tu peso?
121.___ 126.___   Si es así, revisa la página 407.
122.___ 127.___
123.___ 128.___

Ejercicio

129.___ 136.___   Total de las respuestas 129 a 141:___
130.___ 137.___   ¿Tienes resistencia al ejercicio o necesitas prac-
131.___ 138.___   ticarlo con más frecuencia? Si es así, revisa la
132.___ 139.___   página 412.
133.___ 140.___
134.___ 141.___
135.___

LAS PERFECTAS DIETAS BÁSICAS DE ADELGAZAMIENTO

Ahora que has llevado un diario de alimentación y ejercicio durante siete días, y que has respondido y marcado el puntaje de tu cuestionario, ya sabes más sobre qué, cómo y por qué disfrutas ciertos alimentos. Y quizá también hayas descubierto cuál de las tres dietas básicas es la más adecuada para ti: la dieta para controlar carbohidratos, la dieta para controlar calorías o la dieta para controlar grasas.

En esta tercera parte, yo te mostraré con detalle cada una de estas dietas básicas y te explicaré:

- Por qué es quizá la mejor estrategia de adelgazamiento para ti
- Los principios esenciales de cada dieta así como lo que dicen las investigaciones más recientes sobre por qué y cómo perderás peso con tal dieta
- Cómo hacer que te funcione este tipo de dieta de manera que alcances y mantengas tu peso deseado

Además, al final de cada capítulo te daré una lista de alimentos permitidos en cada dieta y te ofreceré un plan alimenticio de siete días que podrá modificarse cada semana.

Sólo necesitarás leer el capítulo dedicado a la dieta básica que te asignó el cuestionario, pero si aún no estás seguro sobre cuál de estos planes es el correcto para ti, puedes leer los tres capítulos.

He creado versiones de estos tres regímenes con base en mis investigaciones en el campo de la nutrición y en mis experiencias con pacientes. Estos planes son similares a otros de la misma categoría, pero poseen características únicas que los convierten en la versión más efectiva, segura y fácil de mantener de cada dieta. En esencia, todas ellas resaltan la importancia de consumir alimentos lo más frescos y menos procesados posible, con un bajo contenido de grasas saturadas y una reducida carga glucémica. (Si por ahora no conoces alguno de estos términos, te aseguro que para cuando termines de seleccionar y ajustar tu dieta, ya los habrás conocido.)

En la cuarta parte, te enseñaré a ajustar tu dieta básica a la medida de tus preferencias alimenticias, historia clínica y estilo de vida. Pero por ahora, mi misión es darte la oportunidad de que conozcas la manera en que tu dieta básica te ayudará a encontrar y mantener tu peso deseado.

CAPÍTULO 6

LA DIETA PARA CONTROLAR CARBOHIDRATOS

Aunque este régimen ha sido alabado como una *revolución alimenticia*, se le puede considerar la lucha alimenticia más antigua del mundo. La dieta baja en carbohidratos ha existido durante al menos 2000 años, pero tomó nuevos bríos en 1972 con la publicación de *Dr.Atkins' Diet Revolution (La revolución dietética del doctor Atkins),* del cardiólogo radicado en Manhattan, Robert Atkins. Este libro y su continuación, *Dr.Atkins' New Diet Revolution (La nueva revolución dietética del doctor Atkins),* han provocado una auténtica revolución en las estrategias alimenticias. Además, la dieta de Atkins ha fomentado la aparición de toda una serie de regímenes bajos en carbohidratos: La dieta Scarsdale, la zona, Sugar Busters, poder proteínico, *Adelgaza y come de maravilla* de Suzanne Somers y, de manera más reciente, la dieta South Beach. Todos ellos sostienen que la razón de que seamos gordos —y sigamos engordando— es que comemos demasiados carbohidratos, y que son éstos los que nos hacen engordar.

La medicina tradicional se ha horrorizado ante la idea de una dieta rica en carne (y grasa), y escasa en frutas, verduras y pan. Le parecía claro que una dieta así era malsana y aumentaba el riesgo de enfermedades cardíacas y otros problemas de salud. La verdad es que, aunque esta dieta se contrapone a muchas de las ideas adoptadas por varias generaciones de médicos, estudios recientes muestran que es una opción segura y efectiva para muchas personas.

En este capítulo veremos primero a quién le funciona esta dieta. Luego te guiaré por los principios básicos de una dieta baja en carbohidratos —si te formas una idea sobre cómo actúa esta dieta, podrás hacer que te funcione mejor. A continuación, haremos una breve revisión de lo que sabemos y no sabemos sobre cuán segura puede ser. Después se describirá al pormenor la *perfecta dieta para controlar carbohidratos*, a lo cual seguirá una lista de alimentos con bajo o nulo contenido de carbohidratos y un plan alimenticio de siete días. Al final del capítulo encontrarás algunas recetas que te ayudarán a permanecer dentro de lo establecido en este plan.

Hay algunos aspectos de esta dieta que en verdad facilitan el adelgazamiento en algunas personas. Primero que nada, comerás alimentos bastante saciadores y satisfactorios. Evitarás muchos de los alimentos que son fáciles de comer en exceso como el pan, las papas fritas y los dulces. En este régimen nunca sufrirás privaciones. Aunque la variedad de alimentos es la más limitada de todas las dietas, la comida que se te permite se encuentra entre la más rica y sustanciosa que puedes encontrar.

LA HISTORIA DE LINDA

Linda es una agente de bienes raíces que vino a verme en la víspera de su cumpleaños número 39. Aquél iba a ser un año lleno de grandes cambios en su vida: Iba a vender la casa en que había vivido durante veinte años y a comprar otra con su pareja de mucho tiempo. Al año siguiente se casarían. A pesar de todas estas transiciones, o quizá gracias a ellas, Linda pensó que aquél era un buen momento para tratar de recuperar el control de su peso una vez más.

Era una hermosa mujer de cabellera abundante, castaña y ondulada, y con ojos de color azul profundo. Cuando sonreía —lo cual era frecuente—, le aparecían unas muy ligeras líneas de expresión. Ella me hizo una breve narración de su historia: Durante casi toda su vida había tenido *buenas medidas* —nunca fue demasiado gruesa o delgada. Sin embargo, vivió un matrimonio muy infeliz, por lo cual se deprimió y comenzó a subir de peso. Como ambos de sus padres tenían sobrepeso, ella se ponía a dieta de manera periódica para tratar de eludir lo que temía que fuese su propio destino. Pero tras el nacimiento de sus hijos, se dio por vencida y sus kilos se acumularon con el paso de los años. Para cuando se divorció ella ya había perdido mucho de su peso, pero durante los últimos cinco años había comenzado a recuperarlo.

Ella había intentado todo: Una dieta baja en grasas que la mataba de hambre; dietas de rotación que eran demasiado difíciles de seguir y, según pensaba, un tanto absurdas; una dieta baja en carbohidratos que le funcionó por un tiempo pero que abandonó después de unos pocos meses por no aguantar la monotonía —de todas maneras, esta dieta le preocupaba a su médico por los niveles anormales de colesterol que ella presentaba. Incluso probó uno de esos medicamentos para bajar de peso, y aunque también le funcionó durante un tiempo, comenzó a preocuparse por los posibles riesgos que pudiera tener en su salud y dejó de tomarlo. Y su peso reapareció como por arte de magia.

Cuando por fin vino a verme, ella me comentó: "No sé que puedas hacer tú que yo no haya intentado, pero siento como si necesitara bajar de peso ahora y no sé que más hacer". Entonces comenzó a llevar el diario de alimentación y a responder el cuestionario.

Ella acostumbraba comer tres veces al día, todos los días. Decía: "No puedo omitir el desayuno o el almuerzo —es cuando más hambre me da". Cuando comía fuera de casa, lo cual ocurría muy a menudo (cuatro noches durante la semana en que llevó su diario), sus platillos habituales eran un filete de salmón y una ensalada. La mayoría de las noches bebía dos o tres vasos de vino. Rara vez comía pastas o dulces, pero adoraba las frutas y verduras.

Asistía a un gimnasio, y cuando se sentía bien consigo misma, se ejercitaba con regularidad. Sin embargo, por aquellos días sus visitas al gimnasio eran pocas y muy espaciadas. Sólo asistió una vez durante la semana en que llevó su diario de actividad.

Después de revisar su alimentación, estilo de vida e historia, me resultó claro que a Linda podría funcionarle muy bien una dieta baja en carbohidratos. ¿Por qué? Porque, en primer lugar, sus preferencias alimenticias hacían de ésta la opción obvia: ella comía carne, huevos y queso casi a diario; consumía ensaladas con regularidad ; y aunque a menudo también comía frutas y verduras, los carbohidratos feculentos (con almidón) estaban ausentes en su dieta.

La historia de sus dietas también apuntaba hacia una dieta baja en carbohidratos. Ella había seguido una dieta baja en grasa, pero no pudo mantenerla porque le resultaba muy difícil sentirse llena con puras ensaladas, por grandes que fueran. Además, una dieta baja en grasa le prohibía demasiados de los alimentos que le encantaban. Tener que abandonar el queso y la mantequilla, el filete de res y de salmón, y el placer ocasional del paté o las nueces la hacían sentir despojada y deprimida. Ella describió el resentimiento que solía sentir cuando iba a algún restaurante y ordenaba una ensalada mientras otras personas a su alrededor elegían los alimentos que a ella en verdad le gustaban.

Por otro lado, la dieta baja en carbohidratos que había seguido pareció satisfacerle —al menos en un principio. La variedad no significaba un gran problema para ella. De acuerdo con su diario, comió casi los mismos alimentos durante toda una semana. Aunque acabó por abandonar esa dieta debido al aburrimiento de tener tan pocas opciones alimenticias, le había funcionado bien durante varios meses.

Pero había algo más. Cuando le pregunté a Linda por qué evitaba las pastas, ella se encogió de hombros y dijo: "Me encantan las pastas pero no puedo comerlas con moderación, así que trato de evitarlas por completo. Creo que soy adicta a los carbohidratos". Un plato de espagueti o lasaña podrían dar pie a un atracón muy difícil de detener. Lo mismo ocurre con los dulces, las papas e incluso las palomitas de maíz. "Simplemente no puedo comerlos".

Linda era un caso clásico de las personas que eligen una dieta para controlar carbohidratos. Le encantaban los alimentos ricos en grasa y proteínas, los cuales constituyen una buena parte de esa dieta. Los apetecía por la satisfacción que sentía después de comerlos, y se sentía privada y hambrienta cuando se los prohibían. Debido a la naturaleza tan restrictiva de la dieta baja en carbohidratos, las personas que tienen éxito en ella no apetecen la variedad o la cantidad como lo hacen otros tipos de personas y pueden quedar satisfechos con comer una gama muy limitada de muy buenos alimentos. Aunque el médico de Linda estaba

preocupado por su nivel de colesterol, eran su colesterol
LAD (bueno) y sus triglicéridos los que estaban excedidos,
por lo que una dieta alta en carbohidratos —aun cuando
ella se hubiese tenido la confianza para seguir tal régimen—
sólo hubiera empeorado dichos problemas. Si te identifi-
cas con Linda, es probable que tú también seas un *contro-
lador de calorías.*

LA DIETA ATKINS

Aunque las dietas que limitan el consumo de carbohidratos
gozaron de gran popularidad desde que los atletas olímpicos
griegos las utilizaron por primera vez para ayudarse a triunfar, es el doctor Atkins quien se encuentra detrás de su más
reciente resurrección. Él leyó por primera vez algo acerca
de la dieta baja en carbohidratos en la gaceta *Journal of the
American Medical Association* en 1963. Eso fue como una
revelación para un hombre desesperado por encontrar respuestas a sus propios problemas de peso.

Él describe este descubrimiento en su libro de 1972, *Dr.
Atkins' Diet Revolution.* Contaba con alrededor de cuarenta
años y había subido tanto de peso que ya no se reconocía en
la fotografía de su credencial. Tenía que adelgazar pero no
se imaginaba a sí mismo a dieta. Él escribe: "Sabía que nunca iba a poder seguir una dieta baja en calorías ni por un
día... tengo un gran apetito, pero muy poca fuerza de voluntad... la sola idea del hambre me horroriza." De manera que
cuando leyó un estudio de un científico de Atlanta que in-
vestigaba las consecuencias metabólicas de eliminar
carbohidratos de la dieta y notó que los participantes habían
perdido diez kilos en tres meses y medio con sólo comer
proteína y grasa, quedó intrigado.

Entonces decidió realizar un experimento en él mismo. "Cuando me convertí en mi propio conejillo de Indias, supe que iba a comer mucho y creí que sería afortunado si lograba bajar uno o dos kilos en un mes. En verdad quedé sorprendido —de hecho quizás haya sido la mayor sorpresa de mi vida— cuando después de seis semanas en esta dieta ¡había perdido 14 kilos!" Así nació la dieta Atkins.

Las dietas bajas en carbohidratos PROPuestas por el doctor Atkins y otras personas pusieron de cabeza la pirámide alimenticia del USDA (Departamento de Agricultura de los Estados Unidos), de manera casi literal. En esta pirámide, las filas inferiores y más amplias —el sitio de honor— están ocupadas por carbohidratos —frutas, verduras, panes y pastas. El USDA recomienda hasta veinte raciones de carbohidratos *al día*. En la punta de la pirámide, dentro de la categoría de

Pirámide alimenticia
del USDA

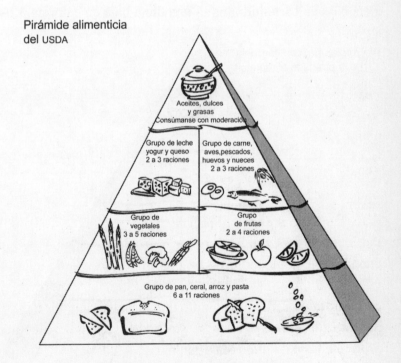

©USDA y Departamento de Salud y Servicios Humanos

Consúmanse con moderación, el USDA coloca a las grasas, aceites y dulces. Justo debajo de ahí, la pirámide tradicional recomienda sólo de dos a tres pequeñas raciones de carnes y lácteos al día. Si inviertes el orden y colocas las carnes, los huevos, las grasas y los aceites en la base, y las pastas y los panes cerca de la punta, te crearás una muy buena imagen de la pirámide alimenticia como la visualizan los promotores de la dieta baja en carbohidratos.

PRINCIPIOS BÁSICOS DE UNA DIETA
BAJA EN CARBOHIDRATOS

¿Cómo puede funcionar esta dieta tan opuesta a los criterios de adelgazamiento basados en el control de las calorías y grasas? Primero que nada y pese a lo que diga la publicidad, una dieta baja en carbohidratos *es* una dieta baja en calorías. Los

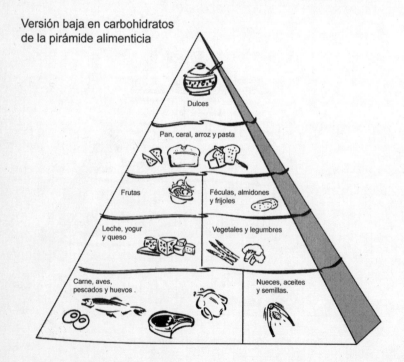

Versión baja en carbohidratos
de la pirámide alimenticia

Dulces

Pan, ceral, arroz y pasta

Frutas   Féculas, almidones y frijoles

Leche, yogur y queso   Vegetales y legumbres

Carne, aves, pescados y huevos.   Nueces, aceites y semillas.

carbohidratos que prohíbe son los alimentos más abundantes en la dieta estadounidense; hasta un 60 por ciento de nuestras calorías provienen de esos alimentos. Si los eliminas, será muy probable que ingieras muchas menos calorías aún cuando comas una cantidad mayor de los alimentos permitidos.

Además, pese a las diferencias aparentes, tanto la dieta baja en grasas como la dieta baja en carbohidratos comparten una característica importante: Los alimentos prohibidos en ambas dietas son algunos de los más engordadores del mercado. ¿Cuáles son? Son los alimentos ricos en grasas y carbohidratos que han adquirido una presencia cada vez más grande en nuestra alimentación: papas fritas, galletas, donas y pasteles. Aunque estas dietas ven dichos alimentos desde perspectivas opuestas, ambas eliminan mucha de la misma comida rica en calorías y pobre en nutrientes.

Y los alimentos permitidos por la dieta, es decir las proteínas y las grasas, son algunos de los más saciadores que comemos. Mientras que es posible —incluso fácil— consumir grandes cantidades de papas fritas, resulta más difícil comer en exceso alimentos ricos en proteínas y grasas como un filete de res o una salsa a base de crema. Éstos te hacen sentir demasiado lleno. Es cierto que todos nos atragantamos en Nochebuena, pero la sensación de pesadez con que terminamos es suficiente para recordar no volverlo a hacer —al menos hasta el año siguiente. Es más, la variedad tan limitada de alimentos que permite la dieta baja en carbohidratos ayuda a refrenar nuestro apetito. Aunque, como dicen los ingleses, "la carne nueva produce hambre nueva", una dieta compuesta sólo de carne (y huevos y ensalada) claramente detiene el apetito.

Sé que esto es difícil de creer —pero es cierto. En algunos estudios que comparan a personas que siguen dietas bajas en carbohidratos con otras que siguen regímenes bajos en grasas, el primer grupo ingirió menos calorías que el segundo.

Además, al limitar tu consumo de carbohidratos, reduces los niveles de insulina en tu organismo. Los niveles elevados de insulina promueven la obesidad, al menos en algunos de nosotros. Y aunque los defensores de la dieta baja en carbohidratos siempre han sostenido lo anterior, sólo de manera reciente la ciencia ha sido capaz de confirmar esta teoría.

Por último, la dieta baja en carbohidratos produce una pérdida de peso casi inmediata. Uno de los primeros seguidores y promotores de la dieta baja en carbohidratos, un fabricante de ataúdes del siglo XVIII llamado William Banting, habló maravillas sobre el resultado tan inmediato que vio. "Lo maravilloso y cómodo de este sistema", afirmaba en una carta que se ha vuelto célebre, "es que sus efectos son palpables a la primera semana de prueba, y eso crea un estímulo natural para perseverar por unas cuantas semanas más". La dieta le ayudó a perder veinte de sus 95 kilos en el transcurso de un año, cuando tenía 66 años. Los médicos han tendido a mofarse de tal afirmación —pero no porque no sea verdad; incluso los críticos más implacables reconocen el hecho de que las personas que siguen una dieta baja en carbohidratos pierden varias libras durante los primeros días de esta dieta. ¿Por qué? Porque al seguir una dieta prácticamente exenta de carbohidratos, las personas se liberan del azúcar almacenado en el hígado (glucógeno) durante los dos o tres primeros días de la dieta, y cada kilo de azúcar viene unido a 800 gm de agua. En promedio, nosotros almacenamos entre medio y un kilo de azúcar en nuestro hígado. Si eliminamos los carbohidratos, desaparecerán dos kilos de azúcar y agua.

Los médicos que se mofan de esto dicen que aquí no ocurre una verdadera pérdida de peso. Sostienen que no pierdes

Carga glucémica

Es posible que nunca hayas escuchado sobre la *carga glucémica*, pero quizá sí sobre el *índice glucémico*. ¿Cuál es la diferencia? El índice glucémico te dice qué tan rápido se convierte en azúcar un carbohidrato en particular. Sin embargo, no te dice cuánto de ese carbohidrato contiene una ración de un alimento específico. Para comprender el efecto que tiene un alimento sobre el azúcar de la sangre, necesitas saber ambas cosas. Aquí es donde interviene la carga glucémica. Por ejemplo, el carbohidrato de una zanahoria muy pronto se descompone en azúcar, por lo que tiene un alto índice glucémico. Pero como no hay mucho de ese carbohidrato en una ración de zanahorias, tiene una baja carga glucémica. La carga glucémica te da una mejor idea sobre la manera en que los carbohidratos actúan en la dieta. He aquí una pequeña lista de algunos alimentos comunes y su carga glucémica.

Alimento	Carga glucémica	Alimento	Carga glucémica
Aceite de oliva	0	Mantequilla	0
Aguacate	0	Manzana	6
Apio	0	Miel	10
Arroz blanco	14	Rollo de pan	11
Arroz integral	16	Naranja	5
Azúcar	7	Pan blanco	10
Bagel solo	25	Pan de siete granos	8
Brócoli	0	Papa	26
Carne de res	0	Pepino	0
Crema ácida	8	Pimiento morrón	0
Cuscús, cocido	23	Plátano	12
Fresa	1	Pollo	0
Garbanzos	8	Queso	0
Gelatina sin azúcar	0	Salvado con pasas	12
Harina de avena sola	0	Tocino	0
Huevo	0	Yogur de frutas bajo en grasa	10
Leche	4	Zanahoria	3
Leche de soya	8		
Mango	8		

grasa sino pura agua y que el peso del agua regresará tan pronto como vuelvas a consumir carbohidratos. Sin embargo, esa pérdida de peso inicial, lograda casi sin esfuerzo, da ánimos a las personas cuando inician este plan alimenticio, y muchas de ellas se benefician con esto.

Sobre la seguridad

Durante siglos, los médicos se han preocupado sobre la seguridad de esta dieta. La crítica de las nuevas generaciones de doctores ha sido que una dieta tan rica en grasa aumentará tu riesgo de padecer enfermedades cardiacas al elevar los niveles de colesterol. Esto no ocurre. Diversos estudios recientes han examinado este asunto, y resulta que mientras el colesterol LBD (malo) se mantiene igual, el colesterol LAD (bueno) aumenta —lo cual reduce tus riesgos de enfermedades del corazón. Y los triglicéridos, que son lo que eleva la probabilidad de sufrir de cardiopatías, decrecen en forma dramática con esta dieta. En mis propias investigaciones, analizamos más de 500 dietas y comparamos la seguridad y efectividad de las dietas bajas en carbohidratos con aquellas que restringen el consumo de grasas o calorías. Nos interesaban de manera particular los efectos de una dieta baja en calorías sobre el colesterol. Descubrimos que el promedio de las personas que siguen dietas bajas en carbohidratos no presentaban cambios en su nivel total de colesterol. Por lo tanto, aunque varios médicos aún tengan sus reservas, las investigaciones sugieren que esta dieta es segura para casi toda la gente.

LA DIETA BÁSICA PARA CONTROLAR CARBOHIDRATOS

¿Cómo es la dieta para controlar carbohidratos? Primero que nada, es un programa dividido en dos partes. En la primera

fase, se restringe de manera drástica el consumo de carbohidratos. Este tipo de limitación ayuda a que las personas
pierdan peso de inmediato y prosigan su adelgazamiento, siempre y cuando mantengan el régimen. Sin embargo, la árida
monotonía de esta dieta —lo cual es claramente uno de los
factores que la hacen tan efectiva en un inicio— también hace
que sea casi imposible de mantener a largo plazo. Y entonces,
justo cuando piensas que no podrás tolerar otro día más de
omeletes de queso, filetes de salmón y ensalada, este plan
alimenticio reincorpora muchos de los carbohidratos que
extrañas.

Al añadir estos alimentos, tú serás capaz de continuar tu
adelgazamiento hasta que alcances tu objetivo. Además, se
trata de un régimen que podrás disfrutar de modo permanen-
te, un programa alimenticio satisfactorio que te ayudará a mantener tu peso deseado, no sólo por ahora sino por siempre.

Inicio de la dieta para controlar carbohidratos

En esta fase inicial de la dieta para controlar carbohidratos,
te limitarás a consumir alrededor de 30 gramos de
carbohidratos al día. Esto significa que los únicos
carbohidratos que podrás comer consisten en una o dos raciones de productos lácteos y vegetales verdes. No habrá
panes, pasteles ni pastas, sólo una cantidad limitada de fruta, y nada de dulces. Por otro lado, podrás comer en relativa
abundancia tus mariscos, carne, aves, huevos, queso y varias (aunque no todas) verduras.

Restringir a tal grado tu ingestión de carbohidratos cambiará la manera en que tu cuerpo usa la comida para producir
energía. En tu alimentación actual, casi toda la comida que
ingieres se convierte en azúcar (glucosa), y esa azúcar es el
combustible que acciona todas las funciones corporales. Cuan-

do inicies la dieta para controlar carbohidratos y limites su consumo a 30 gramos diarios, no ingerirás el azúcar suficiente para que tu cuerpo funcione y éste tendrá que recurrir a su combustible de apoyo, las grasas. Tu cuerpo convertirá tu comida no en azúcar, sino en porciones microscópicas de grasa, conocidos como *cuerpos quetonales.*

Después de varios días con esta dieta, notarás varias cosas: Primero, verás un cambio inmediato en tu peso. Esto se debe al agua que pierdes cuando se quema el azúcar almacenado en tu hígado. (El promedio del peso perdido será de entre 1.5 y 2.5 kilogramos) Quizá notes que visitas el baño con más frecuencia mientras pierdes este exceso de agua, pero esto no debe durar más de un par de días. Y tal vez también percibas un sabor ligeramente dulce en tu boca. Esta dulzura es un subproducto de los cuerpos quetonales y demuestra que tu cuerpo ha hecho uso de su combustible alternativo.

Pero yo no deseo que dependas de ese sabor dulce para saber cuándo tu cuerpo quema grasa en lugar de azúcar. Ese indicador no es demasiado confiable. Mientras estés en esta fase inicial de la dieta, quiero que revises tu orina para detectar la presencia de pequeños cuerpos de grasa. Si pasas por cualquier farmacia, puedes pedir unas tiras para detectar quetones en tu orina. Te darán una botella llena —por lo regular— de pequeñas tiras de papel blanco. Cuando remojes esas láminas en tu orina, adquirirán una tonalidad rosada (a veces pueden ponerse moradas o de otros colores; revisa la etiqueta) y eso te dirá si te has desecho de los carbohidratos suficientes como para forzar a tu cuerpo a que queme grasa en vez de azúcar. Yo llamo a esto el *estado rosa.*

La razón principal para revisar a diario tu orina es cerciorarte de que te estás apegando lo más posible a la dieta. Pero existe un beneficio adicional: Estos quetones te ayudarán a mitigar tu apetito, lo cual tiene una importancia particular durante las etapas tempranas de tu nueva manera de comer, hasta que aprendas cómo comer menos y estar satisfecho. El tamaño de las porciones es, en gran medida, algo que aprendes con base en las porciones que te han satisfecho en el pasado. Una parte de cualquier plan alimenticio es ayudarte a reaprender un tamaño nuevo y sano para las porciones y alejarte de la locura por lo gigantesco que ha arrastrado a la nación.

Además de la revisión diaria de tu orina que deseo que hagas mientras sigas esta dieta, quiero que tomes un suplemento multivitamínico todos los días, por si aún no lo haces. Todas las dietas que restringen calorías —no sólo ésta— tienen el riesgo de hacerte excluir algunos aspectos de una dieta en forma. Toma sólo una vitamina al día. No es difícil, y aunque quizá no la necesites, tampoco te hará daño. Yo prescribo multivitaminas a todos mis pacientes y no veo ninguna desventaja en ello. En realidad no importa qué suplemento multivitamínico tomes. A las mujeres les conviene tomar suplementos de vitaminas con hierro y de calcio. Si te encuentras en la etapa posmenopáusica, omite el hierro. Consulta a tu médico si tienes dudas sobre necesitarlo o no. A los hombres les debe bastar con el suplemento multivitamínico básico.

Pero hay un último aspecto a considerar en esta dieta: Asegúrate de beber el agua suficiente. Esto significa ocho vasos de 225 gramos al día —1 800 gramos de líquido—, de ahora en adelante. El café y el alcohol que bebas no cuentan. La regla de oro para esto es que tu orina debe verse casi como agua. Si es oscura o amarillenta, eso quiere decir que no bebes suficiente agua.

Llegar al estado rosa

A veces pueden pasar varios días antes de que llegues al *estado rosa*. Si tardas demasiado, es posible que aún estés tomando demasiados carbohidratos. Aquí hay dos posibilidades: La primera es que los carbohidratos se infiltren en tu dieta sin que tú lo sepas. Esto puede ocurrir con gran facilidad, así que revisa el contenido de carbohidratos de todo lo que comas o bebas para detectar carbohidratos ocultos.

La otra posibilidad es que aunque ingieras sólo 30 gramos de carbohidratos al día, tu cuerpo necesite aún menos para poder lograr el cambio. Si éste es el caso, te recomiendo que elimines todos los carbohidratos de tu dieta —incluida la leche que añades a tu café—, hasta llegar al punto en que las tiras adquieran el color apropiado; entonces puedes reincorporar poco a poco los carbohidratos y observar en qué grado comienzas a perder ese color. Así, esto se convertirá en tu nivel de restricción de carbohidratos.

Una vez que alcances este estado de combustión de grasas —es decir, que llegues al *estado rosa*— necesitas revisar tu orina todos los días para asegurarte de permanecer ahí. Los carbohidratos son ubicuos y es muy fácil tenerlos de vuelta en tu plato. Revisar tu orina todas las mañanas te permite saber si en efecto limitas tus carbohidratos lo suficiente como para bajar de peso. Cuando empieces a perder ese color, necesitas pensar: "¿Qué hice ayer u hoy que pueda haber aumentado mi carga de carbohidratos?"

Beber las cantidades suficientes de líquido siempre es importante, pero adquiere una relevancia especial en esta dieta. ¿Por qué? Primero que nada, comerás menos de los tipos de alimentos que contienen mucha agua. Los carbohidratos contienen mucha agua —mucha más que las proteínas o las grasas. Además, las proteínas en particular pueden incrementar la carga de trabajo de tus riñones. Necesitas tener suficiente agua para drenar los desechos de las proteínas. Por último, los quetones actúan como diuréticos; te hacen orinar más. Necesitas beber lo suficiente como para restituir lo que desechas.

En este capítulo he incluido una lista de alimentos con un bajo o nulo contenido de carbohidratos, así como un plan alimenticio de siete días para que la dieta baja en carbohidratos te dé una idea temprana sobre cómo puedes comer con este tipo de restricción. En lo básico, comerás huevos, queso, mariscos, carne y vegetales verdes. Todos ellos son componentes importantes de la dieta. Debido a la naturaleza de este régimen, consumirás un nivel de grasa relativamente alto. Pero incluirá más grasas mono y polinsaturadas (las grasas *buenas*) y menos grasa saturada (la grasa *mala*).

Múltiples estudios han mostrado que, en general, las personas que siguen una dieta baja en carbohidratos pueden llevar este tipo de alimentación sin afectar de manera adversa su perfil de colesterol. Sin embargo, si te preocupan tus niveles de colesterol o tienes antecedentes de colesterol LBD (malo) alto, te sugiero que hables con tu médico antes de iniciar esta dieta y vuelvas con él para que te revise el colesterol entre tres y seis meses después de seguir la dieta para cerciorarte de que tu colesterol esté cambiando de la manera correcta.

Aunque puedes comer tantas como quieras de las grasas y proteínas que no contienen carbohidratos, todas las que sí los contengan deberán medirse y pesarse durante al menos las dos primeras semanas, y después, de manera periódica. Es fácil comer carbohidratos en exceso, y medirlos es una buena manera de verificar cuál es tu verdadero consumo de carbohidratos.

El tiempo exacto en que necesites permanecer en esta fase tan restrictiva de la dieta depende de ti. Mi recomendación general es de uno a tres meses. Si es menos de un mes, te privarás de los mejores beneficios de este tipo de dieta por abandonarla demasiado pronto. Por otro lado, la mayoría de la gente deja de adelgazar después de tres meses porque a menudo no pueden respetar más este plan tan monótono.

Te recomiendo que sigas el régimen de 30 gramos diarios de carbohidratos durante dos o tres meses. Si sientes la tentación de romper con la dieta (o en verdad la rompes), entonces tendrás que considerar un aumento en tu consumo de carbohidratos para darte un poco de la variedad que tanto añoras. Aunque la variedad de alimentos no es un factor tan importante para las personas que suelen seguir este plan, nuestra programación genética nos hace desear cierta diversidad y esto podría sucederte a ti. A mis pacientes les ocurre.

Conservación de la dieta para controlar carbohidratos

Para el momento en que llegues a esta fase de la dieta, estarás cerca de tu peso deseado. En esta segunda fase de la dieta para controlar carbohidratos, podrás comer hasta 100 gramos de carbohidratos al día. Sin embargo, el consumo de carbohidratos aún es muy limitado. Cuando mucho, sólo una tercera parte de tus calorías provendrán de los carbohidratos. Esto es más o menos la mitad de lo que proporciona una dieta estadounidense promedio.

Pero como quizá ya lo sepas, no todos los carbohidratos se crean de la misma manera, y así, los que reintegrarás en tu dieta se limitarán a las frutas y verduras, con sólo un consumo muy ocasional de pastas y panes integrales. Estos carbohidratos tienen una carga glucémica baja o moderada. Tú notarás que la lista no incluye dulces, papas o productos de pastelería. Estos productos tienen un alto índice glucémico que proporciona demasiados carbohidratos y calorías. Es más, como tienen una carga glucémica que va de moderada a alta, te provocan más hambre. Son alimentos que seducen pero no satisfacen. Por eso, en esta fase de la dieta, los únicos carbohidratos permitidos son los complejos, sobre todo aquellos con una baja carga glucémica. Las grasas constituirán casi la mitad de las calorías que consumas y las proteínas conformarán el resto.

En el régimen de 100 gramos de carbohidratos no necesitas revisar tu orina. Cuando ya consumas esta cantidad de carbohidratos habrás vuelto a usar el azúcar (glucosa) como tu combustible principal. Tu adelgazamiento continuará por las mismas razones que adelgazaste en la primera fase de la dieta: Comerás menos calorías y evitarás los tipos de alimentos que promueven niveles elevados de insulina, pues ésta promueve el almacenamiento de grasa y no su uso.

Un consejo antes de iniciar esta dieta: La teoría que la sustenta dice que al restringir en forma drástica la ingestión de carbohidratos —los alimentos que componen la mayor parte de las calorías que casi todos nosotros consumimos en un día— acabaremos por consumir menos calorías. La mayor sensación de saciedad que se obtiene al comer un gran porcentaje de calorías provenientes de las proteínas y grasas, sin duda contribuye a esta disminución del apetito. Pero si comienzas a infiltrar carbohidratos en tu dieta, socavarás los mecanismos con los que este régimen te hace adelgazar. Acabarás por tener la peor dieta posible: alta en grasas, proteínas y carbohidratos refinados. Si reincluyes los carbohidratos refinados, sólo estarás comiendo más de todo, y ésa es una manera segura de ganar peso.

Por otro lado, si te sientes bien con esta dieta y te permite alcanzar y mantener tu peso deseado, no hay razón para detenerla una vez que hayas logrado dicha meta. Este régimen es lo bastante balanceado como para permitirte seguir en él de manera indefinida.

Y ahora vayamos al grano, ¡a los alimentos y la dieta!

LISTA DE ALIMENTOS PARA LA DIETA BÁSICA BAJA EN CARBOHIDRATOS

ALIMENTOS SIN CONTENIDO DE CARBOHIDRATOS

Carnes, aves y mariscos (Prácticamente todo se encuentra libre de carbohidratos —encontrarás las excepciones en la lista de alimentos muy bajos en carbohidratos que aparece más adelante.)

Grasas y aceites

Aceite de aguacate
Aceite de almendra
Aceite de canola
Aceite de oliva
Aceite de semilla de girasol

Aceite de semilla de soya
Aceite de sésamo (ajonjolí)
Manteca vegetal
Margarina

Verduras

Berro
Lechuga

Arugula

Queso y otros productos lácteos

Mantequilla
Queso *Babybel*
Queso *Bonbel*
Queso *Brie*
Queso *Camembert*

Queso *Havarti*
Queso *Muenster*
Quesos azules
Queso *Fontina*

Especias y condimentos

Alcaparras
Jugo de limón
Mayonesa

Mostaza
Sustitutos del azúcar
Vinagre

Bebidas

Bebidas efervescentes (incluida la mayoría de las aguas carbonatadas con sabor pero sin edulcorantes)

Refrescos dietéticos

Caldos de pollo y res

Agua (incluidas las variedades con sabor pero sin edulcorantes)

Té

Café

Dulces

Gelatina marca Jell-O (sin azúcar)   Gelatina marca D-Zerta

Alimentos muy bajos en carbohidratos (Esta lista te proporciona el tamaño de las raciones que te darán sólo 5 gramos de carbohidratos; éstas no son las cantidades que debes comer, pero te darán una idea de la proporción de carbohidratos que contienen estos alimentos.)

Carnes, aves y mariscos   Carne

Abulón	85 gramos
Almejas	85 gramos/ 5 almejas
Calamar frito	85 gramos
Carnes frías	2 rebanadas
Caviar	140 gramos
Embutidos	140 gramos
Hueva de pescado	170 gramos
Huevos	5 huevos
Jamón	280 gramos
Langosta bogavante	2 tazas
Mejillones	85 gramos/ 1 taza
Ostiones	85 gramos/ 6 ostiones guisados
Paté	115 gramos
Salchichas Frankfurt	5 salchichas
Zamburiñas	170 gramos/ 10 piezas

Nueces y semillas

Almendras	28 gramos/ 23 piezas
Avellanas	28 gramos/ 25 piezas
Cacahuates	28 gramos/ 1/4 de taza
Castañas de Pará	6-8 piezas
Crema de almendra	2 cucharadas soperas
Crema de cacahuate	2 cucharadas soperas
Nueces de macadamia	28 gramos/ 10-12 piezas
Nueces	28 gramos/ 1/4 de taza
Pecanas	28 gramos/ 20 mitades
Pepitas	28 gramos/ 120 semillas
Piñones	28 gramos/ 1/4 de taza
Pistaches	47 piezas aprox.
Semillas de girasol	28 gramos

Frutas y verduras

Abelmosco	1/2 taza
Aceitunas	15 piezas
Acelga	1 taza
Achicoria roja	1 taza
Aguacate	1 pieza mediana/1 taza
Alimentos dulces en conserva	140 gramos
Alimentos salados en conserva	28 gramos
Apio	1 taza/5 tallos
Arándanos frescos	1/4 de taza
Arvejas chinas	1/2 taza/15 vainas
Ascalonias	1 taza
Berenjena	2/3 de taza picada en cubos
Bok choy	1 taza
Bretón	2/3 de taza
Calabacita	1 taza
Calabaza amarilla	1 taza
Calabaza espagueti	1/2 taza
Col	1 taza
Coliflor	1/5 de cabeza
Corazones de alcachofa	85 gramos/4 piezas

Palmitos	2/3 de taza
Chabacano	1 pieza mediana
Chalotes	28 gramos
Chucruta	1/2 taza
Ejotes	1/2 taza
Ensalada de col	1/2 taza
Escarola cruda	10 medias briznas
Espárrago	5 tazas
Espinacas	2 tazas
Floretes de brócoli	25 piezas
Frambuesas frescas	1/2 taza
Fresas	1/2 taza
Frijoles lima	1 taza
Frijoles mungos germinados	1/2 taza
Frijoles tiernos	2 tazas
Germen de frijol	1/2 taza
Hojas de nabo guisadas	1/2 taza
Hojas verdes de berza	140 gramos/ 1/2 taza
Hongos	1/2 taza
Jitomate enlatado	2/3 de taza/1 pieza
Jitomate fresco	10 medias briznas
Moras frescas	5 tazas
Pepino	2 tazas
Pimiento morrón verde	25 piezas
Rábanos	1/2 taza
Tallos de bambú	1/2 taza
Vegetales crucíferos	1 taza

Productos lácteos y de granja

Crema ácida	1/2 taza
Crema batida	5 cucharadas soperas
Crema mezclada con leche	1/2 taza
Leche entera o semidescremada	1/2 taza
Sustituto de huevo	2 tazas
Yogur solo	1/3 de taza

Queso

Americano	140 gramos/ 5 rebanadas
Americano bajo en grasas	140 gramos/ 5 rebanadas
Bel paese	140 gramos
Colby	140 gramos
Cottage	1/2 taza
Cheddar	140 gramos
Edam	140 gramos
Feta	140 gramos
Gouda	140 gramos
Jarlsberg	140 gramos
Monterey Jack	140 gramos
Mozzarella	140 gramos
Neufchâtel	140 gramos
Parmesano	140 gramos
Provolone	140 gramos
Queso crema	2/3 de taza
Queso fresco	140 gramos/ 1/2 taza
Queso Oaxaca (de hebra)	140 gramos
Requesón (ricota)	140 gramos/ 1/2 taza
Romano	140 gramos
Velveeta	56 gramos

Condimentos

Aderezos para ensaladas (excepto los bajos en grasa)	2 cucharadas soperas
Catsup	1 cucharada sopera/2 sobres
Crema de sésamo	2 cucharadas soperas
Mermelada de frutas	1 cucharada sopera
Miso	2 cucharadas soperas
Rábano picante	115 gramos
Salsa *gravy* (casi todas las enlatadas)	1/4 de taza
Salsa picante	140 gramos/ 1/4 de taza

Salsas (casi todas, revisa la etiqueta)	2 cucharadas soperas
Sopa de cebolla	1 taza
Tofu	1/2 taza

PLAN ALIMENTICIO DIARIO PARA LA DIETA DE 30 GRAMOS DE CARBOHIDRATOS

DÍA 1

(Los platillos que aparecen en **negritas** se enlistan en orden alfabético en la sección de recetas al final del capítulo, en la página 170.)

Desayuno

Omelet de tres huevos (usa las 3 claras, pero sólo 1 ó 2 yemas) con jamón y 56 gramos de queso Cheddar bajo en grasa (cocinar con aceite de oliva)	3.5 g
Café con leche semidescremada y algún edulcorante (no azúcar)	1.5 g

Refrigerio matutino

1/2 taza de queso cottage con 1/2 taza de pepinos y rábanos	5.5 g

Almuerzo

Ensalada del chef preparada con lechuga y espinaca (un total de 4 tazas), 28 gramos de queso bajo en grasa, jamón, 1 huevo duro y 4 corazones de alcachofa aderezados con **vinagreta** (si utilizas algún aderezo embotella-

do para ensaladas, revisa su contenido de
carbohidratos – debe ser 0)   4 g

Refrigerio vespertino

1/2 aguacate con **vinagreta**   3 g

Cena

Pechuga de pollo rebozada en queso par-
mesano y sofrita en aceite de oliva   0 g
Floretes de brócoli con jugo de limón   3 g
1/2 taza de espárragos   4 g
2 tazas de ensalada de espinacas crudas y 1/2
taza de palmitos   4 g

Total de carbohidratos   **28.5 g**

DÍA 2

Desayuno

56 gramos de salmón ahumado y queso crema   1 g
1 jitomate rebanado   6 g
Café con leche semidescremada y edulcorante   1.5 g

Refrigerio matutino

Apio untado con 2 cucharadas soperas de
queso crema   2 g

Almuerzo

Jitomate frío relleno de mariscos (procura agregar alcaparras para obtener un sabor más
sofisticado)   6 g

Refrigerio vespertino

3 rollos de jamón con queso bajo en grasa (cada
uno se prepara con 1 rebanada de jamón
bajo en grasa, 1 rebanada de queso suizo
bajo en grasa y un toque de mostaza, y se
enrolla)   2 g

Cena

115 gramos de pez espada asado   0 g
1/2 taza de hongos (setas) sofritos   5 g
2 tazas de ensalada de arugula y lechuga con pepinos y rábanos aderezados con **vinagreta**   1 g
Gelatina tipo D-Zerta cubierta con 2 cucharadas
soperas de crema batida sin azucar   2 g

Total de carbohidratos   **26.5 g**

DÍA 3

Desayuno

Huevos revueltos (usa la clara de 2 huevos y la   1.5 g
yema de 1)   0 g
2 rebanadas de lomo canadiense
Café con leche semidescremada y algún edul-   1.5 g
corante

Refrigerio matutino

De 10 a 12 nueces de macadamia
                                                           4 g

Almuerzo

4 tazas de ensalada César (lechuga romana y queso parmesano rallado. No añadir crotones.
Usar aderezo para ensalada César —revisar
contenido de carbohidratos) cubiertas con 85
gramos de pechuga de pollo asada   4 g

Refrigerio vespertino

Apio untado con 28 gramos de queso crema   1 g

Cena

Chuletas de cordero asadas a la sartén o a la plan-
cha, servidas con hongos y cebollas sofritos   5 g
10 briznas de espárragos cocidas al vapor   5 g
Floretes de brócoli cocidas al vapor   3 g
Gelatina tipo Jell-O sin azúcar con dos cucharadas soperas de crema batida sin azucar   2 g

Total de carbohidratos   27 g

DÍA 4

Desayuno

1/2 taza de Yogur solo bajo en grasa   8 g
1/2 taza de fresas rebanadas   5 g
2 rebanadas de lomo canadiense   0 g
Café con leche semidescremada y edulcorante   1.5 g

Refrigero matutino

28 gramos de salmón untado con 2 cucharadas
soperas de queso crema   1 g

Almuerzo

Jitomate frío relleno de mariscos	6 g
1 taza de consomé de pollo sin grasa	0 g
5 aceitunas verdes	1 g

Refrigerio vespertino

3 rollos de jamón y queso bajo en grasa	2 g

Cena

Filete *mignon*, asado a la sartén o a la parrilla	0 g
2 tazas de ensalada de lechuga y jitomate rociados con aceite de oliva o vinagre	5 g
Parmesana de espárragos o ejotes	5 g

Total de carbohidratos   **34.5 g**

DÍA 5

Desayuno

Omelet de champiñones preparado con 3 claras y 1 ó 2 yemas, y 1/2 taza de hongos sofritos	5.5 g
2 rebanadas de lomo canadiense	0 g
Café con leche semidescremada y edulcorante	1.5 g

Refrigerio matutino

15 aceitunas	5 g

Almuerzo

1 taza de sopa de cebolla	5 g

115 gramos de ensalada de camarones (camarones hervidos, apio, cebolla y 2 cucharadas soperas de mayonesa) servida sobre una cama de verduras y achicoria roja · 5 g

Refrigerio vespertino

Apio untado con 28 gramos de queso crema · 1 g

Cena

Mediterránea de pollo · 4 g
2 tazas de ensalada de lechuga y jitomate con **vinagreta cremosa** · 5 g
Gelatina tipo D-Zerta cubierta con 2 cucharadas soperas de crema batida sin azúcar · 2 g

Total de carbohidratos · **34 g**

DÍA

Desayuno

2 huevos escalfados (poché) sobre lomo canadiense servidos sobre una cama de espinacas cocidas al vapor (1/2 taza) con 2 cucharadas soperas de **salsa holandesa** (opcional) · 3 g
Café con leche semidescremada y algún edulcorante · 1.5 g

Refrigerio matutino

30 pistaches · 5 g

Almuerzo

4 tazas de ensalada de espinaca con tocino, 1 huevo duro y 1/4 de taza de nueces (de nogal)
con **vinagreta** o algún otro aderezo libre de
carbohidratos   6 g

Refrigerio vespertino

56 gramos de queso   2 g

Cena

Langosta bogavante asada   1 g
2 tazas de ensalada de escarola con algún aderezo libre de carbohidratos   2 g
Calabaza espagueti cocida al vapor, servida con
mantequilla y queso parmesano   5 g
Gelatina tipo D-Zerta con 2 cucharadas soperas
de crema batida sin azúcar   2 g

Total de carbohidratos   27.5 g

DÍA

Desayuno

2 huevos escalfados   1 g
                                                       0 g
2 rebanadas de lomo canadiense
1/2 jitomate rebanado, y si se desea, asado a la   3 g
parrilla
Café con leche semidescremada y edulcorante   1.5 g

Refrigerio matutino

1 taza de sopa de cebolla   5 g
1/4 de taza de arándanos   5 g

Almuerzo

115 gramos de pollo asado (sin piel)   0 g
1 taza de ensalada de pepino, cebolla y berro con
     vinagreta o algún otro aderezo libre de car-
     bohidratos   5 g

Refrigerio vespertino

Rosbif rebanado y enrollado   0 g

Cena

Filete de atún asado con 1/4 de taza de salsa picante   2 g
3/4 de taza de **ensalada de col**   5 g
Floretes de brócoli cocidos al vapor con 1/2
     cucharadita de mantequilla y un chorrito de
     jugo de limón   3 g

Total de carbohidratos   **30.5 g**

RECETAS PARA CONTROLADORES DE CARBOHIDRATOS

Para tu conveniencia, las recetas aparecen en orden alfabético

ENSALADA DE COL

1 col pequeña finamente rebanada

2/3 de taza de apio finamente rebanado

1/4 de taza de ascalonias finamente rebanadas

1/2 taza de pimiento morrón verde cortado en pequeños cubos

1 manzana pequeña, pelada, sin corazón y finamente rebanada

Medio pepino, pelado, sin semillas y finamente rebanado

1/2 taza de mayonesa

1/3 de taza de crema ácida

1/2 cucharada sopera de mostaza francesa (de Dijon)

2 cucharadas soperas de vinagre de uva o manzana

1 cucharadita de sal

1/4 de cucharadita de semillas de alcaravea

1/4 de cucharadita de semillas de apio

Pimienta negra molida

En un tazón grande, mezcla la col, el apio, las ascalonias, el pimiento, la manzana y el pepino. En un tazón pequeño, combina la mayonesa, la crema, la mostaza, el vinagre, la sal y las semillas. Agrega este aderezo a la mezcla de verduras y añade la pimienta al gusto.

RINDE 10 PORCIONES (DE 1/2 TAZA)
CADA PORCIÓN CONTIENE 6 G DE CARBOHIDRATOS

JITOMATES FRÍOS RELLENOS DE MARISCOS

4 jitomates firmes sin pelar

Sal

RELLENO

1 lata (170 gramos) de atún, cangrejo o camarones (1 taza aprox.)

1 cebolla picada

1 ó 2 tallos de apio picado

1 pimiento morrón verde picado

Sal

Pimienta negra molida

3 cucharadas soperas de mayonesa

Lechuga

Vinagreta (página 173)

Corta una cavidad en el extremo del rabillo de cada jitomate, rocíalo con sal y colócalo de cabeza sobre un escurridor para que se drene mientras preparas el relleno.

Para el relleno: En un tazón, mezcla el atún, el cangrejo o los camarones con la cebolla, el apio y el pimiento. Agrega sal y pimienta al gusto. Añade la mayonesa (la mezcla debe quedar húmeda pero no viscosa). Rellena los jitomates con la ensalada de mariscos y sirve sobre una cama de lechuga ligeramente aderezada con vinagreta.

RINDE 4 PORCIONES
CADA PORCIÓN CONTIENE 6 G DE CARBOHIDRATOS

MEDITERRÁNEA DE POLLO

4 cucharadas soperas de aceite de oliva

4 muslos de pollo

1 cebolla picada

1 lata (de 1 140 gramos) de jitomates enteros

1 taza de vino blanco

1 diente de ajo machacado

Sal

Pimienta negra al gusto

Aceitunas negras (opcional)

Calienta el aceite en una cacerola grande a fuego medio-alto. Agrega el pollo y cocina hasta que se dore. Retíralo de la cacerola. Coloca la cebolla en la misma cacerola y cocínala hasta que se transparente pero no se dore. Añade los jitomates, el vino y el ajo. Agrega sal y pimienta al gusto. Añade las aceitunas (en caso de usarlas). Vuelve a colocar el pollo en la cacerola y tápala. Deja que se cocine a fuego lento durante veinte minutos o hasta que el pollo quede bien cocido.

RINDE 4 PORCIONES
CADA PORCIÓN CONTIENE 4 G DE CARBOHIDRATOS

PARMESANA DE ESPÁRRAGOS O ELOTES

1/2 ó 1 kilo de espárragos o 2 tazas de ejotes enteros, ambos cocidos al vapor
1 ó 2 cucharadas soperas de mantequilla
Sal
Pimienta negra molida
1/3 de taza de queso parmesano rallado*

Coloca la canasta de una vaporera en una olla grande con 1 pulgada de agua. Deja que hierva a fuego alto. Coloca los espárragos o ejotes en la canasta, reduce el fuego a media intensidad y deja que se cuezan al vapor entre ocho y diez minutos, hasta que estén casi listos para comerse. Enjuágalos con agua fría para evitar que se sigan cociendo. Colócalos en un refractario con mantequilla. Añade encima otros pocos trocitos de mantequilla y salpimenta al gusto. Cubre con 1/4 de taza de queso. Hornea a 450°F hasta que el queso comience a dorarse ligeramente. Retira del horno, rocía con el queso restante y sirve.

RINDE 4 PORCIONES
CADA PORCIÓN CONTIENE 5 G DE CARBOHIDRATOS

*Cuando se usa queso parmesano entero, he encontrado que es mejor cortarlo en rebanadas finas con un pelador de papas que emplear un rallador.

SALSA HOLANDESA

1 barra de mantequilla
3 yemas de huevo
1/2 cucharadita de sal

1 cucharada sopera de jugo de limón

Una pizca de polvo de mostaza

Pon a derretir la mantequilla en una cacerola a fuego lento y asegúrate de que no se queme. En una licuadora, mezcla las yemas, la sal, el jugo de limón y el polvo de mostaza. Aún con la licuadora en funcionamiento, vierte dentro la mantequilla derretida. La mezcla se hará más espesa. Si lo deseas, añade más jugo de limón, sal o polvo de mostaza. Usa la salsa de inmediato o mantenla tibia en baño María con agua muy caliente pero sin fuego. De esta manera conservará su temperatura hasta 30 minutos.

RINDE 6 PORCIONES
CADA PORCIÓN CONTIENE 0 G DE CARBOHIDRATOS

VINAGRETA

1/3 de taza de aceite de oliva

1/3 de taza de vinagre de uva

1/3 de taza de agua

1 ó 2 dientes de ajo picados

Sal

Pimienta negra molida

En un tazón pequeño, mezcla el aceite, el vinagre, el agua y el ajo. Añade sal y pimienta al gusto.

RINDE 6 PORCIONES
CADA PORCIÓN CONTIENE 1 G DE CARBOHIDRATOS

Puedes sustituir hasta la mitad del vinagre con mostaza —la mostaza francesa (de Dijon) *funciona mejor.*

VINAGRETA CREMOSA

1 huevo

1/4 de taza de vinagre (ver nota)

1 cucharadita de mostaza francesa

1 cucharadita de chalotes picados

3/4 de taza de aceite de oliva

Sal

Pimienta negra molida

En una licuadora, combina el huevo, el vinagre, la mostaza y los chalotes. Licua hasta obtener una mezcla lisa. Con la licuadora a velocidad lenta, vierte dentro el aceite. Cuando la mezcla esté cremosa y bastante espesa, salpimenta al gusto.

RINDE 12 PORCIONES (1 TAZA)
CADA PORCIÓN CONTIENE 1 G DE CARBOHIDRATOS

Para un mejor sabor, emplea vinagre de buena calidad.
La mezcla espesará aún más en el refrigerador. Agrega 1 ó 2 cucharaditas de agua tibia para lograr la consistencia que desees.

Capítulo 7

La dieta para controlar calorías

Es probable que tú no conozcas a mi paciente Janet pero, como ya lo he dicho, tal vez conozcas a alguien como ella. O quizá ese alguien seas tú.

Janet tiene 32 años y trabaja como asesora legal en una prestigiada firma de abogados en Washington D.C. Es divorciada y tiene dos hijos. Janet fue una niña y adolescente muy activa. Le encantaban los deportes, en especial la natación y el tenis. Ella nunca fue muy delgada; tenía hombros anchos y era un tanto musculosa. Aunque siempre fue de complexión algo gruesa, nunca se consideró gorda. Tras salir de la universidad, comenzó su época de trabajar de nueve a cinco, después llegó el matrimonio y luego sus dos hijos. Y de repente, a sus veintitantos años, Janet se sorprendió a sí misma con sobrepeso. Deseaba adelgazar, pero en realidad no sabía cómo. Probó muchas, muchas dietas.

El régimen que mejor le funcionó fue uno bajo en carbohidratos y rico en proteínas. Como adolescente, ella había logrado adelgazar con la dieta Scarsdale. Después experimentó con varias dietas distintas: la Atkins, la del *poder proteínico* y otra llamada a*dictos a los carbohidratos.* Todas le funcionaban durante un tiempo, pero al final volvía a atiborrarse de pan y papas. Ella me confesó que llegó a un punto en el que sentía que habría matado por un elote cocido. Es cierto que lo que sentía no era verdadera hambre. Pero tampoco se saciaba, y por ello no podía apegarse a las dietas y recaía en sus viejos hábitos alimenticios.

Durante los últimos años, ella había estado probando las dietas bajas en grasas. Le parecían más saludables y le permitían consumir los carbohidratos que tanto adoraba. "Probé la dieta Pritikin, la del doctor Ornish y aquella que se llama detén la locura, pero no pude mantenerlas. Simplemente no me funcionaron". En esas dietas, las comidas consistían en enormes y deprimentes cantidades de ensalada o verduras. Y aunque podía comer la pasta y el pan que desease, siempre se sentía hambrienta, cansada y de muy mal humor.

Ella dijo haber buscado mi ayuda porque ya no podía darse el lujo de tener otro *éxito* como los que había tenido en sus dietas anteriores. "Otra dieta más que acabe por hacerme subir diez kilos, y no sabré qué hacer".

La visión tradicional del adelgazamiento lo ve como un pequeño problema matemático: "Si como 500 calorías menos, adelgazaré en esa misma proporción. ¡Genial!" Si esto fuera tan sencillo no estarías leyendo este libro.

Es cierto que la reducción del número de calorías que consumes es un factor esencial para bajar de peso, y lo que hacen todas las dietas es ajustar lo que comes de manera que, en efecto, ingieras menos calorías. El secreto en cualquier dieta efectiva es comer menos calorías, pero de una manera que engañe a tu cuerpo y cerebro para que se sientan satisfechos y nunca hambrientos. Las dietas bajas en grasa tratan de lograr esto al darte cantidades ilimitadas de frutas

y verduras, y ayudarte a que te llenes con alimentos nutriti-
vos y saciadores como las pastas, los granos y los frijoles
feculentos (ricos en almidón). Las dietas bajas en carbohidratos intentan hacerte adelgazar de aburrimiento al darte
acceso a toda la carne que puedas comer y confiar en que el
aspecto saciador de las carnes y proteínas, además de la
monotonía de la dieta, te ayudarán a comer menos de estos
alimentos altos en calorías.

Una dieta que controle el consumo de calorías desecha
estos límites alimenticios un tanto arbitrarios y te permite
comer toda clase de alimentos. El secreto de esta dieta —pues
todas tienen uno— es encaminarte hacia los alimentos más
satisfactorios y saciadores de cada categoría. Al hacerlo,
podemos utilizar los alimentos que funcionan bien tanto en
las dietas bajas en grasas como en los regímenes bajos en
carbohidratos, a la vez que satisfacemos una de las necesidades más básicas que todos tenemos —la de *variedad* en
nuestros alimentos. Una dieta que de manera explícita trate de
reducir calorías puede ayudar a muchas personas a bajar
de peso. Si has llenado el cuestionario y llegado a este capítulo es porque tú eres una de esas personas.

En este capítulo veremos a quién le funciona una dieta
para controlar calorías y qué características alimenticias
pueden dar el éxito a este plan. También he integrado una
lista de alimentos bajos en calorías y un plan alimenticio de
siete días. Por último, he incluido algunas recetas simples
que pueden ayudarte a incorporar muchos de estos principios a alimentos que podrás disfrutar durante toda tu vida.

Pero, ¿quiénes son las personas que pueden tener éxito
con una dieta baja en calorías y qué es lo que las hace compatibles con ella? Ante todo, se trata de individuos que necesitan variedad en su alimentación. No todo el mundo la

necesita. Algunas personas pueden cenar lo mismo durante tres o cuatro días a la semana y eso les gusta. Tú no eres una de ellas. Anhelas la variedad en el sabor, la textura, el aroma y la riqueza alimenticia. Has abandonado las dietas por causa del aburrimiento, la impaciencia y la interminable monotonía de los alimentos que se te permite consumir.

De hecho, la monotonía es una de las herramientas de adelgazamiento que emplean varias dietas, aunque quizá eso no sea lo que se te dice. Comer siempre lo mismo inhibe el apetito, al menos durante un tiempo. Sin embargo, casi todos acabamos por extrañar cierto grado de variedad. Es como un mecanismo innato para asegurarnos toda la gama de nutrientes que requerimos. Para poder sentirse satisfecha, una persona compatible con las dietas que cuidan el contenido calórico *necesita* la variedad y las cualidades sensoriales de la comida.

¿Acaso eres de las personas que se sorprenden a sí mismas frente al refrigerador en busca de algo crujiente, ácido, aromático o sustancioso después de un día lleno de verduras, pastas y demás nutrientes blandos de las dietas bajas en grasas? ¿O eres de las que extrañan la rica consistencia de una pera a medio madurar después de algunos días de comer un bistec tras otro en una dieta baja en carbohidratos? Si es así, bienvenido a la dieta para controlar calorías. Éste es el lugar al que perteneces.

LA HISTORIA DE TESSA

Conocí a Tessa justo después de que su esposo había sufrido su segundo infarto. Él se recuperaba bien, pero su enfermedad hizo que ella se volviera consciente sobre sus propios riesgos. A sus 68 años, Tessa aún era vigorosa y tenía una actitud animada. Hacía pocos años que se había retirado de su empleo bancario y ahora dedicaba su tiempo a hacer trabajo voluntario y a cuidar de sus nietos. Cuando entró en mi consultorio, se movía con una energía y una viveza que la hacían verse mucho más joven que la edad que indicaba su licencia para conducir. Estaba bastante sana: sólo sufría de hipertensión, pero la controlaba bien con un medicamento, y aunque su nivel de colesterol LBD (malo) quizá era demasiado elevado, no tomaba ninguna medicina para ello. Solía ejercitarse con regularidad pero había perdido el hábito en años recientes, y ahora sus rodillas le molestaban cuando caminaba mucho.

Su peso había oscilado durante toda su vida adulta pero confesó que nunca antes había estado tan gorda. Cuando era más joven, podía perder peso con tan sólo cuidar lo que comía, pero hacía bastante tiempo que eso ya no le funcionaba. Hacía pocos años, ella había tenido cierto éxito con Weight Watchers pero le fastidiaba tener que asistir a sus juntas regulares. También intentó seguir la dieta de Jenny Craig con buenos resultados, pero le encantaba cocinar y no le gustaba tener que comer los alimentos que aquella preparaba. Nunca probó una dieta baja en carbohidratos, aunque compró los libros. Nunca pudo imaginarse limitándose a los pocos alimentos que permitía esa dieta. Finalmente, decidió llevar el diario de alimentación y respondió el cuestionario.

Al igual que Janet, Tessa es un caso típico de las personas compatibles con las dietas para controlar calorías.

¿Por qué? Primero que nada, ambas extrañaban la variedad en su dieta. Janet tuvo que darse cuenta de ello por el camino difícil —al tanteo. Al leer su diario de alimentación y la historia de sus dietas, resultaba claro que las dos necesitaban variedad en el sabor, la textura, el aroma y la riqueza alimenticia. Janet había abandonado sus regímenes debido al aburrimiento que le producía la interminable monotonía de los alimentos que se le permitía consumir. Tessa ni siquiera probó esos tipos de dietas. La variedad era la clave para la satisfacción de ambas, y sólo una dieta baja en calorías les iba a permitir el acceso a toda clase de alimentos.

Otra característica importante en ellas es que no deseaban más cantidad de comida; lo que anhelaban era más tipos de alimentos. Ése es el intercambio esencial que plantea una dieta baja en calorías y constituye la clave de su éxito. En una dieta baja en grasas, tú sacrificas el consumo de alimentos altos en calorías y grasas por el placer de comer una cantidad mayor de alimentos bajos en grasas y calorías. En una dieta baja en carbohidratos, sacrificas el volumen de un régimen alto en carbohidratos por la saciedad que proporciona una dieta rica en grasas y proteínas. En la dieta baja en calorías, lo que abandonas es el consumo de grandes cantidades de un solo alimento por la oportunidad de comer pequeñas cantidades de muchos alimentos diferentes. Este último fue el trato que tanto Tessa como Janet estuvieron dispuestas a hacer. Tessa reconoció que el control de las porciones había sido un factor fundamental para su éxito en las dietas que había seguido en el pasado. También supo que nunca iba a sentir hambre por comer raciones más pequeñas. Janet llegó a la misma conclusión desde la dirección contraria. Ella había seguido las dietas de *coma todo lo que pueda de un solo alimento* y las abandonó porque lo que quería era comida diferente —no más cantidad de comida.

PRINCIPIOS BÁSICOS DE UNA DIETA
PARA CONTROLAR CALORÍAS

En estos días no es muy común escuchar a personas que afirmen haber tenido un éxito rotundo con una dieta para controlar calorías. Esto se debe a que si eliminas de tajo las calorías, es decir, si eliminas el consumo de alimentos altos en calorías y tratas de vivir sólo con alimentos bajos en calorías sin ingerir comida que te ayude a sentirte lleno, sentirás hambre y fracasarás. Así es la dieta de lechuga iceberg con aderezo ranchero bajo en grasa. Así es la dieta de atún con pan tostado. Ambas carecen de variedad y sustancia. Y ambas te dejan hambriento y te condenan al fracaso. Un principio básico para las dietas es que si no comes alimentos que te gusten de una manera que te satisfaga, no serás capaz de permanecer en la dieta. Es una ley natural casi tan inmutable como la gravedad.

Hace poco, un par de compañías de cereales recomendaron una dieta baja en calorías en la que predominaban sus cereales (obvio). La idea era comer este cereal dietético como desayuno y almuerzo, y luego cenar de manera habitual. Los productos para dietas líquidas también promovían este tipo de dieta restrictiva de calorías. Tenías que beber una lata de sustituto alimenticio como desayuno y otra como almuerzo, y luego cenar moderadamente. He aquí el problema: No hay manera de que para el final del día tengas la capacidad de comer una cena de dimensiones modestas. Para el momento en que te sientes a cenar, ¡estarás muriendo de hambre! Y si eres de las personas que necesitan de la variedad, no habrás tenido ninguna para cuando llegue la hora de la cena.

Estas dietas se promueven como alternativas razonables pero la verdad es que son imposibles de seguir. Y cuando fracasas en una de ellas, ¿acaso culpas a la compañía por sugerir una manera poco razonable de adelgazar? Es muy probable que no. Lo más seguro es que te acuses a ti mismo de falta de voluntad. Yo estoy aquí para decirte que nadie puede tolerar la verdadera hambre. Eso va en contra de la manera en que está conformado nuestro cuerpo. Para tener éxito, debes elegir alimentos que aumenten tu sensación de saciedad y que satisfagan los aspectos tuyos que necesites satisfacer.

¿Cómo puedes hacerlo?

Primero, en una dieta baja en calorías —como en cualquier otra— necesitas concentrarte en los alimentos que te hacen sentir lleno y te mantienen así hasta la hora de tu siguiente comida. Cada uno de los tres componentes alimenticios —carbohidratos, grasas y proteínas— desempeña un papel importante en tu sensación de saciedad. Los carbohidratos, en especial aquellos que son altos en fibra y que tienen un bajo índice glucémico, proporcionan bulto o volumen. Los carbohidratos altos en fibra también permanecen en tu estómago durante más tiempo, lo cual produce una sensación de saciedad duradera. Las proteínas, y en menor grado las grasas, proporcionan una sensación de saciedad al activar toda una variedad de enzimas digestivas. Muchas de estas enzimas tienen la función de comunicar al cerebro que ya has comido.

Las proteínas son el tipo más saciador de comida —contribuyen para hacerte sentir lleno y hay evidencias convincentes de que también ayudan a prolongar esa sensación de plenitud. Les siguen los carbohidratos complejos (es decir, los que tienen una baja carga glucémica), y por último —aunque no por ello tienen menos importancia— las grasas, las cuales no parecen contribuir a una sensación inmediata de saciedad pero te hacen sentir lleno durante más tiempo.

De este modo, cada comida debe estar compuesta por proteínas, carbohidratos complejos y algo de grasa. El verdadero beneficio adicional de una dieta para controlar calorías es que puedes comer estos tres tipos de alimentos con base en el que te funcione mejor. La proporción ideal en que deben consumirse depende de cada individuo. Necesitas saber lo que te hace sentir lleno, pero para una dieta baja en calorías yo recomiendo comer una porción grande de carbohidratos sin refinar con un bajo índice glucémico y altos en fibra (que constituyan entre el 45 y el 50 por ciento de las calorías de una comida), y repartir el resto entre proteínas (entre el quince y el 25 por ciento) y grasas (entre el 35 y el 40 por ciento).

Existe otro punto importante que necesitas recordar cuando sigas una dieta para controlar calorías: Debes comer cuando te dé hambre, no cuando sientas que mueres de inanición. Si permites que te dé demasiada hambre, te será muy difícil detenerte una vez que tengas la oportunidad de comer. Debes aplicar esto en cualquier régimen alimenticio que sigas, pero tiene una importancia particular en una dieta para controlar calorías, pues el control de las porciones es un aspecto fundamental en este plan.

Además, cuando te sientes en verdad hambriento, es prácticamente imposible que te resistas a cualquier tentación. Si, cuando mueres de hambre, pasas cerca de algún lugar donde venden chocolates o papas fritas, las probabilidades de que prosigas tu camino son mínimas. Tu capacidad para pasar de largo el McDonald's o la panadería de camino a tu casa también disminuye. Tal vez seas capaz de hacerlo la mayoría de las veces —aunque es algo difícil— pero no podrás lograrlo todo el tiempo. Así que proponte comer tres veces al día y tener uno o dos refrigerios. De esta manera, tendrás mayores oportunidades para comer lo que debes y de obedecer las señales de tu cuerpo cuando hayas comido lo suficiente.

Pero la dieta para controlar calorías tiene una tercera estrategia: Trata de comer la mayor parte de tus calorías por la mañana. El desayuno debe contener alrededor de un tercio de las calorías que planees consumir cada día. Ésta es una manera más natural de comer —la cual provee a tu cuerpo del combustible que necesita para enfrentar el día— y maximiza la capacidad del cuerpo para quemar las calorías que ingieres en el transcurso del día. También te permite llegar menos hambriento a la noche, lo cual es importante porque el aspecto social de la cena la convierte en una oportunidad ideal para comer en exceso. Es mucho más fácil ignorar esa oportunidad cuando llegas a la hora de cenar sólo con hambre y no con hambruna.

Trata de darte toda una variedad de alimentos, sabores y texturas en cada comida pues, si estás leyendo este capítulo, es muy probable que la variedad sea una importante señal de satisfacción para ti. Eleva las señales de saciedad que mandas a tu cuerpo al comer toda la variedad que apetezcas.

LA PORCIÓN: LA CLAVE DEL ÉXITO

El último aspecto de una dieta baja en calorías que discutiremos es el tamaño de las porciones. Gracias al gigantismo del mundo en que vivimos, nuestro sentido de la proporción está totalmente descontrolado. Cuando empiezas a comer porciones enormes que contienen demasiadas calorías, es probable que al principio te sientas incómodo, incluso enfermo. Pero después de un tiempo cortísimo, te acostumbras al tamaño de esas porciones, y no te conformas con menos. Tus ojos se acostumbran a ver determinada cantidad de comida en el plato como un indicador visual de lo que es suficiente. Tus ojos se adaptan muy rápido —mucho más rápido que tu estómago— a porciones diferentes, y aprendes a comer porciones más grandes (o raras veces, más pequeñas) con gran facilidad.

Pero éste es el mundo en el que nos encontramos: Si queremos variedad, ¡*voilà*! —ahí está, todos los días a todas horas. Si deseamos grandes raciones de comida caliente que llenen platos cada vez más grandes, también las tenemos. Y también conseguimos alimentos destinados a satisfacer nuestras necesidades más primitivas: montones de grasas y carbohidratos. Esa dieta es como para provocar una obesidad mayúscula. Estados Unidos sigue esa dieta. Y ya ha surtido su efecto.

Nuestra misión es descubrir una manera de comer en este mundo para que nuestro cuerpo se vea y actúe de la manera en que queremos, no en la manera en que quieren las empresas de comida rápida. Sobre eso trata este libro. Vivimos en una cultura en la que podemos comer todo lo que queramos, cuando lo queramos y tanto como queramos. Depende de nosotros decidir cómo comer.

Pero, ¿en verdad funciona una dieta baja en calorías? Tan sólo pregúntale a Tessa. Ella ha bajado 35 libras desde que empezó esta dieta hace seis meses, y sigue adelgazando. Y Janet ya está muy cerca de su talla ideal. De hecho, ha tenido que renovar por completo su guardarropa. A ellas les funcionó; también podría funcionarte a ti.

LA PERFECTA DIETA BÁSICA PARA CONTROLAR CALORÍAS

Ya basta de teoría; ahora vayamos a la práctica.

Una dieta que se enfoca en controlar calorías sólo puede dar lugar a dos preguntas: cuánto y qué. De manera más específica, cuántas calorías debes comer al día y qué alimentos proporcionarán dichas calorías.

Comencemos con el cuánto. Yo recomiendo que casi toda las personas comiencen con una dieta de 1 200 calorías. Antes de que tus ojos den vueltas y pongas las manos en tu estómago, déjame decirte por qué. Nuestros cuerpos están creados para amar la permanencia. Odiamos el cambio hasta en su nivel más básico. Tú puedes constatar esto cuando subes de peso —aun cuando estamos creados para ganar peso con más facilidad de lo que lo perdemos. La mayoría de la gente come en exceso durante varios días o semanas antes de notar que su ropa ya no le queda o de ver un cambio en la báscula. Nuestro cuerpo busca la estabilidad; si el cuerpo puede evitar el cambio, lo hace. Las investigaciones han mostrado una y otra vez que se puede aumentar el número de calorías en la dieta de una persona y ésta conservará su mismo peso —aunque no por demasiado tiempo.

Lo mismo ocurre con el adelgazamiento. Si consumes 500 calorías menos al día (lo cual significa un bagel o dos refrescos de cola menos al día), en teoría, bajarías medio kilo semanal. Pero eso es sólo algo teórico; la realidad es que debido a que nuestro cuerpo se resiste al cambio, no perderás ese peso. Aunque la física afirme lo contrario, nuestro cuerpo se burla de ella, al menos por un tiempo. Nosotros nos resistimos a engordar al acelerar (siempre de manera muy sutil) nuestro metabolismo. Y también nos resistimos a adelgazar al frenar (de manera igualmente sutil) dicho proceso. Además, si eliminas esas calorías pero mantienes tu misma alimentación esencial —con excepción de los alimentos que has desechado— es muy probable que te dé hambre y no seas capaz de deshacerte de esas 500 calorías de manera consistente. De manera que si eliminas 500 calorías de tu dieta diaria, perderás peso, pero puede pasar cierto tiempo antes de que ese cambio se haga notorio en la báscula o en tu ropa.

Con el fin de superar este pequeño obstáculo, yo prescribo a la mayoría de mis pacientes un régimen de 1 200 calorías para echar a andar las cosas. Con 1 200 calorías, es posible que notes un cambio en tu peso de medio o un kilo semanales, y también es muy probable que, si mantienes la dieta y consumes los alimentos que llenan tu estómago y satisfacen tu necesidad de variedad, seas capaz de comer esas *miserables* 1200 calorías sin sentir hambre.

Ahora bien, ¿quién no debe someterse a una dieta de 1 200 calorías diarias? Si en verdad te apegas al plan y encuentras que te da hambre, considera aumentar tu consumo a 1 500 calorías al día. La mayoría de mis pacientes funcionan bien con una dieta de 1 200 calorías diarias. Unos cuantos —hombres en su mayoría— necesitaron 1 500 calorías; un par de personas bastante obesas necesitaron 1 800. Pero en general, casi todos pueden tolerar bastante bien este nivel de reducción calórica.

Te recomiendo probar las 1 200 calorías durante cuatro o cinco días. Asegúrate de comer tres veces al día y de tener tus refrigerios; también asegúrate de comer los tres tipos de alimentos (proteínas, carbohidratos y grasas). Si aún te sientes insatisfecho, añade 300 calorías a tu consumo. Y si todavía tienes hambre, añade más. No podrás seguir una dieta si tienes hambre, así que aumenta el contenido calórico hasta que te sientas cómodo y satisfecho —pero no demasiado lleno— al final de cada comida. Otro consejo: Si no tienes hambre para cuando llegue la hora de tu siguiente refrigerio o comida, es probable que te hayas excedido en tu comida anterior. Cuando ocurra esto, reduce aún más tu porción.

Y, ¿qué debes comer? Ten por seguro que muchos carbohidratos. Éstos deben ser altos en fibra y con una baja carga glucémica. Esto significa que comerás bastantes frutas y verduras, algo de pan integral y un poco de pastas y arroz. Con el plan alimenticio de siete días verás que casi la mitad de tus calorías provendrán de alimentos como ésos. También comerás bastantes productos lácteos —pero bajos en grasa, pues la que contiene la mayoría de los productos lácteos es saturada y pone a muchas personas en riesgo de padecer enfermedades cardiacas. Consumirás a diario carne, aves o pescado. Insisto, procura elegir las variedades bajas en grasas de estos alimentos, porque las que contienen son, en su mayoría, saturadas. No evitarás la grasa —hasta 40 por ciento de tus calorías provendrán de la grasa— pero se tratará sobre todo de grasas mono y polinsaturadas (las del aceite de oliva y las nueces), así como de grasas omega (las del pescado).

Para hacer que esto funcione, es importante que lleves un diario de alimentación. Anota todo lo que comas y bebas. Creo haberte convencido de que es difícil recordar todo lo que comes, a menos que lo anotes. Ahora que estás por cambiar tu manera de comer, esto es más importante que nunca. También te recomiendo que midas todos tus alimentos, cuando menos al principio. Tal vez pienses que sabes cuánto comes, pero te apuesto que si lo mides, te sorprenderás. Muy pronto aprenderás a reconocer una taza o cuánta carne constituye una ración de 115 gramos, de manera que no tendrás que medir para siempre. Sin embargo, tendrás que medir y pesar todo durante las primeras dos semanas de este plan alimenticio.

Notarás que no he incluido aquí demasiados alimentos preprocesados. Esto se debe a que la mayoría de estos productos utilizan grasas y azúcares como conservadores. Éstas son puras calorías vacías. Algunas personas dicen que los dulces son calorías vacías porque proporcionan dulzura pero sin ningún otro nutriente. Yo creo que una dieta balanceada también debe hacer un espacio para los dulces. Pero las calorías que se agregan sólo para dar a la comida una mayor longevidad, sea en el estante de una tienda o en tu refrigerador, en verdad son calorías vacías. Benefician al fabricante, no a ti. Es más, muchos alimentos procesados —en especial los panes, pasteles y mantecadas— contienen grasas del tipo *trans*. Las grasas del tipo *trans* fomentan las enfermedades cardiacas y se encuentran sólo en cantidades mínimas en los alimentos sin procesar. Los fabricantes desarrollaron estas grasas para reemplazar a la mantequilla, pero quizá hicieron una copia demasiado fiel. Resulta que estas grasas actúan en el organismo de manera muy similar a la mantequilla, así que bórralas de tu dieta. (Si deseas saber más sobre las grasas saturadas como la mantequilla y las grasas del tipo *trans*, revisa el capítulo 9.)

En esta dieta baja en calorías debes bajar medio o un kilo semanales. Si después de dos semanas no has perdido peso, revisa tu diario para ver lo que has comido. ¿Has consumido algunos otros alimentos? ¿Cuáles? ¿Por qué los comiste? ¿Hay alguna manera de integrarlos en tu dieta sin que excedas tu límite de calorías? Considera la posibilidad de que 1 200 calorías sean demasiadas para ti. Tengo varios pacientes que necesitaron reducir su ingestión a 1 000 calorías diarias. Éste es un experimento científico y tú eres un tubo de ensayo. Nadie puede decirte con exactitud qué comer para sentirte bien y pesar lo que debes. En el análisis final, debes descubrir lo que te hace sentir bien y cómo comerlo.

A continuación he incluido una lista de alimentos en cantidades que te proporcionarán 100 calorías. Esto puede equivaler a 1 1/2 alcachofas medianas o a cinco galletas saladas. Los he enlistado por categorías: proteínas, carbohidratos y grasas. Necesitas comer algo de cada columna para maximizar tu sensación de saciedad. Así, casi la mitad de tus calorías provendrán de los carbohidratos (frutas, verduras, cereales y tubérculos), hasta un veinte por ciento provendrán de las proteínas (carnes, aves, mariscos, productos lácteos y nueces), y entre el 35 y el 40 por ciento, de las grasas.

Más adelante, he incluido un plan alimenticio de siete días para que veas cómo puedes integrar estos alimentos. Y al final del capítulo, encontrarás unas cuantas recetas que han sido de gran ayuda para mis pacientes y para mí. De hecho, Tessa y Jane me han dado recetas que les han resultado útiles en su nueva manera de comer.

SEIS CONSEJOS PARA CONTROLADORES DE CALORÍAS

1. Come alimentos que te hagan sentir lleno: carbohidratos que contengan fibra y tengan una baja carga glucémica; proteínas bajas en grasa (más bajas en calorías); y un poco de grasa. Debes consumir alimentos de estas tres categorías en cada comida o refrigerio.

2. Come cuando te dé hambre, no cuando sientas que mueres de inanición.

3. Ingiere la mayor parte de tus calorías por la mañana —el desayuno es obligatorio; trata de consumir al menos dos tercios de tus calorías antes de la cena.

4. La variedad puede implicar más trabajo, pero es un satisfactor poderoso. No escatimes con las fuentes de tu satisfacción.

5. El tamaño de la porción es clave; mide tus porciones hasta que aprendas a identificar las cantidades que vas a comer.

6. Lleva un diario de alimentación —el conocimiento es poder.

Lista de alimentos para la dieta básica baja en calorías

Proteínas	Porción de 100 calorías

Carne, aves y mariscos (115 gramos se considera una ración normal bajo el supuesto de que las carnes se cocinen sin grasa).

Res

Carne rebanada a la parrilla	56 gramos
Chuck roast (soasada y cocida)	42 gramos
Sirloin (solomillo) magro	48 gramos

Cerdo

Chuleta	56 gramos
Jamón	42 gramos
Lomo canadiense	70 gramos
Tocino	2 rebanadas

Aves

Pavo con piel	56 gramos
Pavo sin piel	85 gramos
Pollo con piel	42 gramos
Pollo sin piel	56 gramos

Mariscos

Almejas	115 gramos
Atún empacado con agua	56 gramos
Atún fresco	70 gramos
Camarones	115 gramos/ 15 camarones
Lenguado	85 gramos
Ostiones	85 gramos/ 10 ostiones
Salmón ahumado	85 gramos
Salmón fresco	56 gramos

Queso

Americano	28 gramos/ 1 rebanada
Americano bajo en grasa	56 gramos/ 2 rebanadas
Colby bajo en grasa	56 gramos
Cheddar bajo en grasa	56 gramos
Feta	42 gramos
Mozzarella	28 gramos
Mozzarella bajo en grasa	42 gramos
Parmesano	28 gramos
Queso Oaxaca	28 gramos
Suizo	28 gramos

Productos lácteos y de granja

Huevos	1 grande/ 2 pequeños
Leche a 1% de grasa	1 taza
Leche entera	2/3 de taza
Leche descremada	1 1/2 tazas

Nueces

Almendras	15 gramos/ 15 piezas enteras
Cacahuates tostados	15 gramos
Nueces de la India	15 gramos
Pecanas	15 gramos/ 10 mitades
Pistaches	15 gramos/ 20 piezas

Carbohidratos	Porción de 100 calorías

Vegetales

Aguacate fresco	1/3 de pieza mediana
Alcachofa fresca	1 1/2 cabezas medianas
Apio	10 tallos/ 5 tazas de ralladura
Arvejas chinas	1 1/2 tazas
Berenjena pelada	2 1/2 piezas

Carbohidratos	Porción de 100 calorías
Betabel	1 1/2 tazas
Brócoli	2 tazas
Calabaza amarilla o calabacitas	3 tazas
Calabaza bellota	1 taza
Camote	1 pieza mediana
Col	1/2 cabeza
Coles de Bruselas	1 1/2 tazas
Coliflor	1/2 cabeza/30 floretes
Chícharos	2 tazas
Ejotes frescos	2 tazas/50 piezas enteras aprox.
Espárragos enlatados	2 tazas/33 briznas
Espárragos frescos	25 briznas
Espinaca	10 tazas
Frijoles enlatados	1/2 taza
Frijoles lima	1/2 taza
Guisante de vaca	1 taza
Guisantes de campo	1/2 taza
Jitomate enlatado	5 piezas medianas
Jitomate fresco	1 taza
Lechuga	1 cabeza grande
Lentejas	1/2 taza
Maíz	1/2 taza
Ñame	3/4 de taza
Papa horneada	1/2 pieza mediana
Pepino	2 1/2 piezas
Pimientos morrones	4 piezas
Zanahorias frescas	5 piezas grandes

Frutas

Arándano	1/2 taza/ 120 piezas
Ciruelas	3 piezas
Chabacano	1 1/3 de taza/ 5 piezas
Duraznos	2 piezas medianas
Frambuesas	250 gramos o 1 1/2 tazas
Fresas	20 piezas medianas

Higos	2 piezas
Kiwi	2 piezas
Mandarinas	2 piezas
Mango	1 taza/ 1 pieza pequeña
Manzanas	1 taza/ 1 pieza grande
Melón cantalupo	1/2 pieza mediana
Nectarinas	1 pieza
Pasas	75 piezas
Peras	1 pieza mediana
Plátano	1 pieza mediana
Sandía	Rebanada de 2 centímetros
Toronja	1 taza/1 pieza
Uvas	1 taza/25 piezas

Pan y pasta

Bagel solo	1/3 de pieza
Mantecada de maíz o salvado	1/2 de pieza
Rollo de pan dulce	2/3 de pieza
Pan blanco	1 1/2 rebanadas
Pan blanco de molde	2 rebanadas
Pan con pasas	1 rebanada
Pan de ajo	1 rebanada
Pan de harina de avena	1 1/2 rebanadas
Pan de trigo	1 1/2 rebanadas
Pan de trigo bajo en calorías	2 1/2 rebanadas
Pan integral	1 1/2 rebanadas
Pasta (la ración recomendada es de 56 gramos)	28 gramos

Cereales

All-Bran (cereal de salvado)	3/4 de taza
All-Bran Extra Fiber (con fibra adicional)	1 taza
40% Bran Flakes (cereal de salvado)	2/3 de taza
Cracklin' Oat Bran (cereal dulce	

Proteínas	Porción de 100 calorías
de avena integral y salvado)	1/3 de taza
Fiber One (cereal de salvado)	1 taza
100% Bran (cereal de salvado)	1/2 taza
Frosted Mini Wheats (cereal azucarado de maíz y trigo integral)	2/3 de taza
Granola	1/4 de taza
Harina de avena sola	3/4 de taza
Salvado con pasas	1/2 taza
Wheat Chex (cereal de trigo integral)	1 taza

Galletas saladas

Cheez-it (galletas con sabor a queso)	20 piezas
Finn Crisp (galletas de centeno)	5 piezas
Goldfish (galletas con sabor a queso)	28 gramos
Melba toast (pan tostado muy delgado)	6 piezas
Ritz (galletas redondas de trigo con sal)	6 piezas
Rykrisp (galletas de centeno)	3 piezas
Saltines (galletas de trigo con sal gruesa)	8 piezas
Wheat Thins (galletas de trigo)	9 piezas

Especias y condimentos

Azúcar	8 cucharaditas
Catsup	3/4 de taza
Jarabe	2 cucharadas soperas
Salsa picante	3/4 de taza

Grasas	Porción de 100 calorías

Aceites y untos

Aceite de maíz	2 cucharaditas
Aceite de oliva	2 cucharaditas
Crema de cacahuate	1 cucharada sopera
Mantequilla	1 cucharada sopera
Mayonesa	1 cucharada sopera

PLAN ALIMENTICIO DIARIO DE 1 200 CALORÍAS PARA LA DIETA BAJA EN CALORÍAS

DÍA 1

Desayuno

3/4 de taza de Fiber One (cereal de salvado) o algún otro cereal rico en fibra	90
1/2 taza de leche descremada	45
1/4 de melón cantalupo	50
1 rebanada de pan de trigo bajo en calorías	40
1 cucharada sopera de crema de cacahuate	95
Total de calorías	**320**

Refrigerio matutino

1 ciruela	40
1 barrita de queso mozzarela	80
Total de calorías	**120**

Almuerzo

1 taza de sopa de pollo con arroz	75

Ensalada mixta de lechuga con jitomates y pepinos, aderezada con 1 cucharada sopera de
salsa Roquefort   200
2 galletas Finn Crisp (galletas de centeno)   40
Total de calorías   **315**

Refrigerio vespertino

2 tazas de palomitas de maíz sabor mantequilla
(para prepararse en horno de microondas)   75
Total de calorías   **75**

Cena

1 milanesa de pollo sin hueso (115 gramos), rebozada en una mezcla homogénea de queso
parmesano y pan molido, y sofrita por corto
tiempo en aceite de oliva   300
1 taza de espárragos   30
1 jitomate rebanado   15
1 taza de frambuesas con 2 cucharadas soperas
de crema batida sin azúcar   85
Total de calorías   **430**

Total de calorías para el día 1   **1 260**

DÍA

Desayuno

2/3 de taza de harina de avena (no instantánea)
con algún edulcorante (que no sea azúcar) y
1/4 de taza de leche al 1% de grasa   125
2 rebanadas de lomo canadiense   90
1/2 taza de arándanos   40
Total de calorías   **255**

Refrigerio matutino

225 gramos de yogur sin grasa   100
Total de calorías   **100**

Almuerzo

1/2 de taza de sopa de frijol negro (judía negra)   55
2 rebanadas de jamón sobre pan bajo en calorías
   con lechuga, jitomate, 1 cucharadita de mayonesa y 1 cucharadita de mostaza   230
Total de calorías   **285**

Refrigerio vespertino

1 taza de zanahoria y apio picados   50
3 cucharadas soperas de humus   105
Total de calorías   **155**

Cena

1 langosta bogavante pequeña cocida al vapor re-
   mojada en mantequilla (puedes sustituir la mantequilla por verduras y olvidarte del remojón)   250
1 alcachofa mediana   60
Jitomates y pepinos rebanados con una cuchara-
   da sopera de **vinagreta**   75
1 sándwich de helado bajo en calorías (de marcas
   como Skinny Cow o Weight Watchers)   100
Total de calorías   **485**

Total de calorías para el día 2   **1 280**

DÍA

Desayuno

Sándwich (1/2 bolillo, 1 huevo escalfado, 1 reba- nada de lomo canadiense, 1 rebanada de queso americano)	235
1/4 de melón cantalupo	50
Total de calorías	**285**

Refrigerio matutino

Pepinos rebanados con 1/2 taza de queso cottage bajo en grasa	100
Total de calorías	**100**

Almuerzo

1 taza de crema de espárragos (preparada con agua)	85
1 jitomate relleno de **ensalada de atún con maíz**	225
Total de calorías	**310**

Refrigerio vespertino

2 ciruelas	70
Total de calorías	**70**

Cena

Mediterránea de pollo	385
1 taza de ejotes	40
1 FrozFruit (paleta helada de frutas naturales)	60
Total de calorías	**485**

Total de calorías para el día 3	**1 250**

DA

Desayuno

1 rebanada de sandía	100
1 rebanada de pan tostado con queso y jitomate (1 rebanada de pan bajo en calorías, 2 rebanadas de jitomate, 1 rebanada de queso americano (amarillo), suizo (emmental) o cheddar bajo en grasa y una untada de mostaza)	130
Total de calorías	**230**

Refrigerio matutino

Un **Smoothie de frutas** chico (1/2 ración)	155
Total de calorías	**155**

Almuerzo

Sándwich abierto de pan bajo en calorías, 115 gramos de pavo rebanado, jitomate, lechuga y 1/2 cucharada sopera de mayonesa	270
1/2 taza de uvas (12 piezas aprox.)	30
Total de calorías	**300**

Refrigerio vespertino

2 tazas de palomitas de maíz sabor mantequilla (para prepararse en horno de microondas)	75
Total de calorías	**75**

Cena

85 gramos de atún asado, sazonado con 3 cucharadas soperas de salsa picante	225

1 taza de espinacas sofritas con ajo en aceite de oliva	50
1/2 taza de zanahorias tiernas cocidas al vapor	35
1/2 taza de nieve de fruta	200
Total de calorías	**510**
Total de calorías para el día 4	**1 270**

DÍA 5

Desayuno

1 taza de salvado con pasas con 1/2 taza de leche descremada	235
1 rebanada de pan bajo en calorías con 1 cucharada sopera de crema de cacahuate	135
Total de calorías	**370**

Refrigerio matutino

1 taza de sopa de pavo con verduras	72
Total de calorías	**72**

Almuerzo

Ensalada griega	160
2 galletas RyKrisp (galletas de centeno)	60
1/4 de melón cantalupo	50
Total de calorías	**270**

Refrigerio vespertino

1 mandarina	50
Total de calorías	**50**

Cena

1 ración de **chuletas de cerdo con camote y manzana**	320
1 alcachofa mediana	60
1 taza de frambuesas con 2 cucharadas soperas de natilla fría sin azúcar	100
Total de calorías	**480**

Total de calorías para el día 5	**1 242**

DÍA

Desayuno

Omelet preparado con 1 huevo entero y 2 claras adicionales, pimiento verde picado, cebolla y jitomate	170
1/2 taza de **ambrosía**	100
Total de calorías	**270**

Refrigerio matutino

2 higos	75
28 gramos de jamón prosciutto	50
Total de calorías	**125**

Almuerzo

1 taza de estofado de almejas con verduras	80
1 papa chica al horno rellena con salsa picante y 2 cucharadas soperas de crema ácida sin grasa	250
1/4 de melón cantalupo	50
Total de calorías	**380**

Refrigerio vespertino

12 almendras	85
Total de calorías	**85**

Cena

12 camarones medianos hervidos	85
Salsa para coctel (1/4 de taza de catsup mezcla-	
da con rábano picante)	30
1 mazorca de maíz cocida	125
(sin mantequilla)	50
1 taza de brócoli cocido al vapor	
1 taza de fresas rebanadas con 2 cucharadas so-	
peras de natilla fría sin azúcar.	75
Total de calorías	**365**

Total de calorías para el día 6	**1 225**

DÍA

Desayuno

Smoothie de frutas

1 rebanada de pan tostado bajo en calorías	
1 cucharada sopera de crema de cacahuate	310
Total de calorías	40
	95

Refrigerio matutino   **445**

1/4 de melón cantalupo	50
Total de calorías	
	50

Almuerzo

Ensalada de escarola y jitomate con **aderezo de aguacate**	245
2 galletas Finn Crisp	40
1 mandarina	35
Total de calorías	**320**

Refrigerio vespertino

2 tazas de palomitas de maíz sabor mantequilla (para prepararse en horno de microondas)	75
Total de calorías	**75**

Cena

115 gramos de jamón sin grasa, calentado en horno de microondas	120
Suprema de calabaza invernal	200
15 briznas de espárragos	50
Total de calorías	**370**

Total de calorías para el día 7	**1 260**

RECETAS PARA CONTROLADORES DE CALORÍAS

Para tu conveniencia, las recetas aparecen en orden alfabético

ADEREZO DE AGUACATE

- 1/2 aguacate
- 1/4 de taza de vinagre
- 1/2 cucharadita de mostaza francesa (de Dijon)
- 1/2 taza de aceite de oliva

En un tazón pequeño, mezcla el aguacate, el vinagre y la mostaza. Rocía con el aceite mientras revuelves. Mezcla bien el aderezo y úsalo de inmediato.

RINDE 6 PORCIONES (3/4 DE TAZA)
CADA PORCIÓN CONTIENE 110 CALORÍAS

AMBROSÍA

- 2 naranjas partidas por la mitad
- 1 plátano rebanado
- 1/2 taza de coco desmenuzado sin endulzar

Pela y rebana finamente 3 de las mitades de naranja. En un tazón, combina las naranjas rebanadas, el plátano y el coco. Exprime la mitad restante de las naranjas y vierte el jugo sobre la mezcla de frutas. Deja que se asiente por entre 5 y 10 minutos antes de servir.

RINDE 2 PORCIONES
CADA PORCIÓN CONTIENE 200 CALORÍAS

CHULETAS DE CERDO CON CAMOTE Y MANZANA

- 3 cucharadas soperas de harina multiusos
- Sal

Pimienta negra molida

2 chuletas de cerdo de 85 gramos c/u

1/4 de taza de cebolla picada

1/2 taza de caldo de pollo

1/4 de taza de sidra de manzana

1 camote chico rebanado

1 manzana rebanada

En un tazón poco profundo, combina la harina con la sal y la pimienta al gusto y rebosa las chuletas de cerdo en esa mezcla.

Calienta una cacerola grande sin mango rociada con aceite de oliva a fuego medio-alto. Añade las chuletas y cocínalas por alrededor de 2 minutos cada una o hasta que se doren. Retíralas de la cacerola y colócalas en otro traste.

En la misma cacerola, mezcla la cebolla y una pequeña cantidad de caldo de pollo. Cocina hasta que la cebolla quede suave y translúcida. Agrega la sidra y el resto del caldo de pollo. Recoloca las chuletas en la cacerola y agrega el camote y la manzana. Tapa, reduce el fuego y deja que se cocinen hasta que el camote y la manzana queden suaves.

RINDE 2 PORCIONES
CADA PORCIÓN CONTIENE 320 CALORÍAS

ENSALADA DE ATÚN Y MAÍZ

1 taza de maíz fresco o congelado, cocido; o enlatado y drenado

1 lata (170 gramos) de atún en agua

3 tallos de apio picados

1/2 cebolla finamente picada

1/2 taza de mayonesa baja en grasa

Pimientos rojos

Sal

Pimienta negra molida

Esta receta sabe mejor con maíz fresco. Cuécelo entero en un horno de microondas durante 2 ó 3 minutos y luego retira los granos de la mazorca. Si utilizas maíz congelado, cuécelo en un horno de microondas durante 1 minuto y luego enjuágalo con agua fría.

En un tazón, mezcla el maíz, el atún, el apio, la cebolla y la mayonesa. Añade los pimientos, la sal y la pimienta al gusto.

RINDE 4 PORCIONES
CADA PORCIÓN CONTIENE 190 CALORÍAS

ENSALADA GRIEGA

4 tazas de lechuga lavada y desmenuzada (puede sustituirse la mitad de la porción de lechuga por espinaca)

1 jitomate mediano cortado en forma de cuñas

1/2 cebolla chica finamente rebanada

56 gramos de queso feta bajo en grasa desmenuzado

6 aceitunas griegas (negras) sin hueso

Aderezo

1/4 de taza de vino tinto

1 cucharada sopera de aceite de oliva

1 cucharada sopera de orégano seco

2 cucharaditas de jugo de limón

1 cucharadita de albahaca fresca picada o 1/2 cucharadita de albahaca seca.

Para preparar la ensalada: En un tazón grande, combina la lechuga o la mezcla de lechuga y espinaca con el jitomate, la cebolla, el queso y las aceitunas.

Para preparar el aderezo: En un tazón pequeño, mezcla el vino, el aceite, el orégano, el jugo de limón y la albahaca. Vierte el aderezo sobre la ensalada y revuelve.

RINDE 1 PORCIÓN
CADA PORCIÓN CONTIENE 160 CALORÍAS

MEDITERRÁNEA DE POLLO

4 cucharadas soperas de aceite de oliva

4 muslos de pollo

1 cebolla picada

1 lata (de 1 140 gramos) de jitomates enteros

1 taza de vino blanco

1 diente de ajo machacado

Sal

Pimienta negra al gusto

Aceitunas negras (opcional)

Calienta el aceite en una cacerola grande a fuego medio-alto. Agrega el pollo y cocina hasta que se dore. Retíralo de la cacerola. Coloca la cebolla en la misma cacerola y cocínala hasta que se transparente pero no se dore. Añade los jitomates, el vino y el ajo. Agrega sal y pimienta al gusto. Añade las aceitunas (en caso de usarlas). Vuelve a colocar el pollo en la cacerola y tápala. Deja que se cocine a fuego lento durante 20 minutos o hasta que el pollo quede bien cocido.

RINDE 4 PORCIONES
CADA PORCIÓN CONTIENE 385 CALORÍAS

SALSA ROQUEFORT

1/4 de libra de queso Roquefort (o algún otro queso azul)

1 taza de crema ácida baja en grasa

1 cucharada sopera de vinagre

1 cucharada sopera de cebolla o cebollín finamente picados

Sal

Pimienta negra molida

En una licuadora, mezcla el queso, la crema ácida, el vinagre, y la cebolla o el cebollín. Licua hasta obtener la consistencia deseada. Salpimenta al gusto.

RINDE 6 PORCIONES
CADA PORCIÓN CONTIENE 55 CALORÍAS

SMOOTHIE DE FRUTAS

Yo añado un poco de cereal All-Bran a mis *smoothies*, a mí me encanta; a otros no. Haz la prueba.

1 taza de leche a 1% de grasa

1/4 de taza de yogur solo

1 plátano maduro grande o alguna otra fruta suave como duraznos enlatados o bayas frescas o congeladas

2 ó 3 cubos de hielo

1 cucharada sopera de All-Bran (cereal de salvado) opcional

En una licuadora, mezcla la leche, el Yogur t, el plátano (u otra fruta), los cubos de hielo y el cereal (si así se desea). Licua hasta obtener una consistencia lisa.

RINDE 1 PORCIÓN
CADA PORCIÓN CONTIENE 310 CALORÍAS

SUPREMA DE CALABAZA INVERNAL

2 cucharadas soperas de aceite de oliva

1 calabaza de castilla cortada en trozos del tamaño de un bocado

1 manzana cortada en trozos del tamaño de un bocado y, si lo deseas, pelada.

1/3 de bolsa (de 156 gramos) de arándanos frescos

2 cucharadas soperas de azúcar mascabado

Calienta el aceite en una cacerola grande a fuego medio-alto. Añade la calabaza y cocínala por entre 5 y 7 minutos, o hasta que comience a suavizarse, removiendo con frecuencia. Agrega la manzana. Cocina todo por otros 5 minutos y luego añade los arándanos y el azúcar mascabado. Cocina hasta que la mezcla se ablande y los arándanos queden hinchados y suaves.

RINDE 2 PORCIONES
CADA PORCIÓN CONTIENE 200 CALORÍAS

VINAGRETA

1/3 de taza de aceite de oliva

1/3 de taza de vinagre de uva

1/3 de taza de agua

1 ó 2 dientes de ajo picados

Sal

Pimienta negra molida

En un tazón pequeño, mezcla el aceite, el vinagre, el agua y el ajo. Añade sal y pimienta al gusto.

RINDE 12 PORCIONES (1 TAZA)
CADA PORCIÓN CONTIENE 35 CALORÍAS

Puedes sustituir hasta la mitad del vinagre con mostaza —la mostaza francesa (de Dijon) *funciona mejor.*

Capítulo 8

La dieta para controlar grasas

Hasta hace muy poco, si ibas con tu médico y le decías que querías bajar de peso, él te entregaba algunos panfletos acerca de alguna dieta baja en grasa y alta en carbohidratos. Ésa era la única opción alimenticia que ofrecían los médicos, los nutriólogos, y durante muchos años, hasta las revistas femeninas. Y aunque varios doctores aún promueven el viejo remedio, hoy pocos libros y revistas de mostrador elogian esa estrategia de adelgazamiento. La dieta de tu abuela necesita un buen agente de relaciones públicas. Se esfuerza por competir con la dieta South Beach, la dieta de Adictos a los carbohidratos y la dieta a base de crema de cacahuate. Mientras que existen docenas de versiones de la dieta de la zona y de la del doctor Atkins, los regímenes bajos en grasa, con sus exhortaciones a "comer más y pesar menos" o a "detener la locura", "Si como 500 calorías menos, adelgazaré en esa misma proporción. ¡Genial!" prácticamente han desaparecido de las portadas de revistas y han quedado relegadas al fondo de los estantes de las librerías.

Entonces, ¿se puede perder peso con una dieta baja en grasas o, como lo proclamó un relato aparecido hace poco en la revista *The New York Times*, no se trataba mas que de *una gran mentira*? No era una mentira. Pero en el confuso y continuo frenesí estadounidense por las dietas, las nuevas ideas siempre parecen descalificar a las anteriores. Por supuesto, ése no es el propósito principal de este libro. Todos estos regímenes de adelgazamiento funcionan, pero eso depende tanto del tipo de persona que lo siga como de qué tan bien se ajustó el plan a las características individuales. El hecho es que han existido cientos de estudios sobre las dietas bajas en grasa que documentan su efectividad. De acuerdo con un análisis, por cada reducción del dos por ciento en la grasa que consumes se pierde medio kilogramo de peso.

También hay varias personas que atestiguan la efectividad de una dieta baja en grasa. En un estudio en el que participaron 440 hombres y mujeres que habían bajado al menos trece kilogramos y se conservaron esbeltos por más de cinco años, muchos de ellos aseguraron haber empleado una dieta baja en grasas como su estrategia de adelgazamiento, y para casi todos, el factor clave para mantener su nuevo peso había sido dicho régimen.

El gran problema de la dieta baja en grasas es que, hasta hace poco tiempo, fue el único plan de adelgazamiento que existía. Todas las personas seguían este régimen sin considerar lo que comían, su modo de vida ni lo que les hacía sentir satisfechos. Ésta fue justo la dieta original y aceptada que propugnaba *un mismo remedio para todos*.

Y obviamente, cuando eso ocurrió, el índice de fracasos en esta dieta fue impresionante. Claro que varias personas lograron adelgazar, pero muchas otras no. Y como se le consideraba la manera *correcta* de comer, era más fácil que se viera a los fracasos como una falla moral que como una simple incompatibilidad entre el individuo y el plan alimenticio.

Además, todas las grasas se convirtieron en *el enemigo*. Debido a esta manera de pensar, desapareció la distinción entre grasas *buenas* y *malas*, y se olvidó el papel tan importante que la grasa desempeña en cualquier régimen. Por todo ello, este enfoque tan efectivo sobre el adelgazamiento se ha abandonado casi por completo —no sólo en el caso de los médicos y nutriólogos, sino en el de la gente que busca adelgazar y que ya lo cataloga dentro de las *malas estrategias*.

Pero entonces, ¿a quién le podría funcionar esta dieta? Como en todos los regímenes, eso dependerá de las preferencias alimenticias, las maneras en que te llenas, tu historia clínica y tu estilo de vida. Para descubrir si tú deberías seguir una dieta baja en grasas, necesitarás entender los principios fundamentales de su funcionamiento —en otras palabras, qué grasas conservar, cuáles desechar, y quizá lo más importante, qué alimentos puedes consumir para que no pierdas más grasa cuando debas normalizar su consumo. Ese es el elemento clave que suele faltar en las dietas bajas en grasa que fallan. Debes forjarte un régimen que te ayude a adelgazar pero que te permita sentirte lleno. Si tu dieta te hace sufrir, entonces no funcionará. Una vez que comprendas cómo funciona un plan alimenticio adecuado, veremos una lista de alimentos que contienen cinco gramos de grasa o menos, así como un plan alimenticio de siete días para que sepas poner en acción estos principios. Por último, al final del capítulo, he incluido algunas recetas que te darán algunas ideas frescas sobre cómo cocinar y comer para controlar tu consumo de grasa.

Comencemos por conocer algunos casos de gente que ha tenido éxito con esta clase de dietas.

LA HISTORIA DE DIANE

Diane es una atractiva mujer de 44 años que buscó mi ayuda cuando le pareció inevitable que acabaría por ser tan obesa como su madre y sus dos hermanas mayores. Ella mide casi 1.80 metros de estatura, y por ello, los más de 90 kilogramos que pesaba no la hacían ver gorda en lo absoluto, sino alta y espigada. Sin embargo, durante los últimos años comenzó a engordar. Su hijo Matthew, quien hoy cuenta con siete años, la había dejado con siete kilogramos más de lo que ella consideraba su mejor peso alcanzado —72 kilos—, y desde su separación hace dos años, la báscula avanzó en una sola dirección. Ella se sentía frustrada y un poco enojada.

"Esto no es justo", me decía. "Claro que no soy perfecta. Pero, en general, como de forma equilibrada. Es cierto que a veces en verdad me excedo, y cuando eso ocurre, siento que no hay manera en que pierda el peso que gano. ¡No es justo!"

Nosotras hablamos sobre su vida y su alimentación. Durante la semana, se encontraba llena de obligaciones; estaba tan ocupada que no tenía tiempo para desayunar. En esos días, ella tan sólo comía una dona y un café después de dejar a sus hijos en la escuela de camino a su trabajo. Para el almuerzo, ella y las otras mujeres de su oficina iban a una tienda del vecindario y comían sándwiches —además de las sabrosas papas fritas caseras que iban incluidas.

La cena era variable. A su hijo mayor sólo le gustaban los sándwiches y la menor sólo comía macarrones con queso. Cuando los niños ya estaban en la cama, ella solía cenar de pie frente al refrigerador las sobras del fin de semana o de la pasta que preparaba para su hija. Sus comidas propiamente dichas eran muy modestas, pero lo que no comía a sus horas lo comía (en exceso) como refrigerio. En su oficina, Diane no solía ser capaz de resistirse cuando sus compañeros tomaban un receso entre las 3:00 y las 4:00 P.M. y atacaban las máquinas de dulces en el piso de abajo. Entonces, después de la cena, con frecuencia se recompensaba con galletas ("¡Pero eran bajas en grasa!") mientras lavaba la ropa o pagaba sus cuentas.

Entonces analizamos su diario de alimentación. Había mucha pasta, muchos sándwiches, papas fritas, y en ocasiones, pollo y dulces. Bebía refrescos casi a diario. Cuando le pregunté sobre la carne roja, me respondió que a ella no le apetecía demasiado y que sus hijos no la comían por nada del mundo.

Para ella, el principal inconveniente de ponerse a dieta era el hambre. Por lo regular, sus dietas consistían en comer tres veces al día y olvidarse de los bocadillos, pero notaba que después de un par de horas de haber comido desfallecía de hambre. "Sólo mil calorías", repetía para sus adentros. Siempre esperaba impaciente la hora del almuerzo, y a las 5:30, era la primera en salir del trabajo —con gruñidos en el estómago.

Durante los años más recientes, cada dieta que iniciaba acababa en desastre. Perdía peso, pero después de unas cuantas semanas, el hambre constante y la sensación de privación la desgastaban y acababa por meterse a la boca cualquier galleta o papa que encontrara.

La otra cosa que ella odiaba de las dietas era que nunca podía comer lo suficiente como para sentirse en verdad llena. Aunque medía sus porciones con gran cuidado, una taza de pasta nunca le parecía lo equivalente a 250 calorías. Y aunque le gustaba limitar su consumo de calorías, podía mimarse con dulces para el postre. Ella decía que sin postre nunca iba poder apegarse a una dieta por sentirse aún más limitada. Entonces, medía con todo cuidado su tercio de taza de helado (110 calorías), y saboreaba cada cucharada. Llena con un sentimiento de auténtico logro, ella podía alejar la caja de helado aun cuando muriera por más. Pero eso nunca duraba. "Simplemente, no tengo fuerza de voluntad". Después de nuestras charlas y de analizar su diario alimenticio y su cuestionario, yo pensé que a Diane podía funcionarle una dieta para controlar grasas. Pero, ¿qué es lo que la convertía en una buena candidata? Primero que nada, sus preferencias alimenticias. Comía mucha pasta y muchos panes y vegetales. Rara vez comía carne, y cuando lo hacía era de pollo u ocasionalmente de pescado. Lo único que evitaba que su régimen fuera bajo en grasas eran sus refrigerios. Lo que según ella era una saludable dieta baja en calorías, la estaba dejando muy hambrienta, y cuando tenía hambre, le era demasiado difícil resistirse a los bocadillos tentadores que encontraba en su oficina o en su propia alacena.

Incluso después de una comida, ella sentía que no había comido *lo suficiente*. Y no es que tuviera verdadera hambre, pero tampoco se sentía del todo satisfecha. Comer un poco de esto y otro poco de aquello —la esencia de una dieta baja en calorías— le parecía tonto, y prefería devorar una enorme ensalada que un plato con pequeñas raciones de diferentes alimentos.

Entonces, ¿qué es lo que te hace compatible con una dieta baja en grasas? Al igual que a Diane, necesitan gustarte los alimentos que componen una dieta baja en grasa. Aquí, los carbohidratos van a desempeñar un papel importante: panes y pastas, y frutas y verduras; estos alimentos constituyen la piedra angular de una dieta para controlar grasas. Debes permanecer con esta dieta sólo si en verdad te gusta. Las proteínas bajas en calorías también tendrán un lugar importante. Éstas incluyen no sólo las carnes bajas en grasa como la de pollo o pescado, sino fuentes proteínicas no derivadas de la carne: frijoles, soya, productos lácteos y huevos.

Otro factor que determina si puedes funcionar con una dieta baja en grasa es lo que te hace sentir lleno. El volumen debe ser un importante elemento de satisfacción para quienes sigan un régimen de este tipo. Quizá demos por hecho que todos necesitamos tener una sensación de saciedad en el estómago para dejar de comer —pero eso no es cierto. Existe toda una diversidad de estímulos que nos indican que ya hemos comido lo suficiente. Si estás leyendo este capítulo, es muy probable que lo que te de tu mayor sensación de plenitud sea el volumen.

Aunque las preferencias alimenticias y los estímulos para la saciedad son los dos factores más importantes a considerar cuando se elige una dieta baja en grasa, existen otros aspectos de tu salud y estilo de vida que deben tomarse en cuenta. La presencia de ciertos factores de riesgo cardiacos pueden ser claves al elegir este plan para ti.

Además, este plan requiere de que comas con frecuencia. Es esencial comer tres veces al día y tomar dos refrigerios

¿QUIÉN NO DEBE DE SEGUIR UNA DIETA BAJA EN GRASAS?

Es probable que no debas seguir esta dieta si sufres de:

* Diabetes
* Síndrome metabólico
* Alto nivel de triglicéridos
* Bajo nivel de colesterol LAD (bueno)

Estos padecimientos sugieren que no procesas los carbohidratos de manera normal, y los carbohidratos constituyen en núcleo de este régimen.

para mantener esta dieta. Seré más directa: yo *prescribo* los refrigerios como la cura. ¿Por qué? Porque para muchas personas es mejor comer de manera frecuente a lo largo del día y así prevenir los grandes ataques de hambre. Y éste es justo el problema: esos accesos tan notorios que ocurren en las dietas bajas en grasa —los momentos en los que no puedes más y te abalanzas sobre la bolsa de galletas con chispas de chocolate hasta acabártela. Así, por extraño que suene, tienes que estar dispuesto a comer siempre que te dé hambre para disfrutar de esta dieta y hacer que funcione.

PRINCIPIOS FUNDAMENTALES DE UNA DIETA PARA CONTROLAR GRASAS: MÁS SIGNIFICA MÁS

Las grasas contienen más calorías que cualquier otro tipo de alimento. La función de la grasa en nuestro cuerpo —así como en el cuerpo de las plantas y los animales que nos proporcionan nuestra grasa— es almacenar energía. Y ¡vaya que lo hace bien! Un gramo de carbohidratos o proteína contiene cuatro calorías. Un gramo de grasa contiene nueve calorías —más del doble. La diferencia radica en el núcleo de la dieta para controlar grasas. Para que puedas perder peso, una dieta baja en grasas debe ser, en esencia, una dieta baja en calorías. Si reduces tu consumo de grasa y comes las cantidades adecuadas de carbohidratos y proteínas, en verdad puedes comer más cantidad de alimentos a la vez que ingieres menos calorías.

Esto funciona debido a algo que solemos recordar cada Nochebuena. Una de las maneras más importantes que tenemos para sentirnos satisfechos con una comida es el volumen. En concreto, para nuestro estómago, más sólo significa más. Aunque tenemos mecanismos de control que nos hacen consumir el mismo número de calorías día tras día y semana tras semana, nuestra capacidad para determinar las calorías de una sola comida es en extremo deficiente. Nosotros no dejamos de comer porque ya hayamos ingerido suficientes calorías. De hecho, cuando dejamos de comer, la mayoría de esas calorías se encuentran intactas en nuestro estómago. Lo que nos hace detenernos es el volumen. Y, de hecho, casi toda la gente come el mismo volumen de alimentos cada día. En los estudios que se han realizado en hombres y mujeres para descubrir el factor que los hace dejar de comer, el volumen suele aparecer en primer lugar. En otras palabras, si comes algo que ocupa bastante espacio en tu estómago pero que no tiene muchas calorías, te sentirás más satisfecho que si comes algo que no ocupa mucho espacio pero que tiene bastantes calorías.

Por desgracia, aunque la cantidad puede engañar a nuestro estómago cuando se trata de una comida individual —que es la manera en que se hacen la mayoría de estos estudios— no siempre lo logra cuando se considera el lapso de tiempo entre cada comida. Una cabeza de lechuga hará que te sientas lleno, pero es muy probable que después de más o menos una hora vuelva a darte hambre. Son las grasas (y proteínas) lo que contribuye a prolongar nuestra sensación de plenitud para que podamos aguantar por más de una o dos horas entre cada comida. Tienes que despistar a tu cuerpo al conservar el consumo algunas grasas y terminar de saciarte con alimentos que tengan menos calorías pero que puedan comunicar de manera contundente al cerebro que ya has comido y que te gustaron tus alimentos.

LA HISTORIA DE JOHN

John es un italiano de 39 años que inició el negocio de su familia y hoy lo encabeza. Cuando era más joven se encontraba en muy buena condición pero comenzó a engordar después de que nacieron sus hijos e inició su negocio. Por la época en que lo conocí, él pesaba 22 kilos más de lo que consideraba como el mejor peso que había tenido. Sufría de hipertensión y de dolores en las rodillas. También padecía de apnea obstructiva del sueño (asfixia nocturna) y necesitaba usar una bomba de aire especial por la noche. Sus niveles de colesterol estaban fuera de control. Su médico le había advertido que si no lograba reducir sus niveles de colesterol LBD, iba a tener que medicarlo. John no quería tomar ninguna medicina, pero su padre había sufrido un infarto cuando tenía alrededor de 50 años y tampoco deseaba eso. Fue entonces cuando buscó mi ayuda.

John llevaba una vida muy agitada. Abría su tienda a las 7:30 cada mañana y no solía regresar a casa sino hasta las 9:00 P.M. Cuando se levantaba por las mañanas, tan sólo saltaba hacia la ducha y se iba a trabajar. Comentó que sólo comía una vez al día, en la cena, porque era la única hora en la que le daba hambre. Nunca desayunaba, pues decía que no tenía hambre ni tiempo. Si acaso sentía algunas punzadas de hambre cerca del mediodía, nunca faltaba algo para picar en su oficina. Rara vez tomaba un receso para el almuerzo. Tomaba una rebanada de pizza o una bolsa de papas fritas – o lo que comiesen los niños que visitaban la tienda. Para la hora de cenar, él moría de hambre. A veces sentía como si comiera durante toda la noche, desde que llegaba a su casa hasta que se acostaba, porque no podía llegar a sentirse verdaderamente lleno.

Al igual que Diane, la esencia de su dieta eran los carbohidratos. Comía carne, pero por lo regular de pescado o pollo y rara vez consumía leche o mantequilla. Sólo comía queso como ingrediente de la pizza que tomaba en su oficina.

John se había puesto a dieta hacía varios años. Ingresó en Weight Watchers y perdió casi 22 kilos en el transcurso de un año. Intentó retomar esa dieta pero en realidad nunca logró que le funcionara.

Después de revisar la historia y el cuestionario de John, me pareció claro que lo mejor para él iba a ser la dieta para controlar grasas. Ésta se amoldaba a sus gustos y su temperamento, era adecuada para su estado de salud y le había funcionado en el pasado. Yo sospeché que las dificultades de John para volver a hacerla funcionar se debían a que sólo trataba de eliminar las grasas sin modificar el resto de su alimentación, y en la mayoría de la gente eso no funciona. Además, cuando no se encontraba a dieta, su costumbre de comer una sola vez al día contribuía con el problema. Al dejarlo tan hambriento que no podía dejar de comer en exceso, sus hábitos alimenticios formaban parte del problema, no de la solución.

Como ocurre con muchas personas, John dejaba que se acumulara su hambre durante todo el día, y cuando por fin se sentaba a cenar, su impulso era comer en exceso. Ésta es la reacción natural del cuerpo ante la privación, y es tan inevitable como la gravedad. No importa si lo que intentas es perder peso o sólo conservar el que tienes, es importante que comas cuando te dé hambre y no cuando ésta se convierta en hambruna.

Esto adquiere una importancia particular en una dieta baja en grasa. Cuando sigues una dieta rica en carbohidratos, lo cual es el caso de una dieta baja en grasa, provees a tu cuer-

po con su combustible preferido. Esto significa que tu cuerpo
será capaz de utilizar estas calorías de inmediato —y eso es
bueno. Sin embargo, esto también quiere decir que necesitarás recargarte de combustible a intervalos regulares para mantener tu cuerpo en funcionamiento. En concreto, necesitas
comer tres veces al día y tomar un refrigerio o quizá dos. De
lo contrario, tendrás demasiada hambre cuando te sientes a
comer, y como John, serás incapaz de detenerte.

LA PERFECTA DIETA BÁSICA PARA CONTROLAR GRASAS

Así que ¿cómo es una dieta para controlar grasas? En este
plan alimenticio, quizá más que en ningún otro, tienes que
pensar no sólo en los alimentos que evitarás sino en aquellos con los que los sustituirás. Aunque los supermercados
están llenos de productos bajos en grasa, muchos de ellos no
son por fuerza bajos en calorías.

En esta dieta comerás un poco de grasa —hasta un tercio
de tus calorías provendrán de ella. Y las grasas que consumas
serán *las correctas*— aquellas que son buenas para ti. Además, comerás algunos carbohidratos de naturaleza baja en
grasa. Y también comerás bastantes proteínas porque aunque
los carbohidratos llenan tu estómago, las proteínas te ayudan
a sentirte satisfecho y permanecer así por varias horas.

LOS FLACOS TAMBIÉN CONSUMEN GRASA

No todas las grasas son creadas iguales.

La dieta perfecta para controlar grasas te proporciona cerca
de un tercio de tus calorías a partir de la grasa. Esto te permite tener algunas de las cualidades saciadoras de la grasa y
a la vez reducir su consumo total.

EL COSTO OCULTO DE LOS ALIMENTOS BAJOS EN GRASA

Las presentaciones bajas en grasa de muchos alimentos suelen contener el mismo número de calorías —y a veces más— que su versión original. Al extraer la grasa, los fabricantes suelen añadirles carbohidratos. Por ejemplo, la crema de cacahuate baja en grasa contiene un tercio de la cantidad normal de grasa, y pese a ello, tiene 85 calorías por cucharada sopera.

Una galleta regular de harina de avena fabricada por cierta compañía contiene menos calorías que su versión baja en grasa (45 calorías contra 50). Lee la etiqueta antes de probar cualquier alimento bajo en grasa para asegurarte de que también sea bajo en calorías.

¿CUÁNTA GRASA?

"Ninguna dieta eliminará del cuerpo toda la grasa porque el cerebro es pura grasa. Sin cerebro quizá te veas bien, pero todo lo que podrás hacer es ocupar un cargo público". *George Bernard Shaw*

¿Cuánta grasa necesitas en tu dieta? Todos necesitamos alguna.

- Los bebés necesitan obtener el 50 por ciento de sus calorías a partir de la grasa.

- Los niños de hasta 2 años deben obtener hasta el 40 por ciento de sus calorías de la grasa.

- Los adultos pueden arreglárselas si obtienen entre un 15 y un 20 por ciento de calorías provenientes de la grasa —si así lo desean.

Pero no se trata sólo de deshacerse de todos los tipos de grasa. Una dieta saludable baja en grasa eliminará las grasas *malas* a la vez que aumenta las *buenas*. En la alimentación promedio, la mayor parte de las grasas son malas: sean las grasas saturadas —aquellas que se encuentran en la carne o en los productos lácteos ricos en grasa— o las grasas del tipo llamado *trans*. Éstas son las grasas que aumentan el riesgo de enfermedades cardiacas y quizá también de cáncer.

Es posible que no hayas escuchado mucho acerca de las grasas del tipo *trans*. Sólo hoy comienza a prestárseles la atención que merecen. Minúsculas proporciones de ellas se encuentran de manera natural en varios alimentos (y no hay nada de malo en ello). Y aunque encajan en la definición de grasas monoinsaturadas o polinsaturadas, actúan en el cuerpo como grasas saturadas y parecen asociarse a índices elevados de la enfermedad coronaria. Pero, ¿dónde encontramos estos ácidos grasos del tipo *trans*? Dondequiera que vendan aceites parcialmente hidrogenados. Estos constituyen las grasas que se usan en varios alimentos procesados: galletas, panes y pasteles. Como proporcionan una consistencia cremosa a la comida y prolongan su vida comercial, los fabricantes las adoran. Pero también aumentan tu riesgo de padecer enfermedades del corazón.

De este modo, la perfecta dieta para controlar grasas reducirá tu consumo de grasas saturadas al hacerte comer menos carne, y la que comas, deberá ser magra. También reducirás las grasas del tipo *trans* al evitar pastelillos y galletas preempaquetados, así como otros alimentos que contengan estas sustancias. Puedes sustituir parte de esa grasa con grasas mono y polinsaturadas —que se derivan de las nueces, los granos y las aceitunas— además de las grasas omega, las cuales se encuentran en el pescado.

Estas grasas tan saludables suelen constituir sólo una pequeña porción de la grasa que se ingiere en una típica dieta estadounidense. Tú puedes consumir más de ella y aún así obtener sólo el 33 por ciento de tus calorías de la grasa. Debido a que es necesario hacer distinciones entre las grasas, yo no llamaría a este régimen una *dieta baja en grasas*: la llamo una *dieta para controlar grasas* porque pone atención no sólo en las grasas que desechas, sino también en las que conservas.

EL SECRETO DE LA DIETA PARA CONTROLAR GRASAS: FÍJATE EN LAS ETIQUETAS

Si vas a poner atención en las grasas que comes y a reducir tu consumo de grasa a un tercio de las calorías de tu dieta, necesitas aprender a leer una etiqueta de información nutricional. Esto suena fácil, pero puede resultar confuso. Las etiquetas de información nutricional fueron el resultado del *movimiento en favor del consumidor* que surgió en la década de los setenta, pero la industria alimenticia se las ha arreglado para influir en la manera en que se escribe dicha información. Sí, la información está ahí, pero a menudo se encuentra de maneras sorprendentemente engañosas —maneras que buscan persuadirnos a comer (y por lo tanto, a comprar) más.

Lo primero que debes aprender es el argot. Algunos alimentos dicen estar exentos de grasa, y por ley deben contener sólo 0.5 gramos de grasa o menos por ración. Nota bien que esto es *por ración*. A eso se debe que exista aceite de oliva en aerosol cuya etiqueta pueda afirmar que el producto no contiene grasa. La cantidad que rocías contiene menos de 0.5 gramos de grasa. El término *bajo en grasa* significa que cada ración contiene menos de tres gramos de grasa. *Reducido en grasa* significa que el producto tiene 25 por ciento menos de grasa que su presentación original. A eso también se debe que exista la mantequilla reducida en grasa. En realidad no es baja en grasa, pero contiene menos.

La etiqueta también te dirá cuántas calorías tiene cada ración. El conocimiento es poder: Necesitas saber cuántas calorías contiene un alimento pues esto es algo que en verdad puede sorprenderte.

En segundo lugar, la etiqueta te dice lo que es una ración. Lo que podrías considerar como una ración individual no siempre corresponde con lo que la etiqueta enlista como una ración. Tomemos como ejemplo una botella de 20 onzas de agua gasificada como las que salen de las máquinas de refrescos. Quizá pienses que se trata tan sólo de una gran ración —pero tal vez te equivoques. Esa botella de 20 onzas contiene *2.5 raciones*. El total de calorías que se indica en un costado te dice cuántas calorías contiene lo que la compañía llama una *porción*. De este modo, esa botella de Gatorade azul no contiene 200 calorías, sino 500. Y si no lees la información sobre el número de raciones por botella, nunca sabrás eso.

La etiqueta de información nutricional también te dirá cuánta grasa contiene cada ración, y enlistará qué tanto de ella es grasa saturada. Esta dieta te pide que limites tu consumo de grasas regulares a un 33 por ciento de tus calorías y que limites el de grasas saturadas a menos del siete por ciento.

¿Cómo se lee una etiqueta?

Revisa las calorías por ración, podría sorprenderte lo que leas.

La grasa saturada debe constituir menos del 7 por ciento de tus calorías diarias. En una dieta de 1200 calorías, esto equivale a sólo 9 gramos.

Información nutrimetal

Tamaño de la porción ½ taza (114 g)
Porciones por empaque 4

Cantidad por porción

Calorías 90   Calorías de origen graso 30

	% de la IDR*
Grasa Total	5%
Grasa saturada 0g.	0%
Colesterol	0%
Sodio 300 mg	13%
Total de carbohidratos 13g	4%
Fibra dietética 3g	12%
Azucares 3g	
Proteina 3g	

Vitamina A 80%	Vitamina C 60%
Calcio 4%	Hierro 4%

*El porcentaje de la ingesta diaria recomendada se basan en una dieta de 2000 calorías. Tus valores diarios pueden variar según tus necesidades de calorías.

Calorias por gramo:

Grasa 9	Carbohidratos 1		Proteina 4

Siempre debes revisar el tamaño de la ración —toda la información de la etiqueta es por ración. Lo que tú consideras una ración podría no corresponder con el concepto de ración que tiene el USDA*.

Es aquí donde intervienen las matemáticas. Para obtener el porcentaje de calorías provenientes de la grasa, divide el total de calorías entre las calorías de origen graso. En este caso: 90 entre 30 = 3. Si tu respuesta es menor a 3, el alimento contiene demasiada grasa.

Estos números reflejan la proporción de cada nutriente que contiene una ración. Esto aparece como un porcentaje de la cantidad diaria recomendada para una dieta de 2000 calorías.

*Departamento de Agricultura de los Estados Unidos.

He aquí lo que no aparece en la etiqueta: El porcentaje de calorías en el alimento que proviene de la grasa. Para obtenerlo, necesitas ejercitar un poco tus matemáticas: Divide el número de calorías en la ración entre el número de calorías de origen graso. Si el resultado es menor a tres, entonces más de un tercio de las calorías de ese alimento provienen de la grasa y necesitarás limitar su consumo.

Pero hay otra cosa que no indica la etiqueta: La proporción de grasa monoinsaturada y polinsaturada que contiene. Quizá pienses que puedes descubrirlo con tan sólo restar la cantidad de grasas saturadas del total de grasas. Pero esto no es así porque, al menos hasta ahora, los fabricantes no están obligados a enlistar las grasas del tipo *trans*. Sin embargo, el FDA (Administración de Alimentos y Fármacos de los Estados Unidos) ha aprobado una norma que dice que esta información deberá incluirse a partir de enero de 2006. Lo que puedes hacer por el momento es revisar la lista de ingredientes y buscar "aceites parcialmente hidrogenados". Entonces sabrás si el alimento contiene grasas del tipo *trans*, aunque no sabrás la cantidad.

Ahora bien, si no como grasas, ¿entonces qué comeré? Si eliminas las grasas, sentirás más hambre a menos que modifiques el resto de tu dieta. Una dieta que restrinja las grasas sólo puede funcionar si te aseguras de que los carbohidratos y proteínas que consumas se encarguen ahora de hacerte sentir lleno, aunque con menos calorías.

Lo indicado: las proteínas

Las proteínas son la columna vertebral de cualquier dieta efectiva. Primero que nada, son alimentos que te ayudan a sentirte lleno. Los carbohidratos no pueden hacer esto por sí solos. Si descuidas tu consumo de proteínas, sentirás hambre, y si sientes hambre, no podrás mantener tu dieta. Esto quiere decir que cada comida y cada refrigerio deben contener al menos una pequeña cantidad de proteínas para conservarte lleno y satisfecho.

Segundo, necesitamos proteínas a diario porque existen partes del cuerpo (compuestas principalmente de proteínas) que necesitan reparación, y casi no tenemos capacidad para almacenar proteínas. Entonces, necesitas consumir proteínas todos los días. Cuando limitas tu ingestión de calorías, tu cuerpo toma de los músculos las calorías adicionales que necesita para funcionar, y a menudo lo hace antes de recurrir a sus reservas de grasa. No te conviene perder masa muscular cuando adelgazas porque los músculos ayudan a quemar calorías. Entonces, ¿qué se puede hacer? De acuerdo con los estudios, comer más proteínas.

La carne es la fuente más rica en proteínas. Cada onza de carne de res contiene de nueve a diez gramos de proteínas. Sin embargo, también es el tipo de alimento más rico en grasa, casi toda saturada. Por ello, esta dieta contempla fuentes de proteínas distintas de la carne como una buena parte de tus provisiones diarias. Los productos lácteos contienen proteínas: Cada taza de leche o yogur bajos en grasa contienen ocho gramos de proteínas; cada onza de queso bajo en grasa contiene de siete a ocho gramos. Los frijoles feculentos —ricos en almidón— (como los frijoles blancos pequeños o los frijoles pintos, no como los ejotes) contienen alrededor de diez gramos por taza. La cantidad de proteínas que necesitas cuando sigues una dieta depende de tu peso. En general, debes comer alrededor de siete gramos de proteínas por cada cuatro y medio kilos de tu peso actual. En una dieta baja en grasa, debes tratar de obtener tus proteínas a partir de todos los tipos de alimentos.

Por ejemplo, una mujer que pese 68 kilogramos debe comer 35 gramos de proteínas cada día. Ella obtendría esto con dos tazas de leche baja en grasa (recuerda que esto incluye la leche que añades a tu café y a tu cereal), un vaso de yogur o queso cottage bajo en grasa, una taza de ensalada de tres tipos de frijoles, una hebra de queso Oaxaca y 85 gramos de carne magra.

Un hombre que pese 90 kilogramos obtendría las proteínas suficientes con dos tazas de leche baja en grasa, un huevo escalfado, una rebanada de lomo canadiense, un vaso de yogur, un puñado de nueces, 125 gramos de pescado, una ración de arroz con frijoles y una bola de helado de yogur. Esto es bastante comida.

Pero no sientas que debes controlar tus calorías en todo momento. Ya tienes suficiente trabajo al tener que controlar la grasa. Sólo quiero que tengas una idea sobre cuántas pro-

10 CONSEJOS PARA REDUCIR TU CONSUMO DE GRASA

1. Limita tu consumo total de grasa a un tercio del total de calorías que consumes en un día.
   * En una dieta de 1500 calorías, esto equivale a 55 gramos de grasa.
   * En una dieta de 1200 calorías, esto significa 44 gramos de grasa.

2. Limita tu consumo de grasa saturada a menos del 7 por ciento de tu consumo total de calorías.
   * En una dieta de 1500 calorías, esto equivale a sólo 12 gramos de grasa saturada.
   * En una dieta de 1200 calorías, esto equivale a sólo 9 gramos de grasa saturada al día.

3. Para hacer lo anterior...
   * Limita tu consumo de carne roja —como la de res— a una o dos comidas a la semana, y cuando la comas, retírale la grasa visible.
   * Evita las carnes molidas —incluso las que dicen "extra magra" contienen más grasa que un corte de T-bone.
   * Retira la piel de la carne de aves.
   * Asa en el sartén o a la parrilla, u hornea tus alimentos siempre que puedas.
   * Si necesitas cocinar con grasa, sofríe en aceite de oliva.
   * Limita las porciones a 3 ó 115 gramos en cada comida (raciones del tamaño de la palma de tu mano).
   * Evita los alimentos de preparación instantánea.

4. Limita tu consumo de mantequilla y evita por completo la margarina. La margarina no sabe tan bien como la mantequilla y debido a que contiene ácidos grasos del tipo *trans*, puede causarte el mismo daño.(Existen algunos sustitutos de la mantequilla que no contienen dichos ácidos.)

5. Consume sólo leche a 1% de grasa o descremada y quesos bajos en grasa o sin ella.

teínas necesitamos para mantener nuestro cuerpo en funcionamiento y nuestro estómago lleno.

6. Come mariscos tan a menudo como puedas. Aunque contienen grasa (pero por lo general, mucho menos que la carne roja), casi no incluyen grasa saturada y, en cambio, están repletos de ácidos grasos omega. Éstos son altos en calorías, pero pueden reducir tu riesgo de enfermedades cardíacas.

7. Planea tus alimentos basándote en los carbohidratos y utiliza los alimentos que contienen grasas para dar sabor y no como base del platillo

8. Cuando comas huevos, emplea menos yemas que claras. Las yemas contienen todo el colesterol, y una proporción de 2 yemas por 3 ó 4 claras resulta igualmente sabrosa, además de contener mucho menos grasa y colesterol.

9. Siempre que te sea posible, sustituye los alimentos ricos en grasa con carbohidratos de baja carga glucémica y algunas proteínas. En lugar de comer una bolsa de papas fritas como refrigerio, come una pieza de fruta o verdura con queso o yogur bajo en grasa, o sopetea tus verduras en humus.

10. Come uno o dos platillos vegetarianos a la semana. La cocina vegetariana está llena de alimentos que pueden hacerte sentir lleno a la vez que limitan tu ingestión de grasa. La comida vegetariana emplea una gran variedad de frijoles y granos que proporcionan proteínas y carbohidratos de baja carga glucémica, y estos ingredientes conforman una dieta baja en grasas saludable y satisfactoria.

11. (Como complemento) Prueba diferentes condimentos. Usar grasa es una manera fácil de dar sabor a los alimentos, pero existen muchas salsas y estrategias para sazonar que pueden proporcionar un sabor igual de intenso pero casi sin grasa. (He incluido algunas ideas para aderezar carnes, mariscos y vegetales bajos en grasa en la sección de recetas al final de este capítulo.

LO INDICADO: LOS CARBOHIDRATOS

Los carbohidratos constituirán la categoría más grande de alimentos que consumirás en una dieta para controlar grasas. Al igual que la carne, los carbohidratos pueden estar unidos a grandes cantidades de grasa. Esto ocurre en especial con aquellos que no preparas tú. Se añade grasas a los alimentos empaquetados para intensificar su sabor y prolongar su vida comercial. En esta dieta, necesitas evitar los alimentos preempaquetados y regresar a lo natural. Esto significa no comprar comida congelada —ya sea cruda o preparada— ni enlatada. Tal vez pienses, "¡Pero es que no tengo tiempo para eso!" Yo lo entiendo, pero muchos de los alimentos que componen una dieta para controlar grasas no te exigen más tiempo de preparación que los productos para cocinarse con microondas, además de que saben mejor y, aceptémoslo, son mucho mejores para ti.

Los carbohidratos que comes en esta dieta, al igual que las grasas, necesitan ser del tipo correcto. Algunos carbohidratos te harán sentir lleno y satisfecho. Otros harán que desees comer más —si no de manera inmediata, lo harán en un lapso de una o dos horas. ¿Cómo puedes distinguir entre los carbohidratos correctos y los incorrectos? Los investigadores han desarrollado un sistema para ayudarte a hacer esto, y lo han llamado *carga glucémica*. Los alimentos con una baja carga glucémica te ayudarán a sentirte lleno, mientras que aquellos que la tienen alta te provocarán hambre. (En la página 147, encontrarás una lista de alimentos comunes con su respectiva carga glucémica.)

Por lo general, los alimentos con una baja carga glucémica incluyen las frutas, las verduras y los alimentos producidos con granos integrales. Éstos son los que la gente llama *alimentos integrales*, lo cual significa que no han sido procesados —productos que comemos tal y como son. Los alimentos con una alta carga glucémica suelen ser productos refinados, tales como los que se preparan con harinas blancas como muchos panes, galletas y pasteles. ¿Puede esto facilitar el adelgazamiento? Las investigaciones dicen que sí: Se ha demostrado que una dieta rica en alimentos de baja carga glucémica ayuda a que la gente pierda peso, debido al menos en parte, a que prolonga su sensación de saciedad.

Entonces ¿funciona la dieta para controlar grasas? Sí, en las personas a quienes les gusta comer de esta manera. Regresemos con Diane. Ella inició una dieta baja en grasas y en carga glucémica y bajó de pesar 93 a 80 kilogramos en cuatro meses. Por difícil que le resultara, se esforzó por desayunar con sus hijos todos los días. También comenzó a llevar su almuerzo diario al trabajo. Le preocupaba sentirse excluida cuando sus compañeras iban a la tienda de la esquina, pero ellas también comenzaron a llevar su almuerzo. Esto les da más tiempo para sentarse y charlar. Además, comenzó a hacer ejercicio todos los días. Ella me comentó que nunca se había sentido tan bien como ahora. Aún pierde peso, aunque no tan rápido como al principio. Ahora pesa 77 kilogramos. Aunque todavía no alcanza su peso deseado, está cerca. La hermana de Diane estaba tan intrigada por su éxito que también inició la dieta. Ahora se ejercitan juntas todos los días.

Y ¿qué hay con John? Al principio le costó trabajo, pero ya come tres veces al día y eso lo ha hecho sentirse mucho mejor. Su oficina sigue llena de la clase de alimentos que no le convienen pese a sus intentos por prohibirlos. Sin embargo, él lleva sus propios refrigerios, y éstos están tan cerca de llenarlo que casi todos los días puede ignorar las pizzas. Bajó nueve kilogramos durante sus tres primeros meses en la dieta y ha vuelto a practicar *tae kwon do* casi todos los días. Además, han disminuido tanto su presión sanguínea como su colesterol.

¿Cómo es una dieta baja en grasas y carga glucémica? Para ayudarte a poner en práctica todos estos conceptos, he incluido una lista de alimentos en cantidades que contienen cinc gramos de grasa o menos, así como un plan alimenticio de siete días y algunas sabrosas recetas de platillos bajos en grasa.

La dieta perfecta para controlar grasas: un vistazo general

* Reduce tu consumo total de grasa a 33 por ciento de tus calorías.

* Come las grasas correctas al evitar las saturadas y las del tipo *trans*, a la vez que disfrutas de las grasas mono y polinsaturadas, y las omega.

* Come los carbohidratos correctos al reemplazar los alimentos procesados y con alta carga glucémica por carbohidratos integrales y con baja carga glucémica.

* Incluye alguna proteína baja en grasa en cada comida y refrigerio para que te ayude a sentirte lleno durante más tiempo.

LISTA DE ALIMENTOS PARA LA DIETA
BÁSICA BAJA EN CALORÍAS

En las proporciones enlistadas, estos alimentos contienen 5 gramos de grasa o menos.

(También se incluyen las calorías por ración. Éstas se basan en el tamaño habitual de una ración individual.)

Alimento	Cantidad	Calorías
Verduras		
Aguacate	1/6 de pieza	51 por 1/6 de pieza
Alcachofa	Ilimitada	60 por cabeza
Apio	Ilimitada	20 por taza
Berenjena	Ilimitada	28 por taza
Betabel	Ilimitada	44 por 1/2 taza
Brócoli	Ilimitada	22 por 1/2 taza
Calabacita	10 piezas grandes	45 por pieza
Calabaza común	Ilimitada	80 por taza
Calabaza de castilla	Ilimitada	36 por taza
Camote	Ilimitada	185 por pieza grande
Cebolla	Ilimitada	29 por 1/2 taza
Col	Ilimitada	17 por 1/2 taza
Coles de Bruselas	4 tazas	302 por 1/2 taza
Coliflor	Ilimitada	25 por taza
Ejotes	Ilimitada	60 por 1/2 taza
Espárragos	Ilimitada	36 por 10 briznas
Espinaca	Ilimitada	81 por taza
Frijol de soya	1/3 de taza	98 por 1/3 de taza
Frijoles al horno	170 gramos	200 por 170 gramos
Frijoles comunes	Ilimitada	105 por 1/2 taza
Frijoles lima	Ilimitada	100 por 1/2 taza
Frijoles negros	Ilimitada	90 por 1/2 taza
Garbanzos	2 1/2 tazas	100 por taza

Alimento	Cantidad	Calorías
Hongos	Ilimitada	5 por pieza
Jitomate enlatado	Ilimitada	25 por 1/2 taza
Jitomate fresco	Ilimitada	38 por pieza grande
Lechuga	Ilimitada	7 por taza
Maíz cocido	3 mazorcas	123 por pieza grande
Ñame	Ilimitada	158 por taza
Papa	Ilimitada	220 por pieza grande
Pepinos	8 piezas	34 por pieza
Pimiento morrón	5 medianos	25 por pieza grande
Rábanos	Ilimitada	2 por rábano grande
Zanahorias	Ilimitada	31 por pieza grande

Frutas

Aceitunas	5 piezas medianas	46 por 5 piezas
Moras	2 kilogramos	38 por 50 piezas
Cerezas	Ilimitada	52 por taza
Ciruelas pasas	Ilimitada	20 por pieza
Ciruelas	7 piezas grandes	36 por pieza
Coco	16 gramos	67 por 16 gramos
Chabacanos	Ilimitada	17 por pieza
Frambuesas	Ilimitada	153 por 500 gramos
Fresas	Ilimitada	46 por taza
Kiwi	8 piezas	56 por pieza
Mango	8 piezas	135 por pieza
Manzanas	Ilimitada	81 por pieza
Melón cantalupo	Ilimitada	72 por 1/4 de pieza
Naranjas	10 piezas medianas	86 por pieza
Pasas	Ilimitada	130 por 1/4 de taza
Peras	7 piezas medianas	123 por pieza
Plátanos	7 piezas grandes	140 por pieza
Sandía	7 tazas	49 por taza
Toronja	Ilimitada	46 por 1/2 pieza
Uvas	10 tazas	46 por 1/2 taza

Carne, aves y mariscos (A todas estas carnes se les ha retirado cualquier grasa visible).

Res

Marucha soasada	170 gramos	179 por 85 gramos
Matambre	56 gramos	176 por 85 gramos
Lomo de res	215 gramos	168 por 85 gramos
Pecho de res	28 gramos	179 por 85 gramos
Solomillo	215 gramos	162 por 85 gramos
Pulpa negra	85 gramos	169 por 85 gramos

Cordero

Chuleta de cordero	15 gramos	200 por 85 gramos
Pierna de cordero	85 gramos	140 por 85 gramos

Cerdo

Chuleta de cerdo	56 gramos	182 por 85 gramos
Jamón	85 gramos	133 por 85 gramos
Lomo canadiense	3 rebanadas	86 por 2 rebanadas
Lomo de cerdo	85 gramos	199 por 85 gramos
Pepperoni	2 rebanadas	27 por rebanada
Salchicha de cerdo	1/2 pieza	100 por pieza
Tocino	1 1/2 rebanadas	109 por 3 rebanadas

Aves

Pavo (carnes claras sin piel)	170 gramos	178 por 115 gramos
Pavo (carnes oscuras sin piel)	85 gramos	212 por 115 gramos
Pollo (carnes claras sin piel)	115 gramos	187 por 115 gramos
Pollo (carnes oscuras sin piel)	42 gramos	232 por 115 gramos
Salchicha de pavo	2 piezas	46 por pieza

Alimento	Cantidad	Calorías

Mariscos

Alimento	Cantidad	Calorías
Almejas	128 gramos	133 por 85 gramos
Atún enlatado en agua	200 gramos	99 por 85 gramos
Atún fresco	156 gramos	112 por 85 gramos
Bacalao atlántico	Ilimitada	89 por 85 gramos
Camarón	60 piezas aprox.	84 por 85 gramos
Cangrejos	128 gramos	84 por 85 gramos
Eglefino	156 gramos	95 por 85 gramos
Langosta bogavante	500 gramos	142 por 115 gramos
Lenguado	170 gramos	99 por 85 gramos
Mejillones	115 gramos	146 por 85 gramos
Ostiones	250 gramos	61 por 85 gramos
Pez espada	85 gramos	132 por 85 gramos
Salmón enlatado	156 gramos	120 por 85 gramos
Salmón fresco de criadero	42 gramos	175 por 85 gramos
Trucha	56 gramos	162 por 85 gramos

Queso

Alimento	Cantidad	Calorías
Americano bajo en grasa	1 ⅓ rebanadas	55 por rebanada
Cottage	1/2 taza	120 por 1/2 taza
Cottage al 1% de grasa	5 tazas	90 por 1/2 taza
Cheddar bajo en grasa	215 gramos	49 por 28 gramos
Feta	7 gramos	75 por 28 gramos
Mozzarela semi-descremado	28 gramos	72 por 28 gramos
Parmesano	20 gramos	129 por 28 gramos
Queso crema bajo en grasa	28 gramos	60 por 28 gramos
Queso Oaxaca	28 gramos	80 por 28 gramos
Requesón semidescremado	56 gramos	39 por 28 gramos

Suizo (emmental)
bajo en grasa   28 gramos   90 por 28 gramos

Productos lácteos y de granja

Clara de 1 huevo	Ilimitada	17 por huevo
Crema ácida	2 cucharadas soperas	26 por cucharada
Crema ácida sin grasa	Ilimitada	30 por cucharada
Crema batida	1/3 de taza	315 por taza
Helado de vainilla	1/4 de taza	140 por 1/2 taza
Helado de vainilla sin grasa	Ilimitado	100 por 1/2 taza
Huevos duros	3/4 de huevo	78 por huevo
Huevos en omelet	1/2 huevo	93 por huevo
Leche a 2% de grasa	1 1/2 tazas	130 por taza
Leche descremada	5 tazas	90 por taza
Leche entera	2/3 de taza	157 por taza
Sándwich de helado	3/4 de barra	170 por barra
Yema de 1 huevo	1 huevo	59 por huevo

Grasas y aceites

Aceite de oliva	1 cucharadita	119 por cucharadita
Aceite vegetal	1 cucharadita	120 por cucharadita
Humus	1 1/2 cucharadas	25 por cucharada
Mantequilla	3/4 de cucharada	55 por cucharada
Margarina	1 1/2 cucharadas	34 por cucharada
Margarina baja en grasa	5 cucharadas	25 por cucharada
Margarina dietética	5 cucharadas	50 por cucharada
Mayonesa	1/2 cucharada	100 por cucharada
Mayonesa baja en grasa	5 cucharadas	25 por cucharada
Mayonesa dietética	1 cucharada	50 por cucharada

Nueces y semillas

Almendras	9 piezas aprox.	164 por 28 gramos
Almendras de pino	50 piezas aprox.	160 por 28 gramos

Alimento	Cantidad	Calorías
Castañas de Pará	2 piezas aprox.	186 por 28 gramos
Nueces	4 mitades aprox.	180 por 1/2 taza
Nueces de la India	10 gramos	180 por 28 gramos
Nueces de macadamia	2 nueces	10 piezas
Pecanas	7 gramos	196 por 28 gramos
Pistaches	15 piezas aprox.	156 por 28 gramos
Semillas de girasol	5 piezas aprox.	160 por 28 gramos

Pan, cereales y pasta

Arroz blanco	5 tazas (cocido)	205 por taza
Arroz integral	2 1/2 tazas (cocido)	216 por taza
Arroz silvestre	Ilimitada	163 por taza
Germen de trigo	56 gramos	108 por 28 gramos
Rollo de pan	Ilimitada	140 por pieza
Palomitas de maíz	2 1/2 tazas	100 por 3 tazas
Palomitas de maíz dietéticas	7 tazas	60 por 3 tazas
Pan (casi todas las variedades)	5 rebanadas	80 por rebanada
Pan dietético	Ilimitada	40 por rebanada
Pasta	280 gramos (5 tazas)	210 por 1/2 taza
Pastel de arroz y queso	2 1/2 tazas	60 por pieza
Pastel de arroz solo	10 tazas	60 por pieza
Tostadas de maíz	1 pieza	98 por pieza

Cereales

All-Bran	5 tazas	79 por 1/2 taza
Cereal de salvado con pasas	Ilimitada	178 por taza
Cream of Wheat	Ilimitada	116 por 3/4 de taza
Fiber One	6 tazas	62 por 1/2 taza
Harina de avena	2 1/2 tazas	99 por 3/4 de taza

PLAN ALIMENTICIO DIARIO PARA
LA DIETA BAJA EN GRASAS

DÍA 1

Desayuno	Grasa(g)	Calorías
1 taza de cereal alto en fibra (Bran Flakes o 100% Bran — cereales de salvado)	2	120
1/2 taza de leche a 1% de grasa o 3/4 de taza de leche descremada	1	45
1/2 taza de bayas frescas	0	40
1 rebanada de pan bajo en calorías y rico en fibra	1	40
1 cucharada sopera de crema de cacahuate	8	95
Total de grasas y calorías	**12**	**340**

Refrigerio matutino

2 cucharadas soperas de humus	3	50
Apio y zanahoria rebanados	0	50
Total de grasas y calorías	**3**	**100**

Almuerzo

1 taza de sopa de frijol negro	1.5	115
1 jitomate maduro rebanado	0	25

Galletas dulces y saladas

Galletas de animalitos	15 piezas	145 por 156 gra
Galletas con chispas de chocolate	1 1/2 piezas	68 por pieza
Melba toast (pan tostado muy delgado)	Ilimitada	16 por galleta
Galletas habaneras integrales	15 piezas	70 por 12 piezas
Galletas habaneras	15 piezas	140 por 16 gallet

Bebidas

Café	Ilimitada	5 por taza
Cerveza de raíz	Ilimitada	152 por 156 gram
Coca-Cola	Ilimitada	145 por 156 gram
Diet Coke	Ilimitada	2 por 156 gramos
Jugos	Ilimitada	100 por taza
Leche de soya	1 taza	81 por taza

28 gramos de queso mozzarela reducido en grasa rebanado	4	70
2 cucharadas soperas de albahaca fresca picada	0	0
Vinagreta	5	25
2 galletas Wasa Crispbread (galletas de diversos granos integrales)	0	45
Total de grasas y calorías	**10.5**	**280**

Refrigerio vespertino

250 gramos de yogur bajo en grasa	0	100
Total de grasas y calorías	**0**	**100**

Cena

Milanesas de pollo al limón	11	355
1/2 taza de arroz integral	1	110
1 taza de brócoli cocido al vapor, servido con limón	0	45
Total de grasas y calorías	**12**	**510**

Total de grasas y calorías para el día 1	**37.5**	**1 330**

DÍA

Desayuno	Grasa(g)	Calorías
1/2 taza de harina de avena (no instantánea, la harina de avena común se cocina en 3 ó 4 minutos en el horno de microondas y tiene un índice glucémico mucho menor) con 1/2 taza de leche descremada y 1 cucharadita de azúcar	1	135
1/4 de melón cantalupo	0	70
1 rebanada de pan tostado bajo en calorías	1	40
1 cucharada de crema de cacahuate baja en grasa	8	95
Total de grasas y calorías	**10**	**340**

Refrigerio matutino

Una hebra de queso Oaxaca	5	80
1 manzana mediana	0.5	80
Total de grasas y calorías	**5.5**	**160**

Almuerzo

Ensalada de frijoles negros y blancos	3	175
10 galletas Wheat Thins (galletas de trigo) bajas		85
en grasa	2.5	260
Total de grasas y calorías	**5.5**	**60**

Refrigerio vespertino

1 FrozFruit (Paleta helada de frutas naturales)	0.5	60
Total de grasas y calorías	**0.5**	**305**

Cena

Pot pie de pollo	7	305
Lechuga romana, jitomates y corazones de		
alcachofa	1	100
Vinagreta	5	25
1/2 taza de fresas	0.5	50
2 cucharadas de crema batida sin ázucar	1	25
Total de grasas y calorías	**14.5**	**505**

Total de grasas y calorías para el día 2	**36**	**1 325**

DÍA

	Grasa(g)	**Calorías**
Desayuno		

Omelet de 3 huevos preparado con 2 yemas y 3
claras, relleno con cebolla picada, pimiento

morrón verde y jitomate	10	285
1/2 toronja con 1 cucharadita de azúcar	0	60
Total de grasas y calorías	**10**	**345**

Refrigerio matutino

Uvas (2 docenas aprox.)	0.5	80
Total de grasas y calorías	**0.5**	**80**

Almuerzo

1 taza de sopa de pollo con verduras	1.5	90
Sándwich de verduras	14.5	280
Total de grasas y calorías	**16**	**370**

Refrigerio vespertino

3 tazas de palomitas de maíz dietéticas	1	60
Total de grasas y calorías	**1**	**60**

Cena

1 ración de **chuletas de cerdo con camote y manzanas**	10	300
10 briznas de espárragos cocidas al vapor, sazonadas con limón	0	36
Ensalada fresca chica con **vinagreta**	5	100
Total de grasas y calorías	**15**	**436**

Total de grasas y calorías para el día 3	**42.5**	**1 291**

DÍA

Desayuno	Grasa(g)	Calorías
1 taza de cereal rico en fibra (Bran Flakes o 100% Bran)	2	120
1/2 taza de leche a 1% de grasa o 3/4 de taza de leche descremada	1	45
1/2 taza de bayas frescas	0	40
2 rebanadas de lomo canadiense	4	90
Total de grasas y calorías	**7**	**295**

Refrigerio matutino

	Grasa(g)	Calorías
16 galletas Wheat Thins bajas en grasa	4	120
Total de grasas y calorías	**4**	**120**

Almuerzo

	Grasa(g)	Calorías
Sándwich de jamón y queso suizo con lechuga y jitomate, en pan bajo en calorías con mostaza	12	255
Varitas de zanahoria	0	50
Total de grasas y calorías	**12**	**305**

Refrigerio vespertino

	Grasa(g)	Calorías
1 manzana grande	0	120
Total de grasas y calorías	**0**	**120**

Cena

	Grasa(g)	Calorías
Filete de atún asado a la sartén o a la parrilla y cubierto con **pico de gallo**	1.5	165
1 alcachofa mediana cocida al vapor y bañada en **vinagreta**	5	75

1/2 de taza de frijoles lima cocidos al vapor (los
    frijoles congelados resultan magníficos)   0   85
1/2 taza de helado de yogur   5   150

Total de grasas y calorías   **11.5**   **475**

Total de grasas y calorías para el día 4	**34.5**	**1 315**

DÍA

Desayuno	Grasa(g)	Calorías
Smoothie de frutas	3	310
1 rebanada de pan tostado bajo en calorías	1	40
2 cucharadas soperas de humus	3	50
Total de grasas y calorías	**7**	**400**

Refrigerio matutino

	Grasa(g)	Calorías
Una taza de apio, zanahorias y brócoli picados	0	50
Total de grasas y calorías	**0**	**50**

Almuerzo

	Grasa(g)	Calorías
Ensalada griega	12	175
1 pan árabe (pita) pequeño	0.5	75
Total de grasas y calorías	**12.5**	**250**

Refrigerio vespertino

	Grasa(g)	Calorías
Uvas (2 docenas aprox.)	0.5	80
Total de grasas y calorías	**0.5**	**80**

Cena

	Grasa(g)	Calorías
Stroganoff de res	15	395
1 taza de brócoli	0	45
1 FrozFruit	0.5	60
Total de grasas y calorías	**15.5**	**500**

Total de grasas y calorías para el día 5	**35.5**	**1 280**

DÍA

Desayuno

	Grasa(g)	Calorías
Omelet de 3 huevos preparado con 2 yemas y 3 claras, relleno de cebolla, pimiento morrón verde y jitomate picado	10	185
2 rebanadas de lomo canadiense, asado a la parrilla o calentado en horno de microondas	4	90
1/2 toronja con 1 cucharadita de azúcar	0	60
Total de grasas y calorías	**14**	**335**

Refrigerio matutino

1 pera grande	0	125
Total de grasas y calorías	**0**	**125**

Almuerzo

Una taza de estofado de almejas con verduras	2	80
Sándwich de jamón y queso con lechuga y jitomate, en pan bajo en calorías con mostaza	12	240
Total de grasas y calorías	**14**	**320**

Refrigerio vespertino

3 tazas de palomitas de maíz	1	60
Total de grasas y calorías	**1**	**60**

Cena

Camarones hervidos (alrededor de 20 piezas grandes)	2	100
Salsa para coctel (catsup y rábano picante)	3	60
1 mazorca de maíz cocida (sin mantequilla)	0	125
Ensalada chica con 2 cucharadas soperas de **aderezo de la diosa verde**	0	90
1 sándwich de helado dietético	1	100
Total de grasas y calorías	**6**	**475**

Total de grasas y calorías para el día 6	**35**	**1 315**

DÍA

Desayuno	Grasa(g)	Calorías
Huevos *carbonara*	18	320
1/2 melón cantalupo	0	100
Total de grasas y calorías	**18**	**420**

Refrigerio matutino

250 gramos de yogur sin grasa	0	100
Total de grasas y calorías	**0**	**100**

Almuerzo

Ensalada de atún con maíz	7	175

10 galletas Wheat Thins	2.5	85
Total de grasas y calorías	**9.5**	**260**

Refrigerio vespertino

1 *FrozFruit*	0.5	60
Total de grasas y calorías	**0.5**	**60**

Cena

Ratatouille	15	215
Pechuga de pollo a la plancha (115 gramos)	3	140
1 taza de arvejas chinas cocidas al vapor	0	40
1/2 taza de fresas cubiertas con 2 cucharadas soperas de natilla fría sin azúcar	1.5	75
Total de grasas y calorías	**19.5**	**470**

Total de grasas y calorías para el día 7	**47.5**	**1 310**

RECETAS PARA CONTROLADORES DE CALORÍAS

Para tu conveniencia, las recetas aparecen en orden alfabético

ADEREZO DE LA DIOSA VERDE

- 1 taza de yogur solo bajo en grasa
- 2 cucharadas soperas de mayonesa baja en grasa
- 2 cucharaditas de jugo de limón
- 1 cucharadita de vinagre
- 1 diente de ajo machacado
- 2 cucharadas soperas de perejil
- 1/2 cucharadita de mostaza amarilla
- 1 cucharadita de estragón fresco o 1/2 cucharadita de estragón deshidratado

En un tazón pequeño, mezcla el yogur t, la mayonesa, el jugo de limón, el vinagre, el ajo, el perejil, la mostaza y el estragón. Revuelve bien.

RINDE 8 PORCIONES
CADA PORCIÓN CONTIENE 0 G DE GRASA Y 14 CALORÍAS

CHULETAS DE PUERCO CON CAMOTE Y MANZANA

- 3 cucharadas soperas de harina multiusos
- Sal
- Pimienta negra molida
- 2 chuletas de cerdo de 85 gramos c/u
- 1/4 de taza de cebolla picada
- 1/2 taza de caldo de pollo
- 1/4 de taza de sidra de manzana

1 camote chico rebanado

1 manzana rebanada

En un tazón poco profundo, combina la harina con la sal y la pimienta al gusto y rebosa las chuletas de cerdo en esa mezcla.

Calienta una cacerola grande sin mango rociada con aceite de oliva a fuego medio-alto. Añade las chuletas y cocínalas por alrededor de 2 minutos o hasta que se doren. Retíralas de la cacerola y colócalas en otro trasto.

En la misma cacerola, mezcla la cebolla y una pequeña cantidad de caldo de pollo. Cocina hasta que la cebolla quede suave y translúcida. Agrega la sidra y el resto del caldo de pollo. Recoloca las chuletas en la cacerola y agrega el camote y la manzana. Tapa, reduce el fuego y deja que se cocinen hasta que el camote y la manzana queden suaves.

RINDE 2 PORCIONES

CADA PORCIÓN CONTIENE 10 G DE GRASA Y 300 CALORÍAS

ENSALADA DE ATÚN Y MAÍZ

1 taza de maíz fresco o congelado, cocido; o enlatado y drenado

1 lata (170 gramos) de atún en agua

3 tallos de apio picados

1/2 cebolla finamente picada

1/2 taza de mayonesa baja en grasa

Pimientos rojos

Sal

Pimienta negra molida

Esta receta sabe mejor con maíz fresco. Cuécelo entero en un horno de microondas durante 2 ó 3 minutos y luego retira los granos de la mazorca. Si utilizas maíz congelado, cuécelo en un horno de microondas durante 1 minuto y luego enjuágalo con agua fría.

En un tazón, mezcla el maíz, el atún, el apio, la cebolla y la mayonesa. Añade los pimientos, la sal y la pimienta al gusto.

RINDE 4 PORCIONES

CADA PORCIÓN CONTIENE 7 G DE GRASA Y 175 CALORÍAS

ENSALADA DE FRIJOLES BLANCOS Y NEGROS

1 lata (390-500 gramos) de frijoles negros, enjuagados y drenados

1 lata (390-500 gramos) de frijoles cannellini (blancos), enjuagados y drenados

1/2 taza de vinagre de manzana

1 cucharada sopera de aceite de oliva

1 ó 2 dientes de ajo machacados

1/2 cucharadita de hojuelas de pimiento rojo

2 jitomates grandes maduros picados

1 cebolla mediana picada

1 pimiento morrón rojo o verde picado

2 tallos de apio picados

2 zanahorias grandes picadas

1/2 taza de perejil picado

12 aceitunas sin hueso picada

Sal

Pimienta negra molida

Lechuga romana o espinaca fresca

En un tazón grande, mezcla los frijoles negros, los frijoles cannellini, el vinagre, el aceite, el ajo y las hojuelas de pimiento rojo. Revuelve los ingredientes y apártalos mientras picas los jitomates, la cebolla, el pimiento morrón, el apio, las zanahorias, el perejil y las aceitunas. Mezcla los vegetales con los frijoles y salpimenta al gusto. Sirve en una cama de lechuga romana o espinaca fresca.

RINDE 6 PORCIONES
CADA PORCIÓN CONTIENE 3 G DE GRASA Y 175 CALORÍAS

Puedes sustituir los frijoles cannellini por arroz blanco o integral.

Ensalada griega

Ensalada

6 tazas de lechuga lavada y desmenuzada (puede sustituirse la mitad de la porción de lechuga por espinaca)

1 jitomate mediano cortado en forma de cuñas

1/2 cebolla chica finamente rebanada

56 gramos de queso feta bajo en grasa desmenuzado

6 aceitunas griegas (negras) sin hueso

Aderezo

1/4 de taza de vino tinto

1 cucharada sopera de aceite de oliva

1 cucharada sopera de orégano seco

2 cucharaditas de jugo de limón

1 cucharadita de albahaca fresca picada o 1/2 cucharadita de albahaca seca.

Para preparar la ensalada: En un tazón grande, combina la lechuga o la mezcla de lechuga y espinaca con el jitomate, la cebolla, el queso y las aceitunas.

Para preparar el aderezo: En un tazón pequeño, mezcla el vino, el aceite, el orégano, el jugo de limón y la albahaca. Vierte el aderezo sobre la ensalada y revuelve.

RINDE 2 PORCIONES
CADA PORCIÓN CONTIENE 12 G DE GRASA 175 CALORÍAS

Huevos carbonara

1 cucharadita de mantequilla

3 claras de huevo

2 yemas de huevo

1/2 taza de jamón magro cortado en cubos

1/2 taza de chícharos (guisantes) congelados y puestos a descongelar

1/4 de taza de queso parmesano

Derrite la mantequilla en una cacerola sin mango. En un tazón pequeño, bate las claras y las yemas de huevo. Cuando se esponjen, viértelos en la cacerola. Cocínalos a fuego lento hasta que los bordes queden firmes. Calienta el jamón en un horno de microondas. Añade el jamón y los chícharos sobre una mitad de los huevos y dobla la otra mitad encima. Cocina hasta que la cubierta esté firme. Rocía con el queso antes de servir.

RINDE 2 PORCIONES
CADA PORCIÓN CONTIENE 18 GRAMOS DE GRASA Y 320 CALORÍAS.

MILANESAS DE POLLO AL LIMÓN

3 cucharadas soperas de harina

Sal

Pimienta negra molida

2 pechugas de pollo aplanadas

1 cucharada sopera de aceite de oliva

1 limón finamente rebanado

1 cucharada sopera de alcaparras

1/4 de taza de vino blanco

En un tazón poco profundo, mezcla la harina con la sal y la pimienta al gusto. Reboza las pechugas de pollo en la mezcla de harina. Calienta el aceite de oliva en una cacerola sin mango. Agrega el pollo y cocínalo durante 5 minutos. Voltéalo para asegurarte de que se cueza bien. Retira el pollo de la cacerola y apártalo en otro trasto. En la misma cacerola, mezcla el limón y las alcaparras. Cocínalos hasta que las cáscaras de limón estén suaves, y entonces, retira los limones y agrega el vino. Cuece a fuego lento hasta que la salsa se haya reducido a la mitad, por entre 8 y 10 minutos. Recoloca el pollo en la cacerola. Reduce la intensidad del fuego y cuece todo por entre 3 y 5 minutos.

RINDE 2 PORCIONES
CADA PORCIÓN CONTIENE 11 G DE GRASA Y 355 CALORÍAS

Pico de Gallo

2 tazas de jitomate pelado, sin semillas y picado en trozos más bien grandes

1 taza de cebollines desmenuzados

1 chile jalapeño finamente picado (usa guantes de plástico cuando lo piques) u hojuelas de pimiento rojo

2 cucharadas soperas de jugo de lima agria

1 diente de ajo machacado

Sal

Pimienta molida

1/4 de taza de hojas frescas de cilantro

En un tazón, mezcla los jitomates, los cebollines, el chile (o la cantidad deseada de hojuelas de pimiento rojo), el jugo de lima y el ajo. Salpimenta al gusto. Agrega el cilantro y revuelve. Refrigera durante 1 hora antes de servir.

RINDE 6 PORCIONES
CADA PORCIÓN CONTIENE 1 G DE GRASA Y 10 CALORÍAS

Pot pie de pollo

1 cucharada sopera de aceite de oliva

1 cebolla pequeña picada

2 tallos de apio picados

1 pimiento morrón verde picado

1 taza de zanahoria rebanada

2 tazas de hongos frescos rebanados

1 libra de pollo cocido cortado en piezas pequeñas

1 taza de ejotes congelados*

1 taza de caldo de pollo bajo en grasa

3 cucharadas soperas de harina

1 taza de harina preparada para galletas baja en grasa

1/2 taza de leche al 1% de grasa

Calienta el aceite en una cacerola grande sin mango a fuego medio-alto. Agrega la cebolla, el apio, el pimiento morrón y las zanahorias.

Cocina hasta que las verduras comiencen a suavizarse y remueve con frecuencia. Añade los hongos y cuécelos, sin dejar de menear, hasta que se suavicen. Agrega el pollo y los ejotes, y cocínalos hasta que se calienten. Revuelve con frecuencia. Coloca todo esto en un refractario de 32 x 22 centímetros.

En un tazón pequeño, bate 3 cucharadas soperas del caldo de pollo con la harina para formar una pasta suave. Añade el caldo de pollo restante y remueve la mezcla hasta que espese. Viértela en el refractario con el pollo y las verduras.

En un tazón, mezcla la harina preparada para galletas con la leche para formar una masa suave. A cucharadas, agrega la masa a la mezcla de pollo hasta formar 10 galletitas. Hornea a 400°F por entre 20 y 25 minutos o hasta que las galletitas adquieran un tono amarillento.

RINDE 5 PORCIONES
CADA PORCIÓN CONTIENE 7 G DE GRASA Y 305 CALORÍAS

RATATOUILLE

2 berenjenas grandes cortadas en rebanadas de 1/2 pulgada de grueso

2 pimientos morrones rojos o amarillos cortados en tiras

4 jitomates grandes maduros pelados, sin rabillo ni semillas y cortados en rebanadas gruesas

2 cebollas grandes finamente rebanadas

5 dientes de ajo picados en trozos más bien grandes

1/2 cucharadita de tomillo deshidratado

Sal

Pimienta negra molida

1/4 de taza de aceite de oliva virgen

En un refractario de 13 x 9 pulgadas, forma una primera capa con la mitad de las berenjenas, los pimientos morrones, los jitomates y las cebollas. Agrega el ajo y el tomillo. Salpimenta al gusto. Cubre con la otra mitad de los vegetales. Rocía el platillo con el aceite. Hornea durante 1 hora a 350°F.

RINDE 4 PORCIONES
CADA PORCIÓN CONTIENE 15 G DE GRASA Y 215 CALORÍAS

SÁNDWICH DE VERDURAS

2 rebanadas de pan bajo en calorías

1/2 aguacate muy maduro

1/4 de pepino pelado y rebanado

1/2 jitomate rebanado

1/4 de cebolla muy finamente rebanada

1/4 de pimiento morrón verde rebanado

1 manojo de germen de frijol

1 cucharada de condimento de alcachofa de Jerusalén

Sobre 1 rebanada de pan bajo en calorías, unta el aguacate. Forma una capa con el pepino, el jitomate, la cebolla y el pimiento. Agrega el germen de frijol y el condimento. Cubre con la segunda rebanada de pan.

RINDE 1 PORCIÓN
CADA PORCIÓN CONTIENE 14.5 G DE GRASA Y 280 CALORÍAS.

Puedes sustituir el condimento de alcachofa de Jerusalén por cualquier otro condimento vegetal que te guste o por pico de gallo.

SMOOTHIE DE FRUTAS

Yo añado un poco de cereal All-Bran a mis *smoothies* —a mí me encanta; a otros no. Haz la prueba.

1 taza de leche al 1% de grasa

1/4 de taza de yogur solo

1 plátano maduro grande o alguna otra fruta suave como duraznos enlatados o bayas frescas o congeladas

2 ó 3 cubos de hielo

1 cucharada sopera de cereal All-Bran (cereal de salvado) —opcional

En una licuadora, mezcla la leche, el yogur, el plátano (u otra fruta), los cubos de hielo y el cereal (si así se desea). Licua hasta obtener una consistencia lisa.

RINDE 1 PORCIÓN
CADA PORCIÓN CONTIENE 3 G DE GRASA Y 310 CALORÍAS

STROGANOFF DE RES

4 cucharadas soperas de harina multiusos

Sal

Pimienta negra molida

340 gramos de flank steak (matambre) de res cortado en tiras

4 cucharadas soperas de aceite de oliva

2 dientes de ajo machacados

1 1/2 tazas de cebolla rebanada

1 1/2 tazas de pimiento morrón verde

1 taza de hongos rebanados

1 taza de caldo de res sin grasa

1/2 taza de crema ácida sin grasa

1 paquete (de 1/2 kilo) de fideos preparados

En un tazón poco profundo, combina 3 de las cucharadas soperas de harina con la sal y la pimienta negra al gusto, y rebosa la carne en la mezcla de harina. Calienta el aceite en una cacerola grande a fuego medio-alto. Agrega la carne y cocínala por alrededor de 5 minutos o hasta que se dore. Remuévela con frecuencia. Añade el ajo, la cebolla y el pimiento morrón y cocínalos durante 2 minutos, también removiendo con frecuencia. Agrega los hongos y cocínalos por otros 2 minutos sin dejar de revolver. Añade el caldo de res y deja que hierva la mezcla. Tapa la cacerola, reduce el fuego y deja que se cueza durante 10 minutos.

Entretanto, mezcla la crema ácida y el resto de la harina en el tazón pequeño. Revuélvelas hasta que tengan una consistencia lisa y agrégalas a la mezcla en cocción. Cocina todo por alrededor de 2 minutos más sin dejar de menear, hasta que la mezcla espese. Sírvela sobre los fideos.

Rinde 4 porciones
Cada porción contiene 15 g de grasa y 395 calorías

VINAGRETA PARA LA DIETA BAJA EN GRASAS

1/4 de taza de aceite de oliva

1/3 de taza de vinagre de uva

1/3 de taza de agua

1 ó 2 dientes de ajo picados

Sal
Pimienta negra molida

En un tazón pequeño, mezcla el aceite, el vinagre, el agua y el ajo. Añade sal y pimienta al gusto.

RINDE 12 PORCIONES (1 TAZA)
CADA PORCIÓN CONTIENE 5 G DE GRASA Y 35 CALORÍAS

Puedes sustituir hasta la mitad del vinagre con mostaza, la mostaza francesa (de Dijon) funciona mejor.

CUARTA PARTE

¿CÓMO ADAPTAR TU DIETA DE ADELGAZAMIENTO PERFECTA A TUS GUSTOS Y A TU VIDA?

Muy bien. Ya has hecho el trabajo más pesado. Has llevado tu diario de alimentación y ejercicio, y respondido el cuestionario. Has marcado su puntaje y encontrado la dieta básica más adecuada para ti. Ahora es el momento de ajustar esa dieta con base en lo que sabes sobre ti mismo.

La cuarta parte se divide en capítulos relacionados con secciones específicas del cuestionario, a cuyos números de página remiten estos capítulos. De esta manera podrás encontrar toda la información relevante para tu perfil alimenticio. Estos capítulos te proporcionarán toda la orientación que necesitas para ajustar tu dieta con base en todo lo que has aprendido sobre ti y sobre la nutrición.

El primer capítulo de la cuarta parte (capítulo 9) aborda los tipos de alimentos que prefieres y proporciona consejos sobre cómo incorporar tus alimentos favoritos en tu dieta básica. ¿Acaso eres un *carnivoraz*? ¿Un *herbífilo*? ¿Un *almidon* o *almi-doña*? ¿O un *dulcineo*? Descubrirás cómo trabajar con estas preferencias alimenticias en tu dieta para alcanzar el peso que buscas.

El capítulo 10 trata acerca de la historia alimenticia y de aquello que te hace sentir lleno y satisfecho. ¿Acaso eres alguien que necesita ingerir cierto volumen de comida para sentirse lleno? ¿Te aburren los alimentos que se te permite comer? ¿Apeteces lo variado? ¿Te cuesta trabajo sentirte lleno si no has comido algo *rico* como la carne u otra fuente de proteínas? Éstas son todas las características de las maneras en que nos sentimos llenos. En todos nosotros coexisten estos tres tipos de mecanismos de saciedad, pero en muchos de nosotros predomina uno. ¿Cuál es el más importante para ti? La evaluación de los buenos o malos resultados de tus dietas anteriores te ayudará a determinar a qué tipo de impulsos responde tu organismo.

El capítulo 11 evalúa la manera en que tu historia clínica y la de tu familia pueden influir en la elección de la dieta más adecuada para ti. ¿Comes de manera descontrolada? ¿Sufres de hipertensión o de diabetes? ¿Fumas? Tu dieta debe basarse en tus preferencias y en lo que te hace sentir lleno, pero la manera en que funciona tu cuerpo también es un factor importante a considerar. ¿Qué beneficio puede darte un régimen si sólo hace que te sientas peor por ser incompatible con otros problemas en tu cuerpo? Esta sección analiza todos estos problemas.

Como escribió John Donne hace más de 300 años: "Ningún hombre (o mujer) es una isla", y esto aún tiene vigencia. Nosotros somos individuos, pero provenimos de nuestras familias y llevamos con nosotros los residuos de esos orígenes durante toda nuestra vida —en cuerpo y mente. El capítulo 12 da un vistazo a cómo nuestra herencia genética y emocional influye en nuestra apariencia, nuestra alimentación y nuestros sentimientos.

Lo que determina tu éxito con una dieta no es sólo qué comes sino también *cómo* lo comes. ¿Sueles omitir alguna de tus tres comidas? ¿Comes bocadillos cuando te sientes aburrido? ¿Comes por estrés? ¿Te excedes en el comer durante las fiestas? Los hábitos alimenticios pueden contribuir de manera poderosa con tus dificultades para mantener tu peso deseado. Dedicaré el capítulo 13 a estudiar algunos malos hábitos alimenticios y ofrecer estrategias para modificarlos.

Por último, en el capítulo 14 analizaremos tu estilo de vida y cómo puede contribuir a tus dificultades para adelgazar o mantener tu peso óptimo. ¿Comes en la calle con más frecuencia que en casa? Ése es un problema porque los restaurantes tienden a cargar tu plato con grasas engordadoras. ¿Dedicas tanto tiempo a tu trabajo que no te queda espacio para ninguna actividad distinta —incluidas la de comer y hacer ejercicio? ¿Tienes dificultades crónicas para dormir? Todos estos problemas son barreras que te dificultan alcanzar y mantener un peso óptimo. Identificaremos los impedimentos que tienes para perder peso y conservarte esbelto, y discutiremos algunas maneras de superarlos.

Iniciemos pues la creación de un programa a tu medida.

Capítulo 9

Preferencias alimenticias

Carnivoraz

La carne roja no es mala para ti.
¡La mala es la que tiene un color verde azulado!

Tommy Smothers

Si tu puntaje fue mayor a veinte en la sección sobre carne y huevos del cuestionario, entonces quizá seas un *carnivoraz*, es decir, alguien a quien le encanta la carne. A pesar de su mala reputación, no hay nada malo en incluir la carne como parte de tu dieta, lo cual te da muchos beneficios. Sin embargo, como todo en la vida, hay mejores y peores maneras de hacerlo.

Cuando consideras el aspecto nutritivo de la carne, en realidad piensas en dos categorías alimenticias fundamentales: las proteínas y las grasas. Primero abordaremos cada una por separado, y luego —debido a que nosotros no comemos los componentes alimenticios sino los propios alimentos— volveremos a juntarlas y haremos recomendaciones sobre cómo consumir carne de una manera saludable.

Lo bueno de las proteínas

Aquí tenemos, en síntesis, las razones de por qué son importantes las proteínas:

* Las proteínas son los ladrillos fundamentales que conforman todas nuestras estructuras corporales y casi todos los mecanismos transmisores que hacen funcionar a nuestro cuerpo.

* La carne proporciona proteínas completas que contienen todos los aminoácidos que necesitamos para fabricar más proteínas, las cuales mantienen nuestro cuerpo en funcionamiento.

* Una dieta rica en proteínas protege la masa muscular cuando pierdes peso.

* El consumo de proteínas promueve el crecimiento de los huesos. El adelgazamiento provoca la pérdida de masa ósea, pero las investigaciones han mostrado que una dieta compuesta por hasta 450 calorías diarias provenientes de las proteínas ayuda a reducir dicha pérdida.

* Las proteínas te hacen sentir lleno. Se han realizado muchos estudios en torno al llamado *efecto saciador de los alimentos* —qué tan satisfecho te dejan diferentes alimentos—, y si comparamos las grasas, los carbohidratos y las proteínas, éstas últimas te sacian más rápido y durante más tiempo. Ésta es otra gran ventaja.

¿Cuántas proteínas necesitamos? Bueno, 97 por ciento de la población obtendría las proteínas suficientes si sólo comiera 0.3 gramos de proteínas por cada libra de su peso corporal. Si lo vemos en términos de alimentos, esto se traduce como un bistec de 80 gramos al día si tú pesas 70 kilos. Eso es todo.

Este punto podría inconformar a ustedes, los *carnivoraces*. Pero recuerda, esto es lo mínimo. Ahora ¿cuál es el nivel óptimo? Hoy se piensa que las personas que limitan sus calorías para adelgazar deben comer al menos 0.7 gramos por cada libra de su peso corporal, o sea, más o menos el doble de la cantidad mínima recomendada.

Pero, ¿acaso están en problemas ustedes los *carnivoraces* que comen una cantidad de proteínas mayor que la sugerida? El *estudio de las enfermeras de Harvard* analizó la relación que existe entre el consumo de proteínas y el riesgo de padecer enfermedades del corazón, y encontró que las mujeres que ingerían la mayor cantidad de proteínas —25 por ciento de sus calorías diarias— presentaban un riesgo menor de enfermedades cardiacas que las mujeres que comían la menor cantidad de proteínas —un promedio de quince por ciento diario. Incluso las mujeres que menos carne consumían, comían bastante más que lo mínimo.

Entonces, ¿por qué no seguir una dieta de puras proteínas?

Lo malo de las proteínas

Algunas dietas se concentran en las proteínas, sobre todo como una manera de reducir el consumo de carbohidratos. Estas dietas que hoy están tan de moda, te piden que sustituyas tu pasta y tus sándwiches con pura carne. Es muy probable que cualquier revista de modas incluya algún artículo sobre alguna modelo o actricilla que adelgazó con sólo comer carne o pescado. Esto parece funcionar a muchas personas —pero entonces, ¿cuál es el problema?

El mayor defecto de esta dieta es éste: Nosotros los médicos nos preocupamos por los riñones. El organismo descompone las proteínas en unidades más pequeñas, los aminoácidos —y éstos se utilizan en todo el cuerpo. Tu cuerpo no puede almacenar proteínas, así que si comes más de las que usas, el resto tiene que descomponerse y eliminarse.

Los riñones son, en parte, los encargados de desechar esos residuos, y una dieta demasiado rica en proteínas puede sobrecargar de trabajo a los riñones.

En los laboratorios, los investigadores han observado lo que ocurre en el cuerpo después de que recibe una alta carga de proteínas. Después de cuatro horas, se envía más sangre a los riñones, lo cual sugiere que trabajan más de lo normal. Pero, ¿acaso ese trabajo adicional significa daño? No necesariamente, al menos en unos riñones sanos. Pero las personas que sufren algún padecimiento serio en los riñones no deben seguir una dieta alta en proteínas. Y como las proteínas también se procesan en el hígado, a las personas con problemas hepáticos serios tampoco les conviene este tipo de dieta.

Pero, como buen *carnivoraz*, es probable que sigas una dieta rica en proteínas, necesitas asegurarte de contar con suficiente agua en tu organismo para mantener el buen funcionamiento de tus riñones cuando expelan los desechos. Ésta es una de las razones principales por las que se recomienda beber mucha agua —lo cual tiene una importancia particular en los *carnivoraces*. Ocho vasos de agua al día deberán ser suficientes.

Otro problema para ustedes, los comedores de carne, es lo que *no* obtienen cuando no comen otra cosa que proteínas: fibra, vitaminas y antioxidantes. Éstos son los componentes alimenticios que te brindan mayores beneficios. Los tres son necesarios para la buena salud, y estos tres en particular también pueden prevenir enfermedades —incluidas las enfermedades cardiacas y el cáncer. La mayoría de las fuentes proteínicas son muy pobres en esos tres componentes alimenticios y ninguna dieta es completa sin ellos.

El último inconveniente de una dieta que depende casi en exclusiva de las proteínas no tiene nada que ver con las proteínas en sí mismas, sino con otro componente alimenticio que suele estar unido a ellas: la grasa. Tú ya sabes lo que ocurre con la grasa y también sabes que no toda la grasa es perjudicial. El problema es que las grasas saturadas, que son el tipo de grasa predominante en la carne, están asociadas con un alto nivel de colesterol y con enfermedades cardiacas.

El colesterol y las enfermedades del corazón

¿Cómo una dieta alta en grasa saturada eleva los niveles de colesterol? Esto no se sabe por completo, pero aquí está la teoría: Cuando comemos grasa y colesterol, éstos se dirigen al hígado. De ahí, se distribuyen hacia las zonas de nuestro cuerpo que los requieren por medio de unas pequeñas proteínas *taxi* —la más importante de las cuales recibe el nombre de LBD. Hay algo en las grasas saturadas que dificulta a estos taxis LBD la distribución de la grasa en las células que la necesitan. Esto provoca que el LBD y su carga de grasa y colesterol permanezcan durante más tiempo en los vasos sanguíneos donde no deberían estar. Al final, los taxis LBD acaban por dejar su carga ahí y no en las células a las que le corresponde. Esto hace que se forme una capa de grasa en las paredes internas de los vasos. Esta capa de grasa se convierte en la base de la arteriosclerosis (endurecimiento de las arterias) y contribuye a las enfermedades del corazón. Es muy probable que las grasas del tipo *trans* funcionen de la misma manera.

Las grasas no saturadas no presentan este problema. Las células las asimilan con facilidad. No producen arteriosclerosis y en verdad pueden ayudar a reducir el daño producido por las grasas saturadas. ¿Cómo? Una dieta rica en grasas mono y polinsaturadas nos proporciona más cantidades de un tipo diferente de taxi graso conocido como colesterol LAD. Al LAD se le conoce como colesterol bueno porque no entrega grasa, sino que la recoge. Este pequeño taxi recorre el cuerpo, recoge el exceso de colesterol de las arterias y células, y las lleva de regreso al hígado donde puede usarse como energía o enviarse a las zonas de reserva.

Y ¿que ocurre con las grasas omega? ¿En qué te benefician? Cuando estas grasas se emplean para construir células, las hacen más fuertes y menos vulnerables. Es el daño a las células arteriales lo que causa los infartos, por lo que comer bastantes grasas omega puede hacerte menos propenso a padecer de enfermedades cardiacas. Los *carnivoraces* que comen pescado y carne orgánica de res pueden llegar a tener niveles elevados de colesterol LAD (bueno), y eso los protegerá contra las enfermedades del corazón.

¿Qué hay que decir sobre los huevos?

Si el colesterol es el eslabón entre las grasas saturadas y las enfermedades cardiacas, ¿acaso los huevos, que están repletos de colesterol, no son malos para ti? Y ¿acaso durante todo el siglo xx no se nos indicó que evitáramos los alimentos que contenían colesterol —como los huevos? Sí, así fue, pero esa conexión quizá se debió a una comprensión simplista del funcionamiento de nuestro cuerpo. El colesterol es una sustancia muy importante. Muchas de nuestras hormonas se componen de dicha sustancia —de las cuales, dos de las más conocidas son la testosterona y los estrógenos. La hidrocortisona, la adrenalina y otras hormonas muy importantes también están compuestas de colesterol. Nuestros cuerpos pueden producir colesterol, pero también lo obtenemos de nuestros alimentos. Si comes menos colesterol, produces más y viceversa. El problema ocurre cuando comes demasiado colesterol.

Cuando los investigadores comenzaban a estudiar la relación entre el colesterol y las enfermedades cardiacas, parecía claro que reducir los niveles de colesterol era una manera de disminuir el riesgo de enfermedades del corazón. Y también parecía razonable que limitar el consumo de colesterol alimenticio ayudaría a la gente a reducir su nivel total de colesterol. Era razonable, pero falso. Una de las maravillas de nuestro cuerpo es que las cosas que parecen absolutamente lógicas, dados nuestros conocimientos, no resultan ser ciertas. Así ocurrió con el colesterol. Cuando las acusaciones contra las grasas saturadas se volvieron más claras, el papel del colesterol alimenticio se volvió menos claro. ¿Acaso había alguna relación verdadera entre consumir un alto nivel de colesterol alimenticio y un aumento en el riesgo de enfermedades cardiacas independiente de la grasa saturada? Parece que no. Y comer huevos tampoco parece elevar el riesgo de enfermedades del corazón.

Por supuesto, existe un estudio que ha analizado este asunto. Dicha investigación, publicada en la revista *JAMA* (publicación oficial de la Sociedad Estadounidense de Medicina), estudió los casos de cientos de miles de personas que comían huevos. Algunas los comían a diario, otras de manera semanal, y otras de forma mensual. Quedó claro que comer hasta siete huevos a la semana, aún durante varios años, no aumentaba su riesgo de padecer enfermedades del corazón —así que es probable que tampoco aumente el tuyo.

Esto no resulta tan sorprendente cuando conoces todas las bondades del huevo. Los huevos son bajos en grasas saturadas y altos en grasas monoinsaturadas, proteínas, calcio, complejo vitamínico B y vitamina A. El colesterol se encuentra de manera exclusiva en la yema; la clara se compone casi en su totalidad de proteínas. Por ello, debemos reincorporar a los huevos dentro de una dieta sana.

Es posible que los *carnivoraces* que siguen una dieta baja en carbohidratos y son afectos al huevo coman más de siete huevos a la semana. Si tú formas parte de ellos, trata de combinar la yema de un huevo con las claras de dos para aumentar tu consumo de proteínas y reducir el de colesterol.

Plan para comer carne y huevos

¿Qué debe hacer un *carnivoraz*?

Éste es mi consejo: Adelante, come huevos, carne o pescado una o dos veces al día. Pero —siempre hay un pero ¿no?— procúrate una buena variedad de estos alimentos. En específico, limita tu consumo de grasas saturadas y trata de comer más pescado y mariscos.

¿Cuánta grasa saturada se permite? La recomendación actual del *National Cholesterol Education Program* (Programa Nacional de Educación sobre el Colesterol) es que comas menos de 200 miligramos de colesterol al día y que menos del siete por ciento de tus calorías provengan de grasas saturadas. Siete por ciento. Entonces, si sigues una dieta de 1 200 calorías, eso te permite diez gramos de grasa saturada. Si comes 1 500 calorías, puedes consumir doce gramos de grasa saturada. Si llevas una dieta de 1 000 calorías, sólo puedes ingerir ocho gramos de grasa saturada al día.

Consejos para *carnivoraces* —sin importar la dieta que sigan

1. Come cortes magros de carne. Éstos suelen ser más baratos: chuck (marucha), top round (pulpa negra), bottom round (corte de ganso) y costillas. Los cortes más caros tienen un contenido de gra-

sa más elevado: carnes para asar, sirloin (solomillo), tenderloin (filete) y vísceras. Y evita las carnes molidas —si las necesitas, compra un corte regular y pide que te lo muelan.

2. Recuerda que, en general, la carne de res tiene más grasa saturada que la mayoría de los cortes de cerdo, que a su vez tienen más grasa que casi todas las aves, que a su vez tienen más grasa saturada que casi todos los tipos de marisco.

3. Los cortes de carne bajos en grasa pueden ser un tanto secos. No los cocines por demasiado tiempo (puedes ayudarte con un termómetro para carne), y recuerda que puedes añadir a la carne un poco de pico de gallo o alguna otra salsa baja en grasa para realzar su sabor.

4. Prueba las nuevas carnes y aves bajas en grasa de línea gourmet. Los nuevos cortes de carne de res alimentada al pastoreo (con pasto natural) contienen menos grasa saturada y más ácidos grasos omega 3 que la carne de res alimentada en corral (con granos de maíz) que se suele encontrar en los supermercados. Los pollos de granja tienen menos grasa total y grasa saturada. Aunque estos productos tienden a ser caros, resultan mucho más sabrosos y saludables.

5. Cuando cocines la carne, evita usar mantequilla para no elevar el nivel de grasa saturada. Los cortes o variedades que requieran de grasa adicional deberán cocinarse con aceite de oliva.

6. Come mariscos lo más a menudo que puedas. Los ácidos grasos omega 3 se asocian a menores riesgos cardiacos. Cuando comas mariscos, da preferencia al pescado salvaje sobre el de criadero siempre que puedas. La variedad salvaje tiene mucha menos grasa. Además, contiene un nivel aún menor de mercurio, bifenilos policlorados y otras sustancias tóxicas presentes en el pescado.

7. La porción se aprende. Así que cuando apetezcas un bistec o algún otro tipo de carne, mide tu porción; 85 ó 115 gramos pueden

CONTENIDO DE GRASA EN CARNES COMUNES

Tipo de carne	Grasa (g por ración)	Grasa saturada (g por ración)	Notas
Res	9	5	Los cortes baratos tienen un poco menos, mientras que los cortes finos (sirloin], T-bone , etcétera) y las vísceras tienen más. La hamburguesa, aun en sus variedades *bajas en grasa*, tiene el nivel más alto de grasa.
Cordero	6	2	Las piernas tienen menos, y las chuletas, más. La carne de cordero molida contiene hasta el doble de grasa que los cortes regulares.
Cerdo	7	3	Los cortes bajos en grasa (jamón) contienen apenas 1 gramo por ración.
Pollo (sin piel)	4	1	Si comes la piel, añade otros 2 gramos de grasa
Pescado (casi todas las variedades)	1 – 2	Menos de 1	—
Pescados ricos en grasa: bagre, salmón, pámpano y pez azulejo	5 - 10	3	En general, el pescado salvaje contiene 5 gramos de grasa; el de criadero contiene el doble.

parecernos pequeños porque hemos aprendido a esperar cortes de 140 o hasta 240 gramos. No dejes que tus ojos te pidan una pieza de carne más grande sólo porque te has acostumbrado a ello. Aprende un nuevo tamaño para tus porciones. Descubre lo que quieres, y no permitas que los publicistas te digan lo que quieres.

Para los controladores de carbohidratos: Los huevos están prácticamente libres de carbohidratos y por ello son un alimento perfecto para esta dieta. Sin embargo, contienen algo de grasa saturada y bastante colesterol. Procura utilizar una yema y dos claras cuando necesites cocinar con huevo. La yema contiene todo el colesterol y casi todas las calorías; la clara se compone casi en su totalidad de proteínas.

Para los controladores de calorías: Debido en gran parte a la grasa, la carne tiene un alto contenido de calorías. Aquí se vuelve esencial el control de la porción. Trata de comprar cortes de carne que sean pequeños por naturaleza. Por ejemplo, compra cortes delgados de pollo o pavo en lugar de pechugas de pollo. Aunque las chuletas de cordero tienen un alto contenido de grasa, son pequeñas, y una o dos chuletas pequeñas pueden satisfacer tu necesidad de carne. También puedes encontrar cortes delgados de carne de res. Estos reciben una gran variedad de nombres; en la zona donde vivo los llaman "minute steaks" ("bistecitos"). Si sigues estos consejos, no tendrás que usar tu fuerza de voluntad para mantener el control de tus porciones.

Para controladores de grasa: Si te cuesta trabajo comer carne roja sólo una o dos veces por semana, intenta comer cantidades más pequeñas de carne con más frecuencia. Una ración suele constar de 85 ó 110 gramos. Trata de dividir estas porciones en otras más pequeñas y así podrás comer carne más a menudo. Puedes preparar un delicioso sándwich de rosbif con abundancia de jitomate, germinado, lechuga, cebolla, rábano picante y cualquier otra cosa que desees, y sólo usar 30 gramos de carne. O trata de añadir una pequeña cantidad de carne a algún guisado de verduras para reducir la cantidad de carne en tu dieta sin sentirte tan limitado.

CONOCE TUS GRASAS

Las grasas pueden clasificarse en dos grupos: las grasas *malas*, que aumentan tu riesgo de enfermedades cardiacas, apoplejía y algunos cánceres; y las grasas *buenas*, que pueden reducir esos riesgos.

GRASAS MALAS

* Grasas saturadas: Se encuentran, sobre todo, en las carnes y los productos lácteos. Es esa cosa blanca en los bordes de tu bistec —así de simple.

* Grasas del tipo *trans*: Se encuentran en muchas margarinas y mantecas vegetales, y proporcionan una textura lisa y cremosa a muchas galletas (dulces y saladas) y pasteles preempaquetados. Aunque todavía no se les incluye en las etiquetas de información nutricional, puedes encontrarlos en la lista de ingredientes como *ácidos grasos parcialmente hidrogenados*. Si aparece este ingrediente, ¡aléjate del producto!

GRASAS BUENAS

* Grasas monoinsaturadas: Son las más abundantes en los aceites de oliva y canola. También se encuentran en todas las nueces y en algunos vegetales ricos en grasa como el aguacate.

* Grasas polinsaturadas: Se encuentran en la mayoría de los aceites vegetales —de maíz, de cacahuate, de semilla de girasol— y en las nueces.

* Grasas omega: Son las más abundantes en los pescados y mariscos. También se encuentran en la carne de res alimentada al pastoreo (a diferencia de la carne de res alimentada en corral que es la que encontramos de manera común.)

Usa las recetas que incluyan carne sólo como ingrediente de un platillo y no como el alimento principal. Cuando puedas, reduce a la mitad la cantidad de carne indicada en las recetas.

LACTÓMANO

> Las apariencias engañan, reza un lema,
> y la leche desnatada se disfraza de crema.
>
> SIR WILLIAM SCHWENK GILBERT, *H.M.S. PINAFORE*

Lo bueno de los productos lácteos

Si obtuviste un puntaje mayor a 50 en la sección sobre productos lácteos del cuestionario, es probable que seas un *lactómano* —alguien que adora la mantequilla, el queso y la leche.

Desde hace un par de décadas, el mundo de la nutrición ha tenido sentimientos contradictorios acerca de la leche, y como resultado de ello, este alimento, al que se consideraba el epítome perfecto de la comida sana, hoy es visto con cierto recelo. Hasta más o menos la década de los cincuenta, el modelo alimenticio a seguir era el de los *cuatro grupos de alimentos*, por lo cual la leche y sus derivados eran muy valorados como productos que debíamos consumir a diario.

Luego, durante los años setenta y ochenta, los investigadores comenzaron a buscar fuentes alimenticias de colesterol y grasa saturada, y para muchos estadounidenses resultó claro que las mantequillas, los quesos y la leche entera eran una fuente tan importante como la carne roja de esos demonios alimenticios. De este modo, se aconsejó a los estadounidenses que evitaran la mantequilla y la sustituyeran con margarina. Se les sugirió que evitaran la leche lo más posible, y si no podían evitarla, se aseguraran de consumir leche descremada —un líquido grisáceo y aguado que resultaba muy difícil de disfrutar después de la blanca riqueza de la leche entera.

Si observas las recomendaciones actuales del Departamento de Agricultura de los Estados Unidos (USDA), publicadas en 1992, encontrarás los productos lácteos cerca del estrecho pico de la pirámide, con otros alimentos que debes consumir con moderación en tu dieta. Pero ¡cómo caen los poderosos! Durante los últimos dos años, estas recomendaciones han empezado a perder vigencia, y en este momento, parece como si los productos lácteos debieran regresar al fabuloso grupo de alimentos que componen nuestra comida diaria.

¿Qué beneficios nos dan los productos lácteos? Muchos. Primero que nada, para aquellos que queremos tener una buena vejez, los productos lácteos son una importante fuente de calcio alimenticio, y el calcio es un factor importante para la protección de nuestros huesos. Como el adelgazamiento en sí mismo acarrea una pérdida de masa ósea, es muy importante que hagas lo que puedas por acumular densidad mineral ósea. Las investigaciones muestran que beber leche es una buena manera de lograrlo.

Además, los productos lácteos brindan otros beneficios a nuestra salud. Por ejemplo, las dietas ricas en estos nutrientes disminuyen la presión sanguínea y reducen los riesgos de apoplejía. El consumo abundante de productos lácteos también se ha asociado con índices bajos de cáncer de colon. Pero hay investigaciones más concluyentes que sugieren que las personas que ingieren un alto nivel de estos alimentos son menos susceptibles de engordar que aquellas que los consumen poco. Quizá esto tenga que ver con la tendencia de los *lactómanos* a consumir una menor cantidad de refrescos, los cuales constituyen una de las fuentes más comunes de azúcar en nuestra dieta. Pero también existen evidencias de que la leche y algunos de sus derivados contienen algo que promueve una menor ganancia de peso —aunque no se ha determinado en qué consiste ese algo.

Por último, algunas investigaciones en ciernes muestran que es probable que los humanos, al igual que muchas especies animales, tengamos un apetito específico de calcio que se manifieste por medio de las preferencias alimenticias. Algunos datos muy interesantes sugieren que los suplementos de calcio disminuyen los deseos de sal que atormentan a muchas mujeres justo antes de su periodo.

Lo malo de los productos lácteos

Los productos de leche, al igual que todos los nutrientes, también tienen desventajas —sus altos niveles de grasas saturadas. Además, existe mucha gente que presenta intolerancia a la lactosa. Existen varios grados de intolerancia a la lactosa, y si tienes suerte, los productos como Lactaid (leche con *lactasa*, enzima faltante en las personas con intolerancia a la lactosa) podrían ser tu remedio. Las tabletas de lactasa también pueden ser una ayuda ocasional si en verdad apeteces una pizza con queso o un sándwich helado.

Las personas con una intolerancia grave a la lactosa, quienes presentan síntomas con sólo *pensar* en la leche, deben recordar que algunos productos lácteos, como el yogur, no producen síntomas debido a que contienen sus propias bacterias. También recuerda que sólo la leche de vaca produce este problema, por lo que puedes consumir la leche y los quesos de otros animales. Aunque los productos de soya no poseen el mismo tipo de beneficios que los lácteos, tienen sus ventajas. Si te agrada el sabor de la leche y los helados de soya, adelante.

Consejos para *lactómanos,* sin importar la dieta que sigan

1. Si vas a beber leche y no puedes tolerar el sabor de ese líquido grisáceo conocido como *leche descremada* (o desnatada), compra lecha a 1% de grasa. Ésta contiene alrededor de 2 gramos de grasa por cada taza (de manera que cerca del 20 por ciento de sus calorías provienen de la grasa) y sólo 10 calorías más que la versión descremada. Además, sabe y se ve un millón de veces mejor. Si añades leche a tu café, la tomarás en menor cantidad si usas leche a 1% de grasa en lugar de descremada.

2. Cuando cocines con queso, a menudo podrás emplear quesos bajos en grasa sin afectar el sabor del platillo.

3. Limita tu consumo de quesos ricos en grasa, y cuando los comas, toma una cantidad moderada y trata de reducir el nivel de grasa en otros alimentos durante ese día.

4. Utiliza la mantequilla sólo para dar sabor y de manera muy moderada. Puedes probar la mantequilla en aerosol en vez de las barras sólidas comunes. Así es más fácil reducir su consumo.

5. Usa crema ácida baja en grasa en vez del producto original; tiene muy buen sabor.

6. Si apeteces un helado, come helado de yogur bajo en grasa o sin grasa).

Para los controladores de carbohidratos: No consuman productos lácteos descremados. En general, los alimentos *reducidos en grasa* sustituyen la grasa con carbohidratos, y los productos lácteos no son la excepción. En contraste, las versiones *bajas en grasa* de muchos de estos alimentos a menudo contienen una cantidad aceptable de carbohidratos. Revisa la etiqueta.

Para los controladores de calorías: Si te gusta el yogur con sabor, compra los vasos más pequeños de yogur bajo en grasa o en calorías. Éstos suelen contener alrededor de 170 gramos del producto y aunque limitan tu porción, te dan una cantidad satisfactoria.

Para los controladores de grasas: Casi toda la grasa que contienen la leche y sus derivados es saturada, y necesitas moderar al máximo tu consumo de esa sustancia. Por ello, siempre come las versiones parcialmente descremadas o descremadas de tus productos lácteos favoritos. Si las en-

CONTENIDO DE CALORÍAS, GRASA Y CARBOHIDRATOS EN ALGUNOS QUESOS COMUNES

Queso	Calorías	Grasa (g)	Carbohidratos (g)
Cottage bajo en grasa, 1/2 taza	90	1 – 5	4
Feta, 30 gramos	75	6	1
Mozzarella común (de leche entera), 30 gramos	80	6	1
Mozzarella reducido en grasa, 30 gramos	72	3	1
Quesos de cuajada hilada (Oaxaca), 30 gramos	80	1	5
Requesón (*ricota*), reducido en grasa, 1/4 de taza	64	3 gramos por cada 30 gramos	2 gramos por cada 30 gramos

cuentras demasiado aguadas, trata de reducir de manera paulatina la cantidad de grasa que contienen. Por ejemplo, si
sueles beber leche entera, cámbiala por leche al dos por
ciento de grasa, la cual se ve y sabe casi igual que la entera. Después de un tiempo, cámbiala por leche al uno por
ciento. Por último, prueba la versión descremada. Si te des-
agrada ese líquido pálido y grisáceo, prueba la leche
descremada fortificada con *sólidos lácteos no grasos*, la
cual tiene una mejor apariencia y una textura cremosa similar a la de la leche entera.

Herbífilo

No temas subir a las ramas, ahí encontrarás los frutos.

Padre Andrew, SDC

Si obtuviste un puntaje mayor a 40 en la sección sobre frutas y verduras del cuestionario, entonces es muy probable
que seas de las personas a quienes llamo *herbífilos*, y eso es
magnífico. Las frutas y verduras son alimentos muy saludables y deben constituir el núcleo de cualquier dieta. Éste es
uno de los poco puntos en que concuerdan casi todos los
dietistas nutriólogos.

Lo bueno de las frutas y las verduras

Como es muy posible que tu madre haya insistido en los
beneficios de las frutas y las verduras desde que eras niño,
tal vez pienses que ya no puedo decirte nada nuevo al respecto. Déjame intentarlo.

*Las frutas y las verduras son alimentos bajos en calorías
y con un alto valor nutricional.* Una dieta abundante en frutas y verduras promueve el adelgazamiento porque estos ali-

mentos contienen bastante agua y no demasiadas calorías. Esto tiene una importancia particular para aquellos de ustedes que necesitan mucha comida para sentirse llenos.

Permíteme explicarte el concepto de densidad energética. En esencia, esto significa la cantidad de calorías que contiene un alimento por unidad de volumen. Al parecer, para muchos de nosotros, la cantidad de alimentos que comemos es un factor importante para sentirnos llenos. Los alimentos con una baja densidad energética nos permiten consumir porciones satisfactorias de comida, y aún así, ingerir pocas calorías. Hace algunos años, la doctora Barbara Rolls, investigadora de la Universidad del Estado de Pennsylvania, hizo una importante observación —una observación que puede parecer obvia pero que nunca antes había sido demostrada: La mayoría de nosotros come más o menos el mismo volumen de comida cada día, lo cual sugiere que el volumen cambia día con día, pero la cantidad permanece bastante estable. Esto significa que si comes el mismo volumen pero consumes menos calorías, te sentirás lleno pero perderás peso.

¿Qué alimentos tienen una baja densidad energética? En general, se trata de alimentos con un alto contenido de agua, de modo que las frutas y verduras encabezan la lista. Permíteme darte un ejemplo de cómo funciona esto: Supón que cenas un plato de pasta. Junta una ración de 50 gramos de pasta —que excede las 200 calorías— con una ligera rociada de aceite de oliva y queso parmesano —otras 200 calorías— y tendrás una pequeña ración de pasta. Según el tipo que prepares, 50 gramos de pasta cocida equivalen a más o menos a 1/4 de taza. Por lo tanto, tu cena de 400 calorías es pequeña. Pero si decidieras agregar un poco de jitomate —podrías sofreír el jitomate en el mismo aceite de oliva que añadirías y después añadir otro poco de cebolla, calabaza y algunos hongos— podrías duplicar o incluso triplicar la cantidad de comida y sólo añadir 50 calorías. Además, es muy probable que te llenes mucho más con el segundo platillo que con el primero. (¡Claro que éste es un argumento truculento porque quizá tan sólo prefieras comer una ración más grande del primero!) Añadir verduras contribuye con tu sensación de saciedad. ¡Te lo garantizo!

Las frutas y las verduras son altas en fibra y la fibra promueve la pérdida de peso. Como sabes, las frutas y las verduras contienen mucha fibra. En su nivel más básico, la fibra es esa materia de las frutas y las verduras que no se compone de almidón y que resulta difícil de digerir. Existen dos tipos de fibra y las dos te hacen bien, aunque de diferente manera. La fibra soluble se vuelve gelatinosa en tu estómago. De esta forma, promueve una sensación de saciedad y frena la absorción de azúcar y otros nutrientes para que tu nivel de glucosa tienda a descontrolarse menos. La fibra soluble se encuentra en alimentos como la avena. Se ha descubierto que las dietas ricas en fibra soluble disminuyen el riesgo de enfermedades cardiacas.

La fibra insoluble no puede ser absorbida por el intestino. Pasa por todo tu sistema digestivo prácticamente intacta. Sin embargo, contribuye a la formación de las heces fecales y hace que los intestinos inferiores (el colon y el recto) absorban el agua, lo cual hace avanzar a los alimentos y previene el estreñimiento. Esto es importante para todos, pero en especial para las personas que siguen una dieta baja en carbohidratos, pues el estreñimiento es un efecto secundario frecuente de estas dietas. Las dietas altas en fibra reducen los riesgos de algunos cánceres y ayudan a prevenir la diverticulitis.

Por último, las frutas, las verduras y algunos otros alimentos ricos en fibra pueden ayudarte a bajar de peso al incrementar tu producción de una hormona llamada péptido YY. Cuando se inyectó esta proteína en personas obesas o muy delgadas (tal como lo explica un estudio reciente publicado en la revista *The New England Journal of Medicine*), comieron muchos menos alimentos durante las siguientes 24 horas. Los investigadores creen que una dieta rica en fibra, la cual aumenta tu nivel de péptido YY, también te hace sentir menos hambre.

Las frutas y verduras promueven el adelgazamiento. Debido a que tienen una densidad energética más baja que casi todos los demás alimentos, las frutas y verduras son los nutrientes que más promueven la pérdida de peso. Además, la mayoría de las frutas y verduras tienen una carga glucémica muy baja, de manera que no sólo proporcionan volumen con menos calorías, sino que además no aumentan mucho tu nivel de insulina, lo cual también puede ayudarte a adelgazar.

Por supuesto, existen excepciones a esta regla. Las papas tienen una alta carga glucémica. Una ración de papa al horno tiene una carga glucémica de 26. Ésta es mucho mayor que la de los chícharos (3), las zanahorias (2) o las cerezas (3). Esto coloca a la papa en la misma categoría que algunos pasteles, galletas o ates. ¿Acaso significa esto que no podemos comer papas? No, pero quiere decir que debes limitar tu consumo de papas y que, cuando las comas, añadas alguna proteína baja en grasa para frenar la carga glucémica. La crema ácida baja en grasa o sin grasa puede ser la solución. Otros quesos bajos en grasa también funcionan. O añade un poco de salsa picante con o sin un toque de aceite de oliva. Y, por supuesto, reduce tu consumo de papas a la francesa. Casi todas las variedades de comida rápida se fríen en aceites altos en grasas del tipo *trans*, así que representan un doble riesgo nutricional.

*El caroteno beta y otros antioxidantes previenen enfer-
medades.* Tú sabes que estos antioxidantes te benefician pero,
¿sabes por qué? La oxidación es un proceso que daña nuestro cuerpo y lo hace envejecer, pero esto es algo perfecta-
mente natural. (Por otro lado, la muerte también es un proceso natural. Pero si podemos combatirlo, debemos hacerlo.) Los antioxidantes alimenticios presentes en las frutas y
las verduras parecen una manera de lograrlo. Un estudio reveló que las personas que comían al menos cinco raciones
diarias de estos alimentos vivían más (y estaban más esbeltos) que las que comían menos. Pero no se pueden esperar
los mismos beneficios con sólo extraer todos los ingredientes saludables y ponerlos en una pastilla. Los estudios han
mostrado que los suplementos antioxidantes *no* brindan la
misma protección que sus fuentes —frutas y verduras.

*Las vitaminas y los minerales son esenciales para la sa-
lud.* Los carbohidratos, las proteínas y las grasas son las categorías básicas de alimentos que comemos; a estos se les
llama "macronutrientes" porque proporcionan la energía y
el material de construcción de nuestros cuerpos. En muchos
alimentos se encuentran otros componentes importantes llamados "micronutrientes". Aunque sólo necesitamos cantidades muy pequeñas de esos componentes, son muy importantes para muchos de los procesos biológicos que ocurren
en nuestro cuerpo. Todos necesitamos de esos micro–
nutrientes, y si no los tenemos, nos enfermamos. Muchos de
ellos se encuentran en las frutas y las verduras que comemos.

Algunas de las formas en que se procesan las frutas y
verduras reducen su valor nutricional. Los alimentos enlatados tienen un valor nutricional más bajo que los alimentos
congelados. Los alimentos congelados tienen un valor
nutricional más bajo que los alimentos frescos. Algunos

métodos de cocina son mejores que otros. Por ejemplo, hervir los alimentos puede provocar que algunos de sus nutrientes queden en el agua, y ésta se desecha. Este problema no aparece cuando se cuecen al vapor o se sofríen. Por otro lado, comer estos alimentos de cualquier manera que puedas es mejor que no comerlos, así que no te prives de ellos por no poder cocinarlos de un modo ideal.

Las nueces merecen un comentario especial: Aunque no se suele incluir a las nueces en los capítulos sobre frutas y verduras, yo sostengo que deberían incluirse. Las nueces son un alimento rico en nutrientes y creo que deberían formar parte de una dieta sana. Es cierto, las nueces son altas en calorías, pero también son ricas en fibra, en proteínas de buena calidad y en grasas polinsaturadas.

Algunos estudios han mostrado que una dieta abundante en nueces puede mejorar los lípidos y reducir el riesgo de enfermedades cardiacas y diabetes. Y aunque las nueces tienen muchas calorías y a menudo mucha sal, también poseen una gran capacidad para saciar el apetito. (Así que cómelas, pero evita excederte.)

¿Qué tanto es lo suficiente?

La recomendación usual es comer cinco raciones de frutas o verduras al día. Yo me atrevería a sugerir más. Si te gustan, éste es el único tipo de alimentos sobre el que diría "entre más lo comas es mejor". Como tienen un bajo índice glucémico, pueden y deben comerse con entera libertad. Cinco raciones al día son una buena cantidad, pero si quieres más, come más, a menos que sigas la dieta de 30 gramos de carbohidratos. Las personas que limiten su consumo de carbohidratos a 30 gramos o menos al día sólo deberán comer unas pocas raciones diarias de frutas y verduras. Pero recuerda, esa etapa de la dieta sólo dura un par de meses. Si la prolongas, se volverá mucho menos efectiva. Así que la prohibición de retacarse de frutas y verduras es breve.

¿Hay algo malo en las frutas y las verduras?

Desde mi perspectiva, no. A algunas personas les preocupa que aumente su exposición a los pesticidas que se emplean para cultivar estos alimentos. En verdad yo he encontrado muy pocos datos al respecto que se hayan publicado en Estados Unidos durante los últimos diez años. Estudios realizados hace más de diez años no hallaron residuos en la mayoría de los alimentos, y aquellos que los tenían, se encontraban dentro de los estándares permitidos tanto por el Departamento de Agricultura como por la Administración de Alimentos y Fármacos de Estados Unidos. Además, durante los últimos diez años, ha aparecido una buena cantidad de literatura no estadounidense sobre el tema. Estos estudios casi no han hallado residuos en los alimentos, y los que han encontrado, están dentro de los límites permitidos por los dos organismos arriba mencionados.

Creo que el mejor argumento sobre la naturaleza saludable de las frutas y verduras lo proporcionan los estudios que demuestran que las personas que comen más frutas y verduras están más sanas (y más delgadas) que las que las comen menos. De manera que si te gustan estos alimentos, ¡cómelos hasta saciarte!

Consejos para *herbífilos* —sin importar la dieta que sigan

1. Proponte comer al menos cinco raciones de verdura y cuatro raciones de fruta al día.

2. Compra verduras frescas siempre que puedas. Sólo consume variedades enlatadas o congeladas cuando no encuentres fresco el alimento que buscas.

3. Cuando elijas una fruta o verdura como refrigerio, asegúrate de acompañarla con alguna proteína para que te llene durante más tiempo. Es muy frecuente que la gente coma sólo una manzana o algunas zanahorias como refrigerio varias horas antes de una comida, y que comiencen a sentir hambre sólo una o dos horas después del refrigerio. Acompañar tus carbohidratos con una proteína le dará a tu refrigerio la durabilidad que necesitas para llegar sin hambre a tu siguiente comida. En la página opuesta he enlistado algunos refrigerios bajos en grasa, los cuales sólo proporcionan 200 calorías o menos.

Para controladores de carbohidratos: Será difícil que te llenes con puras frutas y verduras durante la primera fase de tu dieta para controlar carbohidratos, pues ahí tanto el tamaño de la porción como la variedad son en extremo limitados. Resulta fácil tan sólo comer una ensalada simple con tu aderezo favorito todos los días. Pero si lo haces, te sentirás tan aburrido que te costará trabajo comer incluso la cantidad tan limitada que se te permite. Prueba distintos aderezos para hacer más apetecible tu ensalada. La mayoría de ellos son bajos en carbohidratos. Además, no cocines al vapor las otras verduras que comas. Trata de sofreírlas con un poquito de aceite de oliva. Agrégales ajo, chile y algún caldo o vino blanco. Los guisados de verduras con queso y huevos también son una opción muy sabrosa. Al final del capítulo 6 podrás encontrar algunas recetas de platillos bajos en carbohidratos.

COMBINACIONES PARA REFRIGERIOS BAJOS EN GRASA

Refrigerio	Calorías	Grasa (g)	Carbohidratos (g)
Durazno (1) rebanado con 1/4 de taza de queso cottage a 1% de grasa	158	1.1	21
Gelatina marca Jell-O sin azúcar, 1/2 taza	8	0	0
Jitomate (1) grande con 30 gramos de algún queso de cuajada hilada	118	5.4	7
Melón cantalupo con 225 gramos de yogur solo sin grasa	146	0.2	25
Palomitas de maíz bajas en calorías con sabor a mantequilla, 3 tazas	60	2	12
Pan de siete granos (1 rebanada) con 2 cucharaditas de crema de manzana	105	21	1.2
Papas rebanadas al horno, 30 gramos	110	5	23
Pepino (1) rebanado con 2 cucharadas soperas de humus	97	3.4	11

Para controladores de calorías: Busca frutas y verduras nuevas e interesantes para añadir a tu repertorio. Uno de los mayores problemas de nuestra manera de comer es el aburrimiento. ¡Aventúrate! —prueba nuevos alimentos y recetas con frecuencia. Puedes comenzar con las recetas que se incluyen al final del capítulo 7.

Para controladores de grasa: En lugar de atiborrar de mantequilla tus verduras al vapor, prueba otras salsas y sabores para aderezarlas: El jugo de limón es un clásico; el curry en polvo (en especial el casero) puede añadir algo de picor; una vinagreta también podría funcionar bien; los pestos (aderezos de albahaca) sin grasa pueden realzar el sabor del plato más insípido. Para más ideas, revisa las recetas que se incluyen al final del capítulo 8.

ALMI-DON/ALMI-DOÑA

Lo que digo es que, si a un hombre en verdad le gustan las papas, debe ser un tipo muy decente.

A. A. MILNE

Todo lo que ves se lo debo al espagueti.

SOFÍA LOREN

Si obtuviste un puntaje mayor a 40 en la sección sobre los cereales y tubérculos del cuestionario, es muy probable que seas un *almi-don* o una *almi-doña*. Bienvenido al club. En verdad es un club muy grande. La mayoría de la gente en el mundo obtiene casi todas sus calorías a partir de estos tipos de alimentos. Incluso en este país, en el que se nos critica por la gran cantidad de grasa que comemos, aún seguimos una dieta dominada por los carbohidratos feculentos (ricos en almidón).

Estos carbohidratos feculentos se han convertido en el nuevo campo de batalla nutricional. Los libros sobre dietas dedican secciones enteras a los *adictos a los carbohidratos* y sus *antojos de carbohidratos*. Y yo sé que esos antojos son reales: Tengo pacientes que dicen soñar con pan, papas y arroz cuando siguen una dieta que prohíbe esos alimentos. A pesar de la escandalosa confusión que existe al respecto y de nuestro limitado (aunque creciente) conocimiento, tratemos de comprender este fenómeno.

Lo bueno de los cereales y tubérculos

Cuando los médicos y nutriólogos defienden una nueva manera de comer que creen que promoverá la salud y el adelgazamiento en la mayoría de las personas, suelen recomendar una dieta baja en grasas y alta en carbohidratos. Esto significa que nosotros debemos obtener una menor cantidad de calorías a partir de las grasas y carnes, y una mayor cantidad a partir de la pasta, el arroz, el pan y las papas, así como de las frutas y verduras. Si observas la pirámide alimenticia del Departamento de Agricultura de Estados Unidos en la página 143, verás que en la base de la gráfica, el grupo de alimentos que debemos comer en mayor abundancia lo componen los panes y otros alimentos feculentos. Esas recomendaciones se basaron en una fuerte evidencia epidemiológica que asocia esta manera de comer con un bajo riesgo de obesidad y enfermedades cardiacas.

Muchos de estos alimentos son bajos en calorías y poseen un alto valor nutricional. También proporcionan un buen volumen alimenticio —ocupan bastante espacio en tu estómago de manera que puedes sentirte lleno sin consumir demasiadas calorías, y ése es un punto importante.

Los cereales y tubérculos, al igual que otros carbohidratos, son fáciles de convertir en glucosa, el combustible preferido del cuerpo. Cuando comes estos alimentos, proporcionas a tu cerebro y a tu cuerpo la energía que necesitan en la forma que más les gusta, y eso te beneficia.

Por último, las investigaciones han mostrado que muchas personas prefieren comer alimentos altos en carbohidratos —sobre todo dulces— cuando sufren de estrés. En un estudio realizado en Londres, los investigadores reclutaron a 68 hombres y mujeres sanos para participar en una investigación sobre los efectos del hambre en la fisiología, el desempeño y el estado de ánimo. A la mitad de ellos se les dijo que después del almuerzo darían un discurso de cuatro minutos sobre un tema asignado y se les dieron diez minutos para prepararlo. A la otra mitad se les indicó que escucharan una cinta con poemas de Dylan Thomas. Después de diez minutos en cada actividad, el grupo se reunió y almorzó. Se revisaron la presión sanguínea, el ritmo cardiaco y el estado de ánimo de cada persona antes y después de la actividad de diez minutos. Es importante señalar que no todas las personas que dieron el discurso se sintieron tensas por la actividad. El estrés no es sólo lo que ocurre en el exterior, sino la manera en que respondemos a ello.

En el almuerzo, había una variedad de alimentos disponibles que cada participante podía elegir con entera libertad. La cantidad que cada persona comió durante los primeros quince minutos de la comida fue medida con todo cuidado. Las personas que se tensaron por la preparación de su discurso comieron una porción más alta de dulces y grasas y consumieron más calorías que aquellos que no se tensaron. ¿Por qué el estrés que generó la ansiedad por dar el discurso hizo que los sujetos eligieran alimentos feculentos (y grasosos)?

¿POR QUÉ EL ESTRESS ESTIMULA TU DESEO DE CARBOHIDRATOS?

Durante los años setenta, investigadores del Instituto Tecnológico de Massachusets (MIT) encontraron que el consumo de carbohidratos en ratas fomentaba la producción de serotonina en su cerebro. Éste es el mecanismo: Los carbohidratos aumentan el nivel de insulina; la insulina hace que las células absorban la glucosa y casi todos los aminoácidos (el componente básico de las proteínas). Uno de los aminoácidos al que no absorben las células cuando hay presencia de insulina es el triptofan. Sin embargo, el triptofan es absorbido por el cerebro. Esta absorción suele interrumpirse cuando hay presencia de otros aminoácidos, de manera que tener bajos niveles de ellos en la sangre facilita el ingreso del triptofan en el cerebro. Una vez ahí, este aminoácido se convierte en serotonina, un importante estabilizador emocional. Este proceso, descrito primero en ratas, también se ha observado en humanos.

Los investigadores instalaron un internado en el Instituto Tecnológico de Massachusets e invitaron a hombres y mujeres con sobrepeso a hospedarse ahí mientras los estudiaban. Todo lo que comían era controlado con todo cuidado en su propia cafetería especial, y también podían tomar refrigerios cuando querían por medio de unas máquinas vendedoras especiales. Se les proporcionó una tarjeta de *crédito* que les permitía elegir cualquier cosa que desearan de las máquinas: fruta, dulces, galletas, papas, yogur, etcétera.

Después de un par de semanas, los investigadores analizaron lo que los internos habían comido y notaron un patrón muy interesante. Muchos de ellos tuvieron sus tres comidas diarias de manera normal, pero en sus refrigerios ingirieron casi las mismas calorías que en sus comidas. Casi todos esos bocadillos consistían en alimentos altos en carbohidratos. Sin embargo, estas personas no tomaban refrigerios todo el día, sino que tendían a comer la misma clase de alimentos a la misma hora cada día. Entrevistas posteriores con los sujetos mostraron que el estímulo para tomar el refrigerio era un cambio en el estado de ánimo y que el refrigerio revertía ese cambio. Los investigadores concluyeron que esas personas usaban los carbohidratos como un medicamento para tratar sus sentimientos dañinos.

Las investigaciones sugieren que los carbohidratos en verdad pueden estabilizar el estado de ánimo de algunas personas al modificar los procesos químicos de su cerebro. Para ellas, los carbohidratos feculentos son un antídoto instantáneo para el estrés. Lo más indicado para estos individuos es seguir una dieta baja en grasas y alta en carbohidratos de manera que puedan incorporar los carbohidratos que necesiten en sus comidas y refrigerios diarios.

Lo malo de los cereales y tubérculos

Uno de los problemas con los cereales y tubérculos es que es muy fácil comerlos en exceso. Como suelen ser tibios y con un sabor suave, su consumo resulta muy placentero. Debido a esto, yo recomiendo que en un principio trates de servirte porciones modestas de estos deliciosos alimentos. Si aún tienes hambre, puedes servirte más. En esencia, busco que no te excedas en su consumo y que veas en verdad cuánto necesitas para llenarte. Por ejemplo, una ración de pasta es de 60 gramos. Una ración de arroz cocido es de media taza y una ración de papas es de una pieza mediana o media taza.

Por último, cuando prepares una comida o refrigerio con cereales y tubérculos, ten en mente el concepto de densidad energética. Puedes comer media taza de pasta con un poco de salsa de jitomate, y quizá eso te haga sentir lleno, o puedes acompañarlo con algunos alimentos de baja densidad —hongos, pimientos verdes y calabazas cocidos al vapor o sofritos en una mínima cantidad de aceite de oliva. Esa combinación aumentará la cantidad de alimentos que consumes sin elevar demasiado el número de calorías. Esto te permitirá comer los cereales y tubérculos que necesites. Y (¿acaso necesito decírtelo?) cuando comas un cereal o tubérculo de baja densidad, no lo hagas más denso al freírlo con aceite abundante o cubrirlo de grasa; en cambio, *reduce* aún más su densidad al añadirle fibra o verduras de manera que te baste una pequeña cantidad de carbohidratos para sentirte lleno por un lapso razonable de tiempo.

Consejos para *almi-dones* y *almi-doñas* —sin importar qué dieta sigan

1. Consume de preferencia los alimentos feculentos que tienen una carga glucémica baja sobre los que la tienen alta. Para una lista de alimentos con su carga glucémica respectiva, revisa la página 147.

2. Cuando tu antojo de cereales y tubérculos se debe al estrés, piensa en otras maneras de manejar tu tensión. Tal vez la mejor manera de eliminar tu antojo sea tratar de enfrentar la causa del estrés. Da una caminata y piensa cuál es la verdadera causa de tus ansias por una dona o galleta. A menudo, esto elimina tanto el antojo como la tensión.

3. Cuando tu comida incluya cereales y tubérculos, primero sírvete una porción modesta, y si aún tienes hambre, sírvete un poco más.

Para controladores de carbohidratos: Sólo puedo recomendarte los cereales y tubérculos como un gusto ocasional. Una de las maneras en que funciona esta dieta es al limitar los alimentos que puedes comer, restringiendo así tu consumo de calorías. Por otro lado, si apeteces cereales y tubérculos de manera ocasional, ¿quién soy yo para criticarte? Sólo recuerda que debes comerlos como bocados ocasionales y no como parte de tu dieta diaria. Si no encuentras alimentos bajos en carbohidratos en la tienda de la esquina, existen varios sitios en Internet, como los que enlisto a continuación, que morirían por vendértelos. Pídelos con precaución. No te conviene comerlos a menudo.

www.locarbdiner.com

www.synergydiet.com

www.dietstreet.com/atkins/products.htm

www.lowcarb.com

www.atkinsfriends.com

www.lowcarbeating.com

www.nexusnutrition.com

Para controladores de calorías: Con esta clase de alimentos es difícil controlar las porciones. Un truco que ha funcionado a varios de mis pacientes es comer los almidones al final de la comida, no al principio. Comienza con el alimento rico en proteínas y la verdura, y termina con el cereal o tubérculo. Es mucho más difícil que te excedas en el comer cuando estás casi lleno.

Para controladores de grasa: Varios de los alimentos feculentos suelen contener grasas, a menudo saturadas. Esto se aplica de manera especial a los cereales y tubérculos dulces, así como productos como galletas, mantecadas, pasteles, bizcochos o bagels. La grasa puede dar a estos alimentos una baja carga glucémica, pero aumenta sus calorías. Y las calorías *siempre* cuentan. Trata de encontrar sustitutos de los cereales o tubérculos altos en grasa que más te gusten para limitar tu ingestión de calorías. Puedes tratar de comprar una presentación más pequeña de dicho producto o probar nuevos alimentos más bajos en calorías y ver si te funcionan.

DULCINEO

El chocolate es un alimento perfecto, tan saciador como delicioso,
además de un gran revitalizador del poder exhausto. Es el mejor
amigo de aquellos que se comprometen en búsquedas literarias.

BARÓN JUSTUS VON LIEBIG

Todo lo que en verdad necesito es amor,
¡pero un poco de chocolate de vez en cuando no me hace daño!

LUCY VAN PELT (EN *PEANUTS* DE CHARLES M. SCHULZ)

Si obtuviste un puntaje mayor a 40 en la sección sobre dulces
del cuestionario, entonces es muy probable que seas un *dulcineo*.
En realidad, todos nosotros comenzamos nuestra vida como
dulcineos; las investigaciones han mostrado que los niños
prefieren instintivamente los sabores dulces a cualquier otro
sabor, y la leche materna satisface a la perfección tal de-
manda. Conforme un niño crece, dicha preferencia decae, pero
varía la proporción en que lo hace. (Puedes constatar que incluso algunos niños pequeños prefieren lo dulce mientras que
otros prefieren sabores más salados o intensos. Yo llamo a
esto la *diferencia del caramelo contra las papas fritas*.)

Aunque muchas personas que batallan con su peso se re-
criminan su amor por los dulces, yo creo que, al igual que
con todo lo que en verdad te gusta, la cuestión es encontrar
cómo integrar eso a una manera de comer que te satisfaga a
ti y a tu propia preferencia gustativa.

Lo bueno de los dulces

El amor por los dulces lo tenemos incorporado en un nivel
muy básico. Todo lo que es innato no puede ser tan malo. De
hecho, un estudio publicado hace algunos años sugería que

el consumo moderado de dulces, al igual que el consumo moderado de vino, puede alargar tu vida. Las personas que comen de una a tres piezas de dulce al mes —un consumo *moderado*— puede añadir, en promedio, un año a sus vidas.

Pero, ¿por qué nos encantan los dulces? Existen evidencias convincentes de que la ingestión de estos alimentos puede estimular los receptores opiáceos —una de las principales zonas del placer en nuestro cerebro. Algunos investigadores que trabajan con ratones notaron que los dulces afectaban la misma parte del cerebro de los roedores que resultaba afectada por narcóticos. Estudios similares realizados en humanos han arrojado resultados análogos.

De este modo, es posible que la sensación que tienen algunas personas de ser *adictas* a los dulces tenga una base fisiológica. En otra serie de estudios, se expuso a ratas y ratones a grandes cantidades de alimentos dulces. Cuando se les retiró el suministro, presentaron temblores en sus patas y se les veía nerviosos e intranquilos. En esencia, informaron los investigadores, atravesaban por la versión roedora del síndrome de abstinencia. Esto no significa que el chocolate sea como la heroína, pero creo que muestra que nuestro amor por los dulces es parte de la manera en que estamos programados en un nivel genético, y no una especie de aberración.

Si el amor por los dulces es algo que tenemos programado por naturaleza en el cerebro, la pura fuerza de voluntad no bastará para resistir los antojos. Tienes que encontrar una manera de burlarlos.

Lo malo de los dulces

Cuando estudiamos a poblaciones enteras, se vuelve claro que entre mayor es el consumo de dulces, mayor es el peso de la gente. De manera que, si acaso las grasas no te han hecho engordar, quizá los dulces lo hagan. Cuando separas el consumo de grasa del consumo de azúcar, resulta evidente que una dieta alta en dulces es más susceptible de hacerte embarnecer que una dieta rica en grasas (aunque tal separación no es fácil de hacer, pues muchos alimentos altos en carbohidratos también son ricos en grasas). Pero, ¿por qué ocurre esto si los dulces no tienen más calorías que otros alimentos? (De hecho, los dulces sólo tienen cuatro calorías por cada gramo, mientras que la grasa tiene nueve y el alcohol siete.) Tal vez haya dos respuestas para esto. Primero, creo que es claro que nuestro cuerpo procesa los bocadillos dulces de una manera distinta a como lo hace con otros alimentos. Ningún otro alimento activa nuestros receptores opiáceos. Quizá debido a esto, la gente que adora los dulces tiende a comerlos en exceso de una forma en que no lo haría con otros alimentos.

Además, hay ciertas evidencias de que la leptina, hormona producida por las células de grasa para proteger tus reservas de grasa, influye en el sabor de las cosas. Los niveles elevados de leptina, presentes en periodos de conservación del peso, están asociados a una disminución del deseo por lo dulce, al menos en ratones. Los ratones con niveles bajos de leptina (la condición en que nos encontramos los humanos durante un proceso de adelgazamiento) muestran una preferencia mucho más fuerte por los dulces. Si estos hallazgos se comprueban también en humanos, indicarán una manera más en la que estamos programados para amar los dulces y usar estos alimentos para proteger nuestras preciosas reservas de grasa.

Desde mi perspectiva, una dieta rica en dulces presenta otro problema más. Un régimen de esta naturaleza suele ser pobre en frutas y verduras. Cualquiera que sea tu dieta perfecta, a la larga, un plan alimenticio rico en frutas y verduras siempre será el más sano. Las frutas y las verduras proporcionan nutrientes esenciales —que ayudan a combatir enfermedades y prevenir el cáncer— y fibra, por lo que deben formar parte de la dieta de todos. Por desgracia, los *dulcineos* tienden a evitar las frutas y las verduras.

Sin embargo, estoy convencida de que existe una manera de incorporar los dulces en tu dieta que te permita tener una buena alimentación y mantener tu peso.

Plan para consumir dulces

La manera en que eliges manejar tus antojo de dulces depende justo de la manera en que se te antojan. Algunas personas necesitan comerlos a diario; otras las desean sólo en momentos de estrés; alrededor de la mitad de las mujeres que apetecen dulces, lo hacen en los días previos a su periodo. Yo he notado ese deseo en mí sólo después de que ya los he comido, o sea que si como un dulce, se me antoja otro al día siguiente. Si no como ninguno durante un par de días, no lo desearé después. Sin embargo, es probable que existan muchos otros patrones de antojo.

Hay evidencias de que los dulces pueden incorporarse a una dieta sana sin hacer estragos en el control del peso. En Montreal, algunos investigadores estudiaron a un grupo de personas con diabetes —justo las personas a las que se enseña a evitar a toda costa los dulces azucarados— y las dividieron al azar en dos grupos. Un grupo recibió las recomendaciones alimenticias habituales; a las personas del otro grupo se les enseñó a permitir que diez por ciento de sus calorías diarias provinieran de bocadillos azucarados. Después de seis meses, los que comieron azúcar consumieron menos calorías y ganaron menos peso que el grupo que recibió las instrucciones acostumbradas.

Entonces, sí puede hacerse. Pero tienes que aprender a planificar tu consumo de dulces del mismo modo en que planificas tus otras metas alimenticias. Si no lo haces y te entregas a tu suerte, sucumbirás ante tus antojos (lo cual es casi inevitable) y convertirás a los dulces en la base de tu alimentación, lo cual te hará engordar de forma ineludible.

He encontrado que la mayoría de mis pacientes funcionan mejor en su dieta cuando incluyen alimentos dulces en casi todas sus comidas. En el desayuno puedes tratar de añadir crema de cacahuate a tu pan tostado. Come refrigerios de fruta y proponte disfrutar de un postre después del almuerzo o la cena. En todos mis planes alimenticios, he incluido varios dulces al día. La única excepción es la dieta de 30 gramos de carbohidratos, en la que el límite de carbohidratos es demasiado bajo como para incluir más de un sólo dulce durante la mayor parte de los días.

Trata de comer el dulce cuando estés en casa, donde tienes a la mano opciones que pueden satisfacerte. Trata de no consumir postres cuando comas en la calle. Las raciones de postre que sirven los restaurantes, al igual que todas sus raciones de comida, son demasiado grandes. La mayor parte de la gente encuentra que si come dulces como parte de una comida o refrigerio programado, se reducen sus antojos en otros momentos.

No obstante, los auténticos *dulcineos* aún tendrán antojos extemporáneos. ¿En qué momento tienes la mayor parte de tus antojos? Casi todos los *dulcineos* sienten sus apetitos durante la tarde o noche. Investigadores del Instituto Tecnológico de Massachusets también han mostrado que muchos *dulcineos* y otros adictos a los carbohidratos tienden a sentir sus antojos a la misma hora cada día.

Es aquí donde tu diario de alimentación te será de gran ayuda. Averigua en qué momentos es más probable que apetezcas dulces y entonces encuentra cómo satisfacer tu antojo de una manera que te permita sentirte bien contigo mismo y con tu peso.

Cuando se te antoje alguna golosina, tómate un minuto para pensar de dónde proviene ese deseo. ¿Te sientes tenso, deprimido, solo o enojado? Éstas son razones comunes que escucho de mis pacientes. Trata de probar algún otro modo de manejar tu antojo. El ejercicio es una excelente manera de enfrentar muchos de estos sentimientos. Ve si puedes dar una caminata, un paseo en bicicleta o asistir a una clase de aerobics o algún otro ejercicio. Si conservas el antojo aún después del ejercicio, come pues un bocado —al menos ya has quemado algunas calorías adicionales.

Diane, una de mis pacientes a quien ya te he mencionado, vino a mi consultorio hace poco y se veía radiante de éxito. Recién había sufrido antojos nocturnos de dulces, justo antes de dormir. Probó con fruta, chicles, incluso con dulces sin azúcar. Nada funcionaba excepto el chocolate. Aun así, a ella no le gustaba comer el chocolate justo antes de dormir. Yo la había animado a hacer ejercicio pero eso tampoco funcionó. Ella reconoció que su antojo provenía de un mal sentimiento que tenía a flor de piel, pero no podía descubrir lo que en verdad quería. Al final, se le ocurrió que lo que sentía tal vez era soledad. Sus hijos estaban dormidos, todas las noticias en la televisión eran malas, y estaba cansada, pero este sentimiento —el deseo de compañía— no la dejaba ir a la cama. Así que, cuando sentía este tipo de hambre nocturna, en vez de comer chocolate, comenzó a llamar por teléfono a su hermana y a su mejor amiga. Esto le funcionó y no ha vuelto a comer un solo refrigerio nocturno en más de tres semanas. Se sintió fortalecida y bien consigo misma.

Cuando sientas el antojo de dulces, elige uno que puedas comer y aún te permita mirarte en el espejo. Por supuesto, esto significa que no debes comerlo en exceso. Así que, sin importar la dieta que sigas, elige un dulce bajo en calorías. Si sigues una dieta para controlar grasas, elige uno bajo en grasas. Si sigues una dieta baja en carbohidratos, te va a ser difícil dar variedad a tus golosinas, pues casi todos los dulces son carbohidratos. Sin embargo, es posible hacerlo y a continuación te daré algunos consejos para ello.

Quizá pienses que no te bastará con sólo una probadita de lo que se te antoja. Pues te sorprenderás. Los antojos de dulces, al igual que muchas otras apetencias, reciben la intermediación de la boca y su aparato gustativo. Tu boca no tiene la capacidad de cuantificar la cantidad de alimento que comes. Sólo sabe si estás comiendo o no, de modo que cuando te concedes el bocado de tus sueños, es probable que satisfagas por completo ese antojo con una ración mucho más pequeña de lo que acostumbras.

A mi hermana Shelly le encanta un postre de McDonald's llamado *McFlurries*. Ha habido épocas en su vida en las que come uno diario. Pero descubrió que podía pedir la presentación pequeña y que le resultaba tan satisfactoria como la grande. Y de manera más reciente, hay incluso algunos días en los que puede darle unos cuantos sorbos y tirar el resto, pues está satisfecha.

Los dulces pueden ser el alimento más difícil de incorporar en una dieta racional, pero si eres un *dulcineo*, es importante que aceptes ese reto. Después de todo, es improbable que tu preferencia cambie, así que tienes que encontrar una manera de vivir con ella si deseas controlar tu peso. El mundo en el que vivimos hace que sólo decir que no sea un plan poco realista para los que vivimos en perpetuo romance con los postres.

Dulces bajos en calorías

Dulce	Calorías	Grasa (g)	Carbohidratos (g)
Barra de dulce marca *Weight Watchers*	130	8	14
Chicle (casi todas las marcas)	10	0	2
Fresas, 1 taza, con 3 cucharadas soperas de natilla fría sin azúcar	90	1	13
FrozFruit (paleta helada de frutas naturales)	60	0	16
FrozFruit (paleta helada de frutas naturales) baja en calorías	25	0	6
Gelatina *Jell-O* línea *D-Zerta* sin azúcar, 1/2 taza, con 3 cucharadas soperas de crema batida sin azúcar	50	0	0
Gomitas de gelatina, 10 piezas	100	0	26
Helado bajo en calorías, 1/2 taza	120	3	15
Helado bajo en grasa, 1/2 taza	120	4	18
Helado de yogur bajo en calorías, 1/2 taza	120	2	20
Helado sin azúcar, 1/2 taza,	90	3	12
Kisses (bombones de chocolate) marca *Hershey's*	150	9	16
Reese's Pieces (dulces rellenos de crema de cacahuate), 10 piezas	40	2	5
Salvavidas (caramelos de sabores), 1 pieza	8	0	2
Sándwich helado bajo en calorías	100	2	18
Snack bar (barra de caramelo cubiertas de chocolate) (diversas variedades), 250 gramos	140	5	20

He incluido una lista con unos cuantos de entre los millones de bocadillos dulces que puedes considerar. Éstas son las cualidades que yo busco en un bocadillo:

- Debe ser bajo en calorías

- Debe comprarse en raciones individuales pequeñas.

- Debe presentarse de una forma que te permita entender y consumir con facilidad sólo la cantidad que deseas —por ejemplo, con indicaciones del total de calorías que permitan dividir el dulce en cantidades fáciles de entender, por ejemplo, la barra entera o tantas y cuantas piezas.

- Debe ser algo que te guste pero que no necesites comer en exceso; si no sabes comer chocolate con moderación, no lo compres.

Consejos para *dulcineos* —sin importar la dieta que sigan

1. Si tienes en tu casa cosas que no deseas comer, deshazte de ellas. No sólo las tengas guardadas. Deséchalas.

2. Siempre ten a la mano algo dulce que no tengas inconveniente en comer. Puede ser fruta; las frutas muy dulces como las uvas o el melón pueden funcionar bien en algunas personas, al menos parte del tiempo. También puedes probar las paletas heladas de frutas naturales o las barras de helado bajo en calorías.

3. Ten en casa una buena variedad de dulces saludables y sólo un tipo de golosina de las que debes comer con especial moderación. Esto aumentará las probabilidades de que satisfagas tu antojo con un alimento que no te arrepientas de comer.

4. Sólo ten en casa las cantidades justas del postre restringido que desees comer en cualquier momento determinado. Compra raciones individuales y, si es necesario, cómpralas de una

en una. Entonces, reabastécete cuando no tengas antojos, de manera que estés preparado para cuando los vuelvas a sentir.

5. Planea qué hacer cuando no apetezcas los dulces saludables que tienes a la mano. La naturaleza de ese plan dependerá de ti y tus antojos. A Janet (¿la recuerdas?) le encantan los dulces y tiene una especial debilidad por los helados. Cuando se le antoja un helado y sólo eso la satisface, va por él. Ella vive en una ciudad grande y tiene cerca una tienda local. En su plan, ella ya tiene prevista la caminata (y la molestia).

6. Si sientes que nunca aprenderás a comer dulces con moderación y decides que la única manera de manejar tu *adicción* es prohibirte los dulces para siempre, planea qué hacer en caso de que reincidas. No tener un plan significa dejar tu dieta en manos de la casualidad y el capricho. Lo que quiero decir es que controlarás mejor lo que comes si tienes un plan y eliges qué comer, no importa cuán engorroso te resulte. Necesitas hacerte responsable de tu alimentación y eso significa permanecer a cargo de ella aunque no puedas controlar todos tus antojos todo el tiempo.

7. Por último, prevé cómo te sentirías si comes algo que no has planeado. La respuesta a esto suele ser "mañana comenzaré de nuevo", y eso puede dar pie a toda una serie de excesos. Hazte responsable de lo que puedas sentir como una falla. Cuando te atrasas en realizar un pago, tú no dices: "Bueno, pagaré el mes próximo". Lo mismo ocurre con los excesos indeliberados. Trata de volver a ponerte en orden de inmediato, en ese preciso momento —y recomienza desde ahí.

Para los controladores de carbohidratos: Si te encantan los dulces, entonces una dieta para controlar carbohidratos te significará un gran esfuerzo. Estos alimentos deben comerse con moderación, sobre todo cuando te encuentras en la primera fase de la dieta y deseas mantenerte en el *estado rosa*. Ten a la mano sólo una pequeña cantidad de alimentos dulces. Asegúrate de que estos alimentos sean de los que puedes comer sin culpa.

Éstos son algunos de los alimentos que puedes comer con moderación, incluso en la primera fase de la dieta:

- Fresas, arándanos y frambuesas

- Caramelos o chicles sin azúcar (Estos dulces tienen un mecanismo que evita comerlos en exceso: te producen unos gases muy molestos si los consumes de manera descontrolada)

- Gelatina sin azúcar

- Una bola de crema batida sin azúcar o incluso un ligero toque de auténtica crema batida para realzar el sabor de la gelatina o las frutas

Recuerda que, aunque los productos sin azúcar no contienen carbohidratos, sí contienen calorías. La clave de todo es la moderación.

Para controladores de calorías: El control de las porciones es indispensable al comer dulces, así que ponte un límite.

- Sólo ten en casa las cantidades justas que desees comer en cualquier momento determinado.

- Ten en casa una buena variedad de dulces saludables y sólo un tipo de golosina de las que no debes comer con frecuencia. Entre mayor es la variedad de dulces que tienes en casa, mayor cantidad de ellos tiendes a comer. Usa este razonamiento para tratar de satisfacer tu antojo con diversos bocadillos sanos y bajos en calorías.

Para controladores de grasa: Evita el chocolate. Está repleto de grasas y, en general, entre más alta es la calidad del chocolate, mayor es la cantidad de grasa que contiene, casi toda saturada. Aquí tienes algunas reglas de oro, válidas para todos los dulces.

* Revisa el contenido de grasa de todos los dulces que consumas. Las galletas, los pasteles y otros productos afines suelen estar repletos de grasas. Averigua cuánta grasa contiene un dulce, y si es más del 33 por ciento, elige otro.

* Si puedes, evita las versiones bajas en grasa de la mayoría de los dulces. La grasa suele sustituirse con azúcar, y ésta también puede hacerte engordar.

CAMELLO PARLANTE

Algunos dicen que el vaso está medio vacío; otros dicen que está medio lleno; yo digo, ¿acaso vas a beber eso?

LISA CLAYMEN

Si obtuviste un puntaje de 30 o menos, es muy probable que no bebas suficientes líquidos.

Cuando yo comencé a llevar mi propio diario de alimentación, observé con preocupación que la mayor parte de los días sólo bebía café y quizá un vaso de vino al final del día. Otras personas han mostrado el mismo patrón.

La recomendación habitual es que todos procuremos beber ocho vasos de agua al día. Casi todos los libros sobre nutrición lo recomiendan. No se necesita ser un científico para estar de acuerdo con esto.

¿Qué debe hacer cualquier persona racional? Comencemos por los principios: El agua es un nutriente esencial. Sin embargo, nosotros sólo tenemos una capacidad limitada para almacenar este líquido. Aunque nuestro cuerpo se compone de 70 por ciento de agua, la usa y la necesita todo el tiempo. Además, perdemos agua todos los días. Si contamos sólo el agua que perdemos por la respiración y la sudoración —aunque no hagamos ejercicio—, nos resultan entre dos y cuatro litros diarios. Esto no incluye la orina ni las evacuaciones. Sin agua, una persona promedio moriría en un lapso de entre dos y cinco días, mucho antes de lo que moriría por falta de alimento. Por todo esto, el agua es un elemento muy importante de la alimentación, en cierto modo, aún más importante que los propios alimentos.

¿Cuál es la cantidad óptima de agua que has de beber cuando estás en un proceso de adelgazamiento? Muchos libros te dirán que beber agua ayuda a desechar la grasa y promueve la pérdida de peso. Quizá. No existe literatura científica al respecto y debes saber que las evidencias anecdóticas —como "le funcionó a mi tía Minnie"— se equivocan al menos con la misma frecuencia que aciertan.

Ante la carencia de datos, te daré mi opinión. Yo creo que beber mucha agua te beneficia y te hace sentir bien. Creo que cuando estás bien hidratado te ves mejor y tu piel en verdad se ve más joven. Y también pienso que el consumo de agua puede contribuir al adelgazamiento. No estoy muy convencida de que te ayude a *desechar* la grasa, salvo que elimina muchos de nuestros productos de desecho.

Yo sospecho que el consumo de agua promueve la pérdida de peso, en primer lugar, al contribuir a nuestra saciedad (el volumen en el estómago ayuda a hacerte sentir lleno), y en segundo, al hacernos sentir más sanos. Cuando sufrimos de deshidratación clínica, nuestro cuerpo no funciona bien; nuestro desempeño físico puede afectarse cuando perdemos apenas entre medio y un litro de agua, y nuestro desempeño mental disminuye considerablemente cuando perdemos entre cuatro y cinco litros. Además, la deshidratación leve se ha vinculado con un riesgo elevado de padecer cáncer de vejiga y de colon.

Así que bebe agua en abundancia. Y ésta es la señal de que bebes agua suficiente: Tu orina debe tener un color muy pálido. Si es amarilla o pardusca, entonces no bebes el agua necesaria.

Si sientes que el corazón se te hunde ante la idea de beber tanta agua, anímate. Otros líquidos pueden proporcionarte el agua que necesitas, además de un poco de sabor. La leche cuenta como líquido, al igual que los refrescos. Los jugos también cuentan. Sin embargo, es posible que aún si consideras esos otros líquidos, no logres tu objetivo de ocho vasos al día. Entonces, ¿cómo puedes ingerir toda esa agua?

Yo trato de beber dos vasos de 250 mililitros de agua cada mañana, aún antes que mi café. Así tengo un buen comienzo para alcanzar mi meta. También trato de beber un vaso de agua en cada una de mis comidas. A menudo sustituyo el agua con algún té o refresco, sobre todo durante mis refrigerios, pero debo admitir que he desarrollado un verdadero gusto por el agua simple y fresca, en especial cuando es lo primero que bebo por la mañana.

Si haces ejercicio, necesitarás aún más líquidos. Cada año aparecen noticias sobre algún soldado o jugador de fútbol americano que no bebe suficiente agua, se desmaya por el agotamiento y tienen que sacarlo del campo en una camilla. Si tiene suerte, sobrevive. Cuando te ejercites —sobre todo cuando hace calor, pero también en otros momentos— bebe *antes* de hacerlo, *mientras* lo haces y *después de hacerlo*. Tu desempeño mejorará y te sentirás mejor.

No todo lo que se sirve en un vaso cuenta para que logres tu meta dorada de ocho vasos al día. A continuación veremos algunas descripciones breves de lo que sabemos sobre diferentes tipos de bebidas que se consumen en una dieta estadounidense normal. La sección llamada "Ventajas y desventajas de las bebidas" en la página 320, sintetiza estos hallazgos.

¿Qué hay del café?

*La taza matutina de café proporciona una alegría que nunca podrá
igualar la influencia animadora del té vespertino o nocturno.*

OLIVER WENDELL HOLMES, PADRE

La alegría a la que alude esta cita se debe, al menos en parte, a la cafeína del café, que es un diurético suave. (Se llama diuréticos a las sustancias que promueven la pérdida de agua.) Por ello, no puedes usar el café para recuperar el agua que pierdes.

Quizá debido a la cafeína y a la alegría que produce, existe cierta creencia de que el café no es del todo bueno y que, por otro lado, el té no es del todo malo. Esta idea es muy antigua. Los investigadores han tratado de encontrar la verdad durante siglos. La primera prueba controlada al respecto que conozco se llevó a cabo en la Suecia del siglo XVIII. Un par de gemelos idénticos habían sido sentenciados a muerte por asesinato. El rey Gustavo III pensó que en vez de ejecutar a estos gemelos, los pondría a trabajar al servicio de la ciencia. Él los exoneró en pago por su participación en una prueba controlada que deseaba comparar los efectos del café y del té. Uno de los gemelos tuvo que beber tres tazones grandes de té cada día, y su hermano tuvo que beber la misma cantidad pero de café. Ambos gemelos vivieron más que el curioso rey. Sin embargo, el bebedor de té murió primero, a los 83 años. Su mellizo, el bebedor de café, se le unió en el panteón sólo un par de meses después. No estoy segura de poder considerar esto como una victoria del café.

Sin embargo, la ciencia aún estudia este asunto. Esto es lo que se sabe: El café eleva la presión sanguínea en las personas que lo beben de manera ocasional, pero esto no parece ocurrir en los bebedores habituales. Aunque se ha relacionado al café con niveles elevados de colesterol LBD y de otras sustancias que aumentan el riesgo de enfermedades del corazón, no hay evidencias de que el café en sí mismo aumente dicho riesgo, y existen muchos estudios al respecto.

Los investigadores han tratado —sin mucho éxito, debo agregar— de relacionar al café con toda clase de consecuencias negativas en la salud, además de las enfermedades cardiacas: sobre todo con los abortos y el cáncer. Hasta ahora no se ha confirmado ninguna de estas conexiones. Se cree que mucha de la aparente culpa por tomar café se debe a asociaciones mentales, debidas a factores relacionados con el estilo de vida que suelen acompañar a la ingesta de café, como lo es el hecho de fumar. Así que, por el momento, el café no tiene cuentas pendientes con la salud.

Conclusión: Si te gusta el café, bébelo, pero no lo tomes en cuenta cuando trates de determinar si bebes suficientes líquidos.

¿Que hay con el té?

Si tienes frío, el té te entibiará; si tienes demasiado calor,
te refrescará; si te sientes deprimido, te animará;
y si estás alterado, te calmará.

WILLIAM GLADSTONE

El té siempre ha estado rodeado de un halo de virtud, algo así como la cara opuesta a la oscura reputación del café.

Pues bien, resulta que el té contiene en abundancia unos antioxidantes conocidos como *polifenoles*, los cuales han mostrado, al menos en el laboratorio, efectos que podrían reducir el riesgo de enfermedades cardiacas y cáncer en humanos. ¿Ocurre esto en la realidad? Aún no queda claro. Algunos estudios han mostrado los beneficios de beber té; otros no. Al igual que el café, el té suele asociarse a factores que dificultan la evaluación de sus efectos.

Por cierto, las discusiones sobre las virtudes del té sólo se refieren a los tés negro, verde y *oolong*. Los tres se preparan con las hojas del árbol del té (*Camellia sinensis*). Los otros tipos de infusiones, a menudo conocidos como tes herbarios, en realidad no cuentan como tal, y aunque sí se consideran dentro del total de líquidos que ingieres a diario, no contienen polifenoles.

Yo soy sureña, y en mi tierra siempre hemos tenido dos opciones de té helado: dulce o solo. Y cuando allá dicen dulce, lo dicen en serio. Cuando bebes ese té dulce estilo sureño, sabe como refresco de cola. Está bien tomarlo en cantidades pequeñas, pero si le añades azúcar, aumentas sus calorías.

Conclusión: Si te gusta el té, bébelo; incluso puede beneficiarte. Sólo evita retacarlo de azúcar.

¿Qué podemos decir de los jugos?

Debo confesarte un prejuicio mío: No me gusta beber jugos. A veces me gusta beber el jugo V-8 y algunos jugos caseros, pero desde mi perspectiva, el jugo contiene muchas calorías, poca o ninguna fibra, y sólo unas cuantas vitaminas. Si comes la fruta entera en vez de beber el jugo, obtendrás menos calorías, más fibra y más vitaminas. Además, te sentirás más lleno.

Pero, ¿está bien si tomas un vaso de jugo de vez en cuando por puro placer? Claro, pero no lo hagas sólo por creer que te hará bien. Salvo muy contadas excepciones, el jugo tiene más o menos los mismos valores nutricionales que un refresco.

Conclusión: Bebe jugos con moderación; si te gusta su sabor, usa un poco para dar sabor a tu agua.

¿Qué pasa con los refrescos?

Es obvio que los refrescos contienen mucha, mucha azúcar. Y de manera reciente, los venden en botellas y vasos de veinte onzas con los que casi te podrías bañar, por lo cual es muy fácil consumirlos en exceso.

Pero hay algo más acerca de los refrescos: Pueden hacerte engordar —y no sólo por estar cargados de calorías. Existe otra razón. Durante los últimos veinte años, los fabricantes de refrescos (al igual que los fabricantes de otros productos dulces) han dejado de utilizar azúcar de caña— ya sabes, la cosa blanca que se vende en bolsas en la tienda de la esquina. Han sustituido el azúcar de caña con un edulcorante derivado del maíz. Los edulcorantes de maíz contienen un tipo de azúcar llamado fructosa. En tu cuerpo, la fructosa actúa de manera distinta a la de la glucosa —el azúcar que encuentras de manera más común en tu organismo. Por ejemplo, la glucosa necesita de la insulina para que las células puedan absorberla. La fructosa no. Ésta también reduce los niveles circulantes de leptina. Tanto la insulina como la leptina contribuyen de manera importante a que dejemos de comer al final de una comida o refrigerio. Por ello, existe la preocupación de que la fructosa fomente la gordura al permitirnos ingerir calorías sin sentir su efecto saciador. (Esto sólo muestra lo complicado que es nuestro cuerpo —demasiada insulina puede hacerte engordar; y muy poca insulina, también.)

Pruebas realizadas con animales indican que el consumo de fructosa fomenta la resistencia a la insulina, deficiencias en la tolerancia a la glucosa, la hipertensión y niveles elevados de triglicéridos. Los datos en humanos son menos claros pero hay cierta evidencia de que eso nos puede afectar de la misma manera que a los ratones. Desde mi perspectiva, ésta es otra razón más para evitar los refrescos.

Conclusión: Si te gustan los refrescos, puedes beberlos de manera ocasional. Si puedes tolerar el cambio a su versión dietética, hazlo. Si no, entonces piensa en un refresco como en un bocadillo o postre que puedas disfrutar de vez en cuando y saborear a plenitud.

¿Y qué hay de los licores, vinos y cervezas?

El vino de Borgoña te hace pensar en tonterías; el de Burdeos te hace hablar sobre él; y la Champaña te hace querer fabricarla.

Jean Anthelme Brillat-Savarin

Las bebidas alcohólicas contienen siete calorías por cada gramo, casi el doble de las que tienen los refrescos. Así que cuando las bebes, te llenas de calorías. Por otro lado, rara vez bebemos alcohol —a excepción quizá de la cerveza— en las cantidades en que varios de nosotros consumimos refrescos.

El otro problema con el alcohol es que —bueno, tu mamá tiene razón— reduce tus inhibiciones. Te desinhibe respecto de beber y comer más. Las investigaciones han mostrado que beber vino en las comidas hace que la gente permanezca por más tiempo en la mesa y consuma más calorías alimenticias. Un vaso de vino en la cena es un gran placer, pero si piensas eso cada vez que bebes con un alimento, comerás más.

Además, el alcohol tiene algunos efectos diuréticos. Una de las razones (aunque no la única) por las que te sientes tan mal al día siguiente de haber bebido en exceso, es porque estás deshidratado. El alcohol causa una pérdida neta de fluidos, así que no cuenta para tu objetivo de ocho vasos de líquido al día.

Por otro lado, se ha mostrado que el alcohol disminuye el riesgo de afecciones cardiacas. En un estudio en el que participaron 38 000 médicos y dentistas estadounidenses de sexo masculino, aquellos que bebían con moderación (entre uno y tres vasos, de cinco a siete noches por semana) presentaban un riesgo menor de padecer enfermedades del corazón que aquellos que no bebían en lo absoluto. Y —algo sorprendente— parecía que daba lo mismo si bebían cerveza, licor o vino.

Conclusión: Evita el alcohol cuando te encuentres en proceso de adelgazamiento; cuando tu peso ya sea estable, el alcohol bebido con moderación puede mejorar tu salud. Sin embargo, como es un diurético, no cuenta para tu meta de ocho vasos de líquido al día.

Consejos para camellos parlantes —sin importar la dieta que sigas

Para controladores de carbohidratos: Beber tus ochos vasos de agua al día tiene una importancia particular para ti. Esto se debe a dos razones. Primero, una dieta baja en carbohidratos es rica en proteínas. No importa lo que comas, tienes que beber suficiente agua para desalojar de tu cuerpo los desechos, y las proteínas producen muchos desechos. Para manejar esto, necesitarás beber más agua. La segunda razón es que muchas de las personas que siguen esta dieta comienzan a sufrir de estreñimiento —al menos durante la primera fase. El agua puede ayudar a prevenir el estreñimiento. Ocho vasos diarios serán suficientes; asegúrate de beber esa cantidad todos los días.

VENTAJAS Y DESVENTAJAS DE LAS BEBIDAS

Bebida	Ventajas	Desventajas	Conclusión
Alcohol	El consumo moderado de alcohol reduce los factores de riesgo cardiovasculares	Contiene 7 calorías por cada gramo; reduce las inhibiciones, lo cual promueve excesos en el comer	Evita el alcohol mientras te encuentres en proceso de adelgazamiento. Limita tu consumo de alcohol a 1 (mujeres) o 2 (hombres) copas por noche para maximizar sus beneficios y reducir sus riesgos. No cuenta para tus 8 vasos.
Café	Un buen medio para la leche	La cafeína es un diurético	El café sin descafeinar no cuenta para tus 8 vasos.
Leche	Los productos lácteos promueven el crecimiento de los huesos y el adelgazamiento	Contiene muchas grasas saturadas y carbohidratos	Bebe leche descremada o a 1% de grasa para reducir la cantidad de grasa en tu dieta. Sí cuenta para tus 8 vasos
Refrescos	Contienen mucha agua	Contienen mucha azúcar; pueden promover la gordura	Sí cuentan para tus ocho vasos. Bebe refrescos dietéticos para reducir tu consumo total de calorías
Té	Contiene antioxidantes; tiene mucho menos cafeína que el café	Suele añadírsele mucha azúcar	Sí cuenta para tus 8 vasos.
Tés herbarios	No contienen cafeína	Suele añadírseles mucha azúcar	Sí cuentan para tus ocho vasos.

Para controladores de calorías: Conforme reduzcas tu consumo de calorías, comerás más proteínas, así que asegúrate de beber agua suficiente para eliminar de tu cuerpo los productos de desecho dejados por las proteínas. Observa tu orina, si se ve más oscura que el agua, necesitas beber más líquidos.

Para controladores de grasa: Comerás alimentos con un muy alto contenido de agua, así que tu necesidad de líquido adicional es menor a la de las personas que siguen otros tipos de dietas. Aún así, necesitas vigilar tu orina. Si se ve más oscura que el agua, incrementa la cantidad de agua que bebes.

Detector de prop

> *Una cebolla puede hacerte llorar,*
> *pero nunca ha existido una sola verdura que te haga reír.*
>
> Will Rogers (posible detector de prop)

Si obtuviste un puntaje de 40 o más en la prueba de prop, es posible que seas de las personas a las que se conoce como *detectoras*, y si obtuviste más de 80 puntos, incluso podrías ser un superdetector. El prop es una sustancia presente de manera natural en los alimentos, y su única importancia real es su sabor amargo. Si puedes percibirlo, estás genéticamente programado para que no te gusten algunos alimentos muy importantes y saludables como el brócoli, las espinacas, las coles de Bruselas, la col y la toronja. Sin embargo, parece ser que el gusto por estos vegetales es una cualidad rara, pues hasta el 75 por ciento de la población mundial es detectora y sólo un 25 por ciento no lo es, o sea que sólo una cuarta parte de la humanidad es insensible al amargor de muchos alimentos benéficos.

Cuando los investigadores han estudiado a los detectores y superdetectores, han encontrado que, en general, a ambos grupos les desagradan más las coles de Bruselas, la coliflor, la col, los rábanos y la toronja que a los no detectores. Otros alimentos que desagradan a los detectores incluyen el café, el té verde y las cervezas amargas. Además, el grupo de personas descritas como superdetectoras tiende a rechazar los alimentos muy dulces o con un alto contenido de grasa. Esto hace que los superdetectores sean quizá los comensales más melindrosos del mundo.

¿Existe alguna relación entre tu condición de detector de PROP y tu peso? Parece razonable que la haya, pero hasta ahora no hay estudios concluyentes. En algunos estudios, los superdetectores resultaron ser más delgados que los no detectores. ¿A que podría deberse esto? Como los superdetectores tienen muchas más aversiones alimenticias que los no detectores, es posible que tengan una alimentación blanda y poco variada, y las dietas con menos variedad han sido asociadas a un bajo IMC (índice de masa corporal).

Si la manera en que te saben los alimentos está determinada por los genes, no se te puede culpar por no comer tu brócoli. Los médicos y nutriólogos han insistido en que todos debemos tener una alimentación baja en grasas y alta en frutas y verduras. El hecho de que estos alimentos desagraden a una porción significativa de la población ni siquiera se ha discutido.

La base genética del gusto no es un descubrimiento nuevo. En el siglo XX, durante la década de los treinta, un químico llamado A. L. Fox trabajó con una sustancia muy similar al PROP, y parte de ella se propagó accidentalmente en el aire. Los colegas de Fox notaron de inmediato el sabor amargo de algunos alimentos impregnados con la sustancia, pero el propio Fox no percibió nada. Esa simple observación condujo a realizar estudios con cientos de familias para investigar las variedades genéticas de la capacidad para detectar el PROP.

Desde entonces, se han realizado pruebas a diversas poblaciones alrededor del mundo para determinar si presentan este rasgo. En el África occidental, 97 por ciento de la población es detectora. En la India, sólo lo es 60 por ciento. Entre la población adulta de Estados Unidos, 75 por ciento es detectora. En general, la capacidad para percibir el PROP es más fuerte cuando eres joven y decrece poco a poco con la edad. Es más común en mujeres que en hombres. En las mujeres, la capacidad para percibir el PROP recibe la influencia de las hormonas sexuales, de manera que fluctúa durante el curso del ciclo menstrual y el embarazo.

Aunque todavía no se comprende del todo el funcionamiento exacto de este rasgo, existen diferencias notables entre los detectores, los no detectores y los superdetectores. Por un lado, los detectores cuentan con más papilas gustativas que los no detectores, y los superdetectores, tienen aún más que los detectores. Es más, algunos investigadores han encontrado que existen diferentes sensibilidades a distintos tipos de sabor amargo, incluso entre los detectores —algunos podemos ser más sensibles al sabor de la quinina; otros, al sabor del PROP. Hoy se piensa que quizá haya hasta 60 receptores diferentes tan sólo para la percepción del sabor amargo.

Esta área de investigación es muy activa porque, simplemente, lo que comemos es importante y muchos de los alimentos que hoy se consideran benéficos (como las frutas y las verduras) no se consumen de manera amplia a pesar de la promoción tan fuerte que se les hace. La razón por la que los médicos y nutriólogos te recomiendan comer estas frutas y verduras es que contienen sustancias que reducen el riesgo de enfermedades, y por ello, pueden ayudarte a permanecer sano durante más tiempo. Una serie de estudios con orientación poblacional, como el llamado "estudio de las enfermeras de Harvard," asoció el consumo elevado de frutas y verduras a índices bajos de muchos cánceres, obesidad y afecciones del corazón.

El objetivo de esas investigaciones es ver si existe alguna razón biológica o genética para nuestros hábitos alimenticios y tratar de arreglarla. De modo que, si odias el brócoli, como el ex presidente George Bush (padre), ten en cuenta que tal vez esto sea algo heredado. No puedes evitar tu desagrado; lo heredaste de tu madre o padre. Por otro lado, las investigaciones también indican que la sensibilidad más elevada al sabor amargo se presenta en los niños pequeños, y ésta es justo la edad en que se determinan las preferencias alimenticias. Es posible que esa verdura que tanto odiabas de niño hoy te sepa muy bien —pero primero tienes que probarla.

Como existe un consumo muy bajo de frutas y verduras, a pesar de ser una parte tan importante de la alimentación, debes tratar de encontrar algunos de estos alimentos que te gusten. Es muy frecuente que nuestra madre nos dé a conocer sólo unos cuantos vegetales antes de desesperarse y darse por vencida. Nuestras experiencias con el brócoli y las espinacas nos hacen creer que no nos gustan las verduras. Permíteme sugerirte que pruebes otras frutas y verduras no amargas. (En la página 325, se proporciona una lista de frutas y verduras no amargas.) Vivimos en un mundo que nos da la oportunidad de comer casi cualquier cosa. Aprovecha esta ventaja para expandir tus horizontes hacia los vegetales.

VEGETALES NO AMARGOS PARA DETECTORES DEL PROP

(Los alimentos que aparecen en **negritas** son los más convenientes para la dieta de 30 gramos de carbohidratos; todos son aceptables en la dieta de 100 gramos de carbohidratos.)

1. Abelmosco	16. Frijoles
2. Aceitunas	17. Garbanzos
3. Aguacate	**18. Hongos**
4. Alcachofa	19. Jícama
5. Apio	**20. Jitomate**
6. Berenjena	**21. Lechuga**
7. Betabel	22. Lentejas
8. Calabacitas	23. Maíz
9. Calabaza	24. Nabos
10. Camote	25. Ñame
11. Chícharos	26. Papas
12. Chiles	**27. Pepino**
13. Chirivías	28. Pimientos verdes
14. Espárragos	**29. Puerro**
15. Frijol de soya verde (*edamame*)	30. Zanahorias

Consejos para detectores de PROP —sin importar la dieta que sigan

1. Come las hojas más tiernas de las verduras. Las hojas tiernas suelen tener un sabor mucho menos amargo que las maduras.

2. Cocina los vegetales amargos de maneras que reduzcan su amargor. La forma más común es sofreírlos a fuego alto en un poco de aceite de oliva y ajo. Para reducir el consumo de grasas, utiliza 1 — 2 cucharadas soperas de aceite de oliva y de 1/4 a 1/2 taza de caldo de pollo sin grasa o vino blanco. Remueve hasta que se ablande.

3. La sal reduce el amargor. Sazona los vegetales amargos con sal abundante y ve si así te gustan más.

4. Combina las verduras con cereales y tubérculos. Ésta es una manera de usar el sabor de las verduras para avivar la suave blandura del almidón.

5. Utiliza cantidades pequeñas de verduras como ingredientes de otros platillos. De esta manera, aumentarás tu consumo de verduras de un modo placentero. El *quiche* de brócoli es un ejemplo clásico, pero existen otros. Búscalos.

6. Muy pocas frutas tienen un sabor amargo. Quizá el de la toronja sea el más fuerte. También están el del ruibarbo y la níspola. Así que si no puedes superar tu odio por las verduras, trata de incrementar tu consumo de la amplia variedad de frutas que ofrece la naturaleza.

Para controladores de carbohidratos: Una de las maneras más fáciles de reducir el amargor de muchos vegetales es añadirles sal y mantequilla. Aunque la mantequilla no es otra cosa que grasa saturada, que además está repleta de calorías, los beneficios que ofrece al hacer más sabrosos esos alimentos tan importantes supera sus inconvenientes, sobre todo en esta dieta. Así que, mientras cocinas, siéntete libre de usar una cantidad modesta de mantequilla para realzar el sabor de las verduras, si eso las hace más atractivas para ti.

También encontrarás que muchas de estas verduras saben de maravilla en guisados preparados con huevos y queso. Puedes encontrar muchas de estas recetas en los libros de cocina y en Internet.

Para controladores de calorías: La mayoría de estos alimentos son maravillosamente bajos en calorías, así que puedes combinarlos con otros alimentos para hacerlos más sabrosos. La mezcla de verduras de hoja u otros vegetales amargos con un cereal o tubérculo es una manera clásica de mejorar tanto el sabor de la verdura como la suavidad de la fécula. Por lo regular las verduras amargas como las espinacas y berzas pueden sofreírse en aceite y caldo o vino y luego agregarse a una pasta para darle un sabor distinto. La inclusión de estos alimentos en tu dieta aumentará tu variedad sin elevar tu consumo de calorías. Pruébalos; no te arrepentirás.

Para controladores de grasa: Como las frutas y verduras constituirán el grueso de tu alimentación, es muy importante que expandas tus horizontes si eres un detector de PROP. Además de probar nuevos alimentos, experimenta con nuevas maneras de preparar los que acostumbras. Las cocinas asiáticas —hindú, tailandesa, china, japonesa, etcétera— ofrecen toda una variedad de métodos para cocinar estos alimentos de manera que disminuya su posible amargor. Si te gustan, vale la pena que compres uno o dos buenos recetarios para que te des una idea de cómo preparar estos alimentos esenciales. Un toque de algún aceite exótico como el de nuez o ajonjolí puede dar nueva vida a tus platillos de siempre. Haz la prueba.

Capítulo 10

Historia alimenticia

Volumen

Mi médico me indicó que dejara de hacer cenas íntimas para cuatro.
A menos que hubiese otras tres personas.

Orson Wells

Si predominaron las letras *a* en tus respuestas a la sección del cuestionario sobre lo que te hace sentir lleno, entonces uno de los indicadores de que ya has comido suficiente es el volumen. Existen dos aspectos del volumen: El primero se determina en forma visual y, al menos en parte, psicológica. Cuando ves tu plato, piensas, "esta comida es (o no es) suficiente para llenarme". Esa evaluación, que se basa en las cantidades que acostumbras comer para llenarte, crea una expectativa de saciedad. El segundo aspecto del volumen es fisiológico: Necesitas comer cierta cantidad de comida para llenarte: así de simple.

Hablemos primero de los estímulos visuales. Una de las cosas que escucho de mis pacientes es que cuando están a dieta, a veces tienen la sensación de que la cantidad de alimentos que comen simplemente no es suficiente. Miran la porción recomendada de cárne —del tamaño de la palma de su mano— y piensan, "quizá esto no sea suficiente para mí". Ellos saben cuánto acostumbran comer, y ésa no es la cantidad.

Tal vez te hayas sorprendido al saber que el tamaño de las porciones es algo que se aprende. Esto se basa en las cantidades que te has acostumbrado a comer. Esta reacción aprendida puede cambiar, y ha cambiado mucho en las décadas recientes. Durante más o menos los últimos 25 años, y gracias al éxito de un tal David Wallerstein, el tamaño de las raciones ha crecido en forma drástica. Wallerstein (cuyos dudosos logros se describen muy bien en el excelente libro *Fat Land* [*Tierra de gordos*] de Greg Critser, publicado hace poco) trató de aumentar las ganancias de una cadena de salas de cine al lograr que el público comprara más palomitas de maíz. Pero, por más que se esforzó, no pudo persuadir a la gente a que comprara dos bolsas. Entonces creó bolsas individuales más grandes, y con ello, se convirtió en el padre del tamaño extragrande. No es de sorprenderse que hoy Wallerstein sea uno de los ejecutivos de McDonald's.

Aunque el tamaño extragrande es distintivo de los restaurantes de comida rápida, la idea de que puedes ganar más dinero al ofrecer más comida a la gente ha influido en todos los niveles de nuestra sociedad. Desde las barras de dulce hasta los alimentos que se sirven en nuestros mejores restaurantes, el tamaño de sus raciones ha crecido más y más y más. Quienes son demasiado jóvenes tal vez no recuerden que la *nouvelle cuisine* (nueva cocina) fue un fenómeno que apareció en los años noventa. El final de aquella moda pasajera se debió a la sensación de no obtener suficiente comida por lo que pagabas cuando comías esos alimentos, bonitos pero escasos. Ningún dueño de restaurante ha vuelto a cometer ese error, te lo aseguro.

Mercadólogos y científicos han demostrado que el tamaño de la porción —es decir, la cantidad de comida que creemos necesitar para sentirnos llenos— se aprende y que puede cambiar con base en los alimentos disponibles. Cuando a la gente se le presentan porciones grandes, comerá hasta un 30 por ciento más de lo que acostumbra. El apetito humano parece ser algo bastante elástico, lo cual tiene mucho sentido desde el punto de vista evolutivo: Nuestros antepasados cazadores y recolectores debían comer en abundancia cada vez que podían, pues de esta manera almacenaban grasa para ayudarse a enfrentar futuros tiempos de hambre. El problema es que en una era de abundancia, la oportunidad para excedernos se nos presenta todos los días y a todas horas a precios de oferta.

En Suecia, algunos investigadores reclutaron a 27 sujetos, unos gordos y otros de peso normal, y les invitaron a comer en dos ocasiones separadas. Antes de cada comida se les preguntó cuánta hambre tenían, y después, qué tan llenos se sentían. La primera fue una comida normal, pero la segunda se realizó a ojos vendados. En la segunda, los participantes comieron veinte por ciento menos del mismo alimento que habían consumido durante la primera. Ver la comida había llevado a los participantes a ingerir lo que consideraban su ración normal, aun cuando una cantidad menor habría resultado igual de satisfactoria.

Por todo esto, las personas cuya sensación de saciedad posee un fuerte componente visual deben saber que ésta puede ajustarse de una manera en que otros tipos de saciedad no pueden.

El otro tipo de satisfacción que proporciona el volumen es la sensación que proviene de tu tracto gastrointestinal. Como investigadora, la doctora Barbara Rolls demostró que muchos de nosotros tendemos a comer el mismo volumen de alimentos sin importar el número de calorías. Sus investigaciones se han llevado a cabo de la siguiente manera: Ella recluta un grupo de voluntarios –ha realizado este tipo de experimentos tanto en gente de peso normal como en personas con sobrepeso– y les ofrece una o dos comidas, cada una en un día determinado. Luego les pide que anoten todo lo que comen por el resto del día. Cada voluntario hace esto varias veces durante todo el tiempo que dura el experimento. Lo que los voluntarios no saben es que, aunque los alimentos que les prepara se ven y saben muy parecido, contienen diferentes cantidades de calorías. Una de las comidas puede contener muchas calorías; la siguiente, quizá un poco menos. Ellos comen y luego deben anotar todo lo que consumen durante más o menos un día después de esa comida. Por lo regular, estos estudios duran sólo un par de días, pero varios se han prolongado hasta por once semanas.

Éste fue el descubrimiento de la doctora Rolls: Muchas personas comieron la misma cantidad de alimentos independientemente del número de calorías. Esto quiere decir que, así se tratase de casi pura pasta (muchas calorías) o de casi puros vegetales (mucho menos calorías), los voluntarios ingirieron el mismo volumen de alimentos en todas las comidas. Además, no se excedieron después para compensar. De acuerdo con su diario de alimentación, en los días en que la comida que ofrecía la investigación era baja en calorías, ellos sólo comieron menos calorías. Su nivel de apetito y satisfacción eran los mismos. De este modo, los investigadores concluyeron que para muchos de nosotros, el volumen es un estímulo de saciedad más importante que el contenido calórico.

Si tú eres una de estas personas, puedes llenarte con alimentos bajos en calorías y sentirte tan lleno y satisfecho como si hubieses comido alimentos altos en calorías. Si es así, es muy probable que tengas éxito con una dieta baja en grasas, la cual hace hincapié en la sustitución de las grasas altas en calorías con carbohidratos bajos en calorías.

Incluso dentro de los propios carbohidratos, puedes reemplazar los que son altos en calorías —pasta, arroz, pasteles y galletas— por otros bajos en calorías como las frutas y las verduras. No eliminarás las pastas, pero sustituirás parte de ellas con otros alimentos de menor contenido calórico, de manera que comerás menos calorías y aún te sentirás lleno.

Aunque las personas que dependen del volumen para sentirse llenos son los más compatibles con la dieta para controlar grasas, este mismo principio funciona con casi cualquier otro régimen.

Consejos para las personas que necesitan volumen —sin importar la dieta que sigan

1. Toma las frutas y las verduras como los principales proveedores del volumen. Piensa en tu plato como si fuese una gráfica circular de porcentajes; llena la mitad del plato con tus frutas o verduras, y divide la otra mitad por partes iguales entre la carne y el cereal o tubérculo.

2. Reaprende tu idea visual de las raciones. Para hacerlo, mide todas tus porciones, al menos durante las primeras dos semanas de tu dieta. Nuestra idea de ración ha aumentado con nuestro peso.

3. Sírvete una por una las porciones de cada alimento. Las investigaciones han mostrado que entre más grande es la ración, más comemos. Como nuestra idea de ración es tan desproporcionada,

es posible que 115 gramos de carne no parezcan mucho. Pero te pueden llenar. Y si no lo hacen, siempre puedes servirte un poco más.

4. Nunca compres nada que diga "tamaño económico". Los estudios han mostrado que la cantidad de comida que consideras una porción individual aumenta si el tamaño de su paquete o recipiente también aumenta.

Para controladores de carbohidratos: Si comes y te quedas con hambre, podrías caer la tentación de consumir más proteínas y grasas que carbohidratos. No lo hagas. Primero sírvete un poco más de ensalada o verduras, y si aún no te sacias, puedes considerar un poco más de carne. Si en verdad necesitas volumen para sentirte lleno, recuerda que las verduras proporcionan más bulto y volumen que la carne.

Una regla de oro: Si has acabado tu plato y aún no te llenas, necesitas más volumen, así que come más verduras. Si te vuelve a dar hambre después de una o dos horas, entonces aumenta el tamaño de tu ración de proteínas.

Para controladores de calorías: Usa alimentos altos en calorías como sazonadores para alimentos bajos en calorías. Tu chile con carne debe tener más frijoles que carne; tu guisado debe tener más papas, zanahorias, cebollas y chícharos que carne. Tu tartaleta de fresas debe tener más fresas y menos harina y crema batida.

Para controladores de grasa: Combina los cereales y tubérculos con carbohidratos más bajos en calorías. Cuando prepares pasta o arroz, agrégales verduras para darles más sabor y volumen.

VARIEDAD

La variedad es el alma del placer.

APHRA BEHN

Si predominaron las letras *b* en tus respuestas a la sección del cuestionario sobre lo que te hace sentir lleno, entonces necesitas comer una amplia variedad de alimentos para poder sentirte lleno y satisfecho. El deseo innato de variedad alimenticia se manifiesta a una edad muy temprana. Hay estudios que muestran que hay niños de apenas tres años que ya prefieren una comida compuesta de alimentos variados, aun cuando se les haya ofrecido algún alimento favorito.

Investigadores en Inglaterra notaron primero en macacos de la India que el placer asociado a cualquier alimento disminuía después de comerlo. Y esto ocurría incluso sí el alimento que se les ofrecía era de sus preferidos. Después de cierto tiempo, el placer que les daba dicha comida decrecía lo suficiente como para fortalecer el deseo de otros nutrientes, y los monos dejaron de comer un alimento y empezaron otro. Los investigadores dieron a este fenómeno el nombre de *saciedad sensorial específica*. Los humanos funcionamos de la misma manera. Un alimento, no importa cuánto nos guste, perderá algo de su poder para dar placer tan pronto como lo comamos, y entonces comenzaremos a preferir otros alimentos aunque nos gusten menos. Esto se debe a que la variedad nos ofrece la mejor oportunidad para obtener todos los nutrientes esenciales para la vida.

Si la variedad promueve que comamos más, entonces limitar la variedad debería facilitarnos comer menos y bajar de peso. Muchas dietas emplean ese método. Y funciona —durante un tiempo. Pero, ¿podrías limitar tus opciones alimenticias para siempre? Creo que algunas personas sí. Todos conocemos a alguien que come casi los mismos alimentos día tras día y parece disfrutarlo. Pero en la mayoría de nosotros, las opciones alimenticias responden, al menos en parte, a la necesidad de variedad.

Muchas personas me han dicho que una de las razones por las que les cuesta tanto trabajo seguir una dieta es la limitación que sienten de sus opciones alimenticias. Uno de los grandes méritos de la dieta Weight Watchers es que, aunque se trata de una dieta baja en grasa y calorías, no prohíbe *nada*. La variedad se permite, y hasta se fomenta. Y Weight Watchers tiene al menos tanto éxito como otros programas de adelgazamiento.

Pero si la variedad promueve la obesidad, ¿cómo es posible que se use de manera efectiva para bajar de peso? Esto puede hacerse porque el deseo de variedad reside en tu boca; porque la necesidad por cualquier alimento determinado se satisface con rapidez; y porque nosotros, al igual que los monos, podemos comenzar a preferir otros alimentos.

Entonces, si necesitas variedad en tu dieta, puedes aprovechar esto para ayudarte a consumir un menor volumen de alimentos e ingerir una variedad más amplia de ellos en cada comida. Pero —y ésta es la clave— debes limitar tus porciones para que no acabes por aumentar tanto la variedad como la cantidad de tus alimentos. Si puedes aprender a disfrutar pequeñas porciones de una gran variedad de alimentos, ésta puede ser una estrategia muy efectiva para bajar de peso. De hecho, en mis dietas para controlar grasas y para controlar calorías propongo pequeñas raciones de diversos alimentos en cada comida para tratar de aprovechar el poder de la variedad y aumentar la sensación de plenitud, a pesar del consumo tan limitado de calorías.

Consejos para las personas que necesitan variedad, sin importar la dieta que sigan

1. Incorpora la variedad en todas tus comidas. Podrías caer en la tentación de comer mucho de un solo alimento —un plato de cereal por la mañana; la misma ensalada verde en el almuerzo. No lo hagas. Cuesta más trabajo, pero te será más fácil comer menos de todo si en cada comida incluyes diferentes tipos y texturas de alimentos. No dejes esto sólo para la cena, cuando tienes más tiempo pero también más probabilidades de excederte.

2. Cuando comas fuera de casa, pide un par de entremeses y omite el plato fuerte.

3. En cada comida, trata de consumir alimentos que sean diferentes en diversos sentidos. Come algo crujiente, algo blando, algo fresco y algo picante.

4. Una manera sencilla de ampliar la variedad es añadir en tu menú una sopa baja en calorías.

5. Los dulces también forman parte de la variedad que apetecemos. Trata de incluir una pequeña ración de frutas o algún dulce bajo en calorías en la mayor parte de tus comidas.

6. Identifica lo que apeteces e incorpora eso (o algún aspecto clave de ese alimento) en tu próxima comida o refrigerio. Si descubres que se te antoja una rebanada de pastel, trata de identificar en ese momento qué es lo que apeteces del pastel. ¿Es el deseo de algo dulce? Come un poco de fruta o tal vez un chicle. ¿O se trata de algo blando? Come yogur bajo en grasa o un sándwich helado también bajo en grasa. ¿O acaso extrañas la mantequilla? Come una rebanada de pan tostado rociado con mantequilla. Al separar cada una de las características del alimento que deseas, podrás tratar de satisfacer tu antojo con un alimento más bajo en calorías.

7. Recuerda, lo que deseas es variedad, y tu boca no puede determinar la cantidad que comes de un alimento. Come una pequeña cantidad y ve si eso te satisface. A menudo lo hace.

Para controladores de carbohidratos: Este tipo de dieta es todo un desafío para los buscadores de variedad porque al menos parte de su poder radica en la limitación de dicha variedad. Aunque tu selección de alimentos sea tan restringida, sobre todo durante la primera parte de la dieta, procura tener una variedad de texturas y de otros aspectos sensoriales en tus alimentos.

Para controladores de calorías: Este tipo de dieta es perfecta para los buscadores de variedad porque pueden elegir cualquier tipo de alimentos que deseen. La clave aquí será el control de las porciones. Si no obtienes toda la variedad que deseas, es probable que no quedes satisfecho. Y quizá culpes de ello a las porciones tan pequeñas, pero el verdadero problema radica en una variedad insuficiente.

Para controladores de grasa: Por naturaleza, los carbohidratos constituyen el grupo más diverso de alimentos, así que tu deseo de variedad debe satisfacerse con relativa facilidad. Recuerda servirte porciones pequeñas, y si no quedas satisfecho al final de una comida, trata de comer una pequeña ración de otro alimento bajo en calorías en vez de servirte porciones adicionales de los alimentos que ya consumiste.

RIQUEZA

Yo provengo de una familia en la que
el gravy se considera una bebida.

ERMA BOMBECK

Si predominaron las letras *c* en tus respuestas a la sección del cuestionario sobre lo qué te hace sentir lleno, eso significa que tú reaccionas más a la composición de tus alimentos que a su tamaño o variedad. En general, las personas como tú necesitan comer carne o alguna otra fuente de proteínas para alcanzar la saciedad. Tú podrías sentirte más lleno si comieras un bistec pequeño que si comieras una ensalada enorme.

La manera en que esto funciona aún no queda clara, pero te diré lo que se sabe hasta el momento. Como antecedente, debes saber que casi todos los alimentos se componen de una combinación de carbohidratos, proteínas y grasas. Éstos constituyen lo que se conoce como el "contenido macronutriente" de los alimentos (a diferencia del "contenido micronutriente": vitaminas y minerales). Las investigaciones sugieren que cada uno de estos macronutrientes posee una capacidad distinta para reducir el hambre.

Se ha mostrado que las proteínas tienen la mayor capacidad para reducir el apetito. Les siguen los carbohidratos. Las grasas hacen muy poco por mitigar el hambre; lo que hacen es ayudar a *prolongar* la sensación de saciedad. ¿Cómo funciona esto? Tan pronto como la comida entra en tu boca, tu cuerpo hace un gran esfuerzo por descomponer los alimentos en componentes básicos a los que pueda absorber tu torrente sanguíneo. En tu boca hay enzimas que comienzan a descomponer los carbohidratos simples. A esto se debe que percibas un sabor azucarado tras un largo rato de comer galletas saladas; cuando la galleta aún está en tu boca, la amilasa, enzima presente en tu saliva, descompone el carbohidrato en su componente más básico, la glucosa. En tu estómago e intestino delgado, las enzimas descomponen las proteínas y las grasas, y mientras éstas son absorbidas, tu cuerpo libera otras sustancias que ayudan a procesar los alimentos.

El cuerpo libera toda una multitud de sustancias, pero las dos más importantes son la colecistoquinina (conocida como CCK) y la insulina. La CCK se libera de manera específica como respuesta al consumo de proteínas y grasas, y la insulina se libera, también en forma específica, como respuesta a las proteínas y los carbohidratos. La función de estas dos sustancias en el cuerpo es hacerte saber cuando ya has comido lo suficiente.

Ellas trabajan de maneras muy variadas. Por ejemplo la CCK promueve una sensación de saciedad al reducir el ritmo con que el estómago introduce los alimentos en el intestino delgado. La disminución de ese ritmo mantiene la comida en tu estómago durante más tiempo y permite que ahí se acumule una mayor cantidad de ella. La acumulación de alimentos en tu estómago es una señal de que ya has comido suficiente. Además, tanto la CCK como la insulina comunican en forma directa al cerebro la cantidad exacta de alimentos ingeridos y le indican que ha llegado el momento de dejar de comer.

Las personas que responden de manera más fuerte a esta señal tienden a funcionar bien con los regímenes que privilegian el consumo de proteínas —ya sea una dieta para controlar calorías o una para controlar carbohidratos— porque les es más fácil reducir su variedad de alimentos si comen más de aquellos que los llenan pronto.

Consejos para las personas que necesitan riqueza, sin importar la dieta que sigan

1. Las proteínas y grasas son alimentos muy saciadores, de manera que puedes servirte raciones moderadas.

2. Siempre debes comer carbohidratos acompañados de alguna proteína para que te ayude a sentirte lleno. En la página 342, he enlistado diversos refrigerios bajos en grasa que combinan carbohidratos con una proteína. Cada uno de estos bocadillos contiene 200 calorías o menos.

3. Si necesitas grasas y proteínas para quedar satisfecho, quizá te convenga agregar las nueces a la lista de alimentos que puedes comer. Además de ser alimentos benéficos, las nueces son ricas en grasas y proteínas. A continuación se enlistan las cantidades de diversos tipos de nueces que puedes comer como refrigerio. Te sugiero que las preempaques en raciones individuales. De esta manera, si te excedes, al menos serás consciente de ello.

Para controladores de calorías: Los libros de cocina vegetariana son una excelente fuente de alimentos ricos en proteínas para quienes siguen una dieta baja en calorías. Uno de mis favoritos, *The Greens Cookbook* (*El recetario de las verduras*) de Deborah Madison, tiene toda una variedad de recetas que presentan alternativas distintas a la carne como plato principal. También puedes buscar recetarios con platillos de países que tienen un alto índice de población vegetariana. Por ejemplo, la cocina hindú posee muchos platillos ricos en proteínas y bajos en grasas pero que aún te proporcionan la riqueza que buscas.

REFRIGERIOS DE UNA RACIÓN

Nueces o semillas	Grasa (g)	Calorías	Carbohidratos (g)
Almendras, 30 gramos (24 piezas)	14	164	6
Cacahuates, 30 gramos (1/4 de taza)	14	180	6
Nueces de la India (1/4 de taza)	13	170	8
Pepitas, 30 gramos (120 piezas)	2	127	5
Piñones, 1/4 de taza	14	150	3
Pistaches, 30 gramos (45 piezas)	12	155	3

Para controladores de grasa: Recuerda que la carne no es la única fuente de proteínas en una dieta; los huevos, los productos lácteos y muchos vegetales también contienen grandes cantidades de proteínas y deben constituir una parte importante de la dieta para controladores de grasa, pues necesitan de las proteínas para sentirse llenos. Planea una o dos comidas vegetarianas a la semana para que puedas mantener un consumo moderado de grasas.

COMPORTAMIENTO ALIMENTICIO

Si obtuviste un puntaje mayor a 30 en la sección del cuestionario sobre cómo las dietas cambian tu manera de comer, entonces es probable que tengas conductas alimenticias que contribuyan a tu incapacidad para controlar tu peso.

Combinaciones de carbohidratos y proteínas para refrigerios

Refrigerio	Grasa (g)	Calorías
Apio relleno con 1 cucharada sopera de queso crema	10	140
Fresas con 225 gramos de yogur solo bajo en grasa	4	190
Higos (2) y 30 gramos de jamón prosciutto		
Manzana con queso Oaxaca	5	165
bajo en grasa	5.5	145
Papa al horno pequeña con 2 cucharadas soperas de crema ácida sin grasa y salsa picante	4	205
Pepino rebanado y 1/2 taza de queso cottage bajo en grasa	2	100
Smoothie de fruta chico (1/2 receta de la página 260)	2	155
Totopos de maíz horneados, 20 piezas, y pico de gallo (página 258)	4	240
Zanahorias, apio y 4 cucharadas soperas de humus	6	140

La psiquiatría ha identificado tres atributos del comportamiento alimenticio que afecta a la capacidad de las personas para adelgazar y mantenerse esbeltos. Las tres características son:

1. Restricción alimenticia —la medida en que tratas de seleccionar alimentos compatibles con el objetivo de tu dieta y de rechazar los incompatibles. Esto es, por ejemplo, elegir fruta para el postre en lugar de una rebanada de pastel de chocolate. Te concedes un postre, pero el que sabes que tiene menos calorías.

2. Hambre —la percepción de tu necesidad de alimentos.

3. Desinhibición —la medida en la que comes, quizá en exceso, en respuesta a la presencia de alimentos sabrosos u otros estímulos como la aflicción emocional. Por ejemplo, cuando Janet se enoja en el trabajo, se le antoja comer galletas dulces. Cuando en verdad tiene ganas de gritarle a alguien, sueles encontrarla en la máquina de dulces comprando galletas.

La restricción facilita el adelgazamiento y la conservación de tu nuevo peso. La desinhibición dificulta ambas cosas –y esto puede parecer bastante obvio. En realidad, se trata de algo un poco más complicado. Muchas personas que tienen una alta capacidad de restricción, también pueden poseer niveles elevados de desinhibición. De hecho, ésta parece ser una combinación bastante común en las personas que repiten ciclos en los que siguen una dieta, adelgazan, abandonan la dieta y vuelven a engordar. Esto funciona así: Los niveles altos de restricción suelen asociarse a actitudes alimenticias muy rígidas. Cuando algo evita que la persona coma justo como lo planea, su restricción alimenticia se derrumba y su desinhibición la lleva a comer de una manera que se *contrapone* por completo a sus ideales. Esto incluso puede conducir a verdaderos atracones. En otras palabras, si un día terminas en McDonald's —porque estás de viaje y fue el único lugar que encontraste abierto, o porque no tuviste tiempo para comer y ahora sólo quieres un rápido tentempié, estarás molesto porque vas a romper tu dieta. Y como vas a estar molesto, te sentirás tentado a excederte una vez que estés ahí.

¿Qué puedes hacer si tienes un alto nivel de desinhibición? Ser consciente de ello es importante, pero no suficiente. En general, la mejor estrategia es tratar de descubrir qué es lo que desencadena tu desinhibición para evitarlo o elaborar un plan que sea alternativo a tu respuesta alimenticia habitual. El objetivo para las personas con altos niveles tanto de restricción como de desinhibición, debe ser el desarrollo de cierta flexibilidad en su manera de pensar sobre su dieta. Cuando comes algo que no está previsto en tu dieta, lo cual es inevitable, necesitas ser cuidadoso con tu manera de manejar esto. Puedes caer en la tentación de decir, "bueno, ya pequé, ¿qué remedio? Mañana retomo mi dieta", y entonces empezar a comer sin inhibiciones. Una mejor alternativa es pensar, "bueno, metí la pata. Trataré de ponerme en orden ahora mismo".

Como sabes, es más fácil decirlo que hacerlo. Pero reconocer estas conductas y trabajar para cambiarlas es esencial para mantener tu peso deseado.

SÍNDROME DEL DESCONTROL ALIMENTARIO

La panza gobierna a la mente.

PROVERBIO LATINO

Si obtuviste un puntaje de once o más en esta sección, es probable que padezcas el síndrome del descontrol alimentario. Los médicos reconocen de una manera cada vez más amplia que existe una pequeña pero significativa minoría de individuos con sobrepeso que batallan con episodios de enormes excesos en el comer. La asociación Comedores Compulsivos popularizó el término más usado para designar este problema –*alimentación compulsiva.* Los psiquiatras le llaman el *síndrome del descontrol alimentario.*

Este desorden se caracteriza por episodios de descontrol en el comer en los que el individuo siente que ha perdido el control de su capacidad para detenerse. Puede comer grandes cantidades de alimentos y no detenerse hasta que se siente incómoda y dolorosamente lleno. Estos individuos se dan atracones con frecuencia —alrededor de dos veces por semana, y a menudo, más. Los atracones ocurren cuando la persona está sola, y a cada uno de estos episodios suelen seguir sentimientos de culpa y de desprecio por sí misma. Es obvio que los individuos con este padecimiento tienen más dificultades de lo normal para perder peso y mantenerse esbeltos. La mayoría de ellos son obesos y tienen un historial de fluctuaciones en su peso.

Existe una variación de la alimentación compulsiva llamada *síndrome de la alimentación nocturna*, reconocido de manera reciente. En este desorden, los individuos consumen más del 50 por ciento de su total diario de calorías durante la noche, a menudo cuando no pueden conciliar el sueño, o incluso llegan a despertar durante la noche para atracarse y luego regresan a la cama.

Si crees que podrías padecer alguno de estos desórdenes, hazte un gran favor y habla con tu médico. La presencia de estos problemas dificulta de una manera particular el adelgazamiento. Muchas personas con síndrome del descontrol alimentario pueden recibir ayuda por medio de terapias verbales o programas estructurados de adelgazamiento que se dirijan a sus necesidades particulares. Varios expertos en este campo recomiendan asistir a Comedores Compulsivos, aunque no existen datos publicados sobre la efectividad de este grupo. Si sufres de este problema, necesitas reconocerlo y encontrar el apoyo que requieres para manejar tu peso.

Capítulo 11

Historia clínica

La razón más importante para modificar tu alimentación y bajar de peso es estar más sano. Claro que, aunque la mayoría de los estadounidenses traten de adelgazar, su objetivo principal es, con demasiada frecuencia, tan sólo verse bien. Por fortuna, en la medida en que elijas una dieta razonable, los beneficios en la salud son automáticos.

De hecho, ni siquiera tienes que perder peso para constatar muchos de los beneficios de lo que solemos llamar *dietas*. Con tan sólo seleccionar tu comida con cuidado e incrementar tu nivel de actividad —las cosas a que nos referimos cuando decimos que estamos a dieta— puedes mejorar tu salud y prolongar tu vida en forma dramática. Cuando en verdad bajas de peso y te acercas a un IMC (índice de masa corporal) menor a 26, los beneficios salen a borbotones. Un adelgazamiento de diez por ciento hará mucho por mejorar tu condición. Bajará tu presión sanguínea (si acaso está demasiado alta), reducirá tus niveles de colesterol, equilibrará tus niveles de azúcar en la sangre y de insulina, y disminuirá tus riesgos de padecer diabetes o enfermedades del corazón.

Tu peso deseado es una decisión personal basada en cómo quieres verte y sentirte. Yo no puedo decirte cuánto debes pesar. Sin embargo, *puedo* decirte que: una pérdida de entre el cinco y diez por ciento de tu peso te ayudará a sentirte mejor, estar más sano y vivir por más tiempo. Cuando la gente dice que las dietas no funcionan, se refieren a lo difícil que es para muchos, quizás para la mayoría de nosotros, alcanzar lo que consideramos como nuestro peso ideal. Pero aun cuando nunca alcanzaras esa meta tan evasiva, la manera en que las dietas sí funcionan es al mejorar tu salud.

Por otro lado, muchos de nosotros tenemos al menos un problema de salud que puede mejorar por medio de nuestra manera de comer, y ése es justo el tema de este capítulo. He tratado de condensar esta información tan importante para hacerla accesible y darte sugerencias concretas de modificación alimenticia que te permitan atender tus necesidades de salud mientras adelgazas. Y por supuesto, antes de iniciar este (o cualquier otro) programa alimenticio, debes consultar a tu médico. El adelgazamiento tiene efectos sobre varios problemas de salud y quizá necesites hacer un ajuste en tus medicamentos conforme avanzas hacia tu meta.

TU HISTORIA CLÍNICA

Si obtuviste un puntaje de tres o más en esta sección del cuestionario, entonces es probable que tengas un riesgo elevado de desarrollar enfermedades del corazón. En general, los factores de riesgo cardiacos se dividen en los que son modificables (aquellos que tienen que ver con el estilo de vida y con el desarrollo y tratamiento de enfermedades crónicas) y en los que no lo son (sobre todo el sexo y la edad).

En general, los individuos de edad avanzada tienen un riesgo mayor que los jóvenes, y los hombres entran en riesgo a una edad más temprana que las mujeres. Como no se puede hacer mucho por alterar estos factores, pasemos con los que sí podemos modificar. En esta sección, conocerás lo que dicen las investigaciones sobre lo que debes comer en caso de padecer alguna de estas enfermedades.

Tabaquismo

Esto no es ninguna novedad pero fumar es malo para tu salud. Lo que quizá te sorprenda es que la mayoría de los fumadores no mueren de cáncer de pulmón ni de enfisema. La gran mayoría muere de alguna afección cardiaca.

Una razón común para no dejar de fumar es el miedo a subir de peso. El promedio de peso que se gana durante el abandono del tabaco es de tres kilos. Por otro lado, una vez que dejas de fumar es más fácil que bajes de peso porque también se facilita tener una vida activa, y eso ayuda a adelgazar.

Dejar de fumar es difícil. (Yo lo hice después de fumar durante quince años, y aún lo considero uno de los grandes logros de mi vida.) Pero puede lograrse. Los estudios sugieren que el uso de algún sustituto de la nicotina —ya sean el parche, el inhalador, el chicle o el dulce— además del empleo de Wellbutrin SR durante una o dos semanas antes de dejar el cigarrillo, forman una combinación muy efectiva.

Las personas que aún no son capaces de dejarlo (no sería médico si no pensara que siempre hay esperanzas) deben poner atención a otros factores de riesgo cardiacos que las ponen en un riesgo mayor. Más adelante he enlistado algunas de las maneras en que la alimentación puede ayudarte con esto.

Además, tanto fumadores como ex fumadores pueden reducir su riesgo de desarrollar cáncer de pulmón al seguir una
dieta abundante en frutas y verduras. En algunos estudios, los
fumadores que llevaban este tipo de alimentación (más de cinco raciones de frutas y verduras al día) redujeron en una tercera parte su riesgo de desarrollar cáncer de pulmón.

Quizá te sientas tentado a omitir las frutas y las verduras
y a tan sólo tomar caroteno beta, vitamina E y otros
antioxidantes en forma de píldora. No lo hagas. Cuando ciertos estudios compararon a los fumadores que tomaban estos
suplementos con los que no lo hacían, se observó que los
antioxidantes en realidad *aumentaban* el cáncer en lugar de
reducirlo. Y en los participantes que comían muchas frutas
y verduras, y que además tomaban antioxidantes, ambas cosas se anulaban una a otra —así que estaban bajo el mismo
riesgo de quienes no consumían nada de eso. Además, una
dieta rica en grasas omega también puede reducir tu riesgo
tanto de cáncer de pulmón como de afecciones cardíacas.
En un estudio realizado en Grecia, país que tiene uno de los
índices de tabaquismo más altos del mundo, los hombres
que comían la dieta mediterránea tradicional —rica en frutas, verduras y pescado— vivían mucho más que aquellos
que no lo hacían.

Conclusión: Dejar de fumar es la manera más efectiva de
mejorar tu salud. Aun cuando (todavía) no puedas dejarlo, una
dieta rica en frutas, verduras y pescado reducirá tus riesgos de
morir por causa enfermedades relacionadas con el tabaco.

Colesterol

Como quizá ya lo sepas, existen diferentes tipos de colesterol
que debe medir tu médico. Permíteme recordarte a cada uno
de ellos. Primero tenemos el llamado *colesterol malo*, el LBD.

Ésta es la forma de colesterol que más se asocia al riesgo de sufrir un infarto o una apoplejía. Las personas sanas deben tener un nivel de colesterol LBD menor a 160 miligramos por decilitro (mg/dl). Las que padecen de diabetes o que han sufrido de enfermedades del corazón —y que por ello tienen un alto riesgo de volver a sufrir afecciones cardiacas— deben tener un nivel menor a 100 mg/dl.

Al colesterol LAD también se le llama *colesterol bueno*. Los niveles elevados de LAD se han asociado a una reducción del riesgo de enfermedades cardiacas. Los hombres deben tener un nivel de LAD mayor a 40 mg/dl, y las mujeres, quienes por naturaleza tienen un nivel un poco más alto de LAD, deben tener un nivel mayor de 50 mg/dl. También existen los triglicéridos, la forma almacenada de la grasa. Un nivel de triglicéridos menor a 150 mg/dl se considera normal. Por último, tenemos el nivel total de colesterol. Éste es un valor de medición que considera tanto los colesteroles LBD y LAD como los triglicéridos. Un nivel total de colesterol menor a 200 mg/dl se asocia a un bajo riesgo de padecer afecciones del corazón.

Entonces, ¿qué debes hacer si tu colesterol rebasa los niveles saludables? Las recomendaciones cambian según el tipo de colesterol que tenga una presencia anormal.

Colesterol LBD y nivel total de colesterol. Agrupé a estas dos sustancias porque los niveles elevados de colesterol suelen deberse al incremento del LBD. (En ocasiones también se debe al incremento del LAD, y como esa es una buena señal, no necesitas hacer nada salvo mantenerte estable.) La mejor manera de reducir tu colesterol LBD es seguir una dieta baja en grasa saturada.

El ejercicio y una dieta baja en grasas saturadas y del tipo *trans* es la mejor forma de reducir tu colesterol LBD. Así, no sólo reduces la cantidad de LBD en tu sangre, sino que el LBD restante tiene menos probabilidades de causar enfermedades cardiacas.

Conclusión: Si tu nivel de LBD es demasiado alto, reduce la cantidad de grasas saturadas y del tipo *trans* en tu dieta.

Colesterol LAD. Como éste es el colesterol bueno, en general, entre mayor sea el nivel que tengas de esta sustancia, mejor será tu salud. El incremento del nivel de grasa buena en tu dieta aumentará tu LAD. Cuando digo "grasa buena", es obvio que no me refiero a la grasa de las carnes, sino a la de las plantas, las semillas y los mariscos. Las grasas polinsaturadas, como el aceite de maíz, y las grasas monoinsaturadas (aceites de oliva o canola) harán crecer tus niveles de LAD. Los ácidos grasos omega que se hallan en los mariscos surten este mismo efecto. Las grasas saturadas presentes en la carne elevan tu LAD, pero también tu LBD, y ambas sustancias se neutralizan una a otra. El ejercicio también ayuda a aumentar tu colesterol bueno. Investigaciones actuales sugieren que esto ocurre, sobre todo, porque el ejercicio reduce la resistencia a la insulina. (Para más información sobre la resistencia a la insulina, revisa la sección sobre el síndrome metabólico en la página 361.)

El consumo moderado de alcohol también incrementa tus niveles de LAD. Por supuesto, éste no es un pretexto para iniciar tu consumo de alcohol, pero es una razón más para disfrutar —en forma ocasional— de un buen vaso de vino si ya tienes la costumbre.

Otra sustancia que incrementa los niveles de LAD es el estrógeno; a eso se debe que las mujeres tengan un mayor nivel base de LAD que los hombres, al menos antes de la menopausia. Ésa también fue una de las razones por las que durante el siglo pasado se abogó por el uso de terapias hormonales después de la menopausia, pero no funcionaron. Los investigadores descubrieron que las mujeres que se sometían a terapias hormonales en las que tomaban estrógenos y progesterona presentaban un índice ligeramente más alto de afecciones cardiacas que las mujeres que no tomaban dichas hormonas. Hoy, las tiendas naturistas intentan promover el consumo de unos estrógenos naturales que se encuentran en las plantas —los fitoestrógenos— bajo el argumento de que estos alimentos —o medicamentos— aumentan los niveles de LAD. Quizá sea cierto, pero resulta claro que la relación entre la cantidad de estrógeno y el índice de enfermedades del corazón no es directamente proporcional. Se necesitan más investigaciones sobre este tema antes de que los médicos puedan recomendar el consumo de fitoestrógenos.

Conclusión: Una dieta rica en grasas buenas y pobre en grasas malas es la mejor manera de incrementar tu LAD. El alcohol y el ejercicio también lo incrementan.

Triglicéridos. Para concluir el tema del colesterol, hablemos de los triglicéridos. Aunque quizá constituyan la parte más interesante de todo el perfil de lípidos (prueba de colesterol), apenas se ha comenzado a prestarles atención. Ellos son la forma de grasa que se almacena en tu cuerpo. La grasa común es *hidrofóbica* y no se mezcla bien con el agua. En los triglicéridos, las grasas están unidas a una base de carbohidratos, y eso les permite interactuar con el acuoso mundo de nuestro cuerpo. Los depósitos de grasa que tenemos en todo el cuerpo son, en esencia, acumulaciones de triglicéridos. La mayor parte de ellos permanecen así. También tenemos triglicéridos en la sangre, los cuales son grasas que pueden dirigirse a cualquier parte del organismo —ya sea para ser usadas por las células o para almacenarse en las reservas de grasa.

Sin embargo, lo interesante es que, en mucha gente, el nivel de triglicéridos no se debe a la cantidad de grasa de su comida más reciente, sino a la de carbohidratos. Así es: El nivel de triglicéridos aumenta después de ingerir alimentos altos en carbohidratos. Sorprendente, ¿no? Aunque el aspecto fisiológico de este fenómeno aún no se entiende por completo, parece ser que las personas más susceptibles de tener esta tendencia son aquellas que sufren de resistencia a la insulina.

Debido a la relación entre los triglicéridos, la resistencia a la insulina y las enfermedades cardiacas, es importante seguir una dieta relativamente alta en grasas buenas y orientar tu consumo de carbohidratos hacia granos integrales, nueces y otros alimentos de baja carga glucémica. Las personas con altos niveles de triglicéridos deben sustituir en su dieta las papas y los cereales por nueces, aceite de oliva y mariscos —todos los cuales contienen grasas buenas—, y además deben consumir frutas, verduras y granos integrales (pan integral en vez de pan blanco; avena común en vez de avena instantánea; frijoles en vez de pasta). Así podrán reducir al máximo sus niveles de triglicéridos.

Diabetes

Esta enfermedad eleva en forma drástica el riesgo de afecciones cardiacas. Esto se debe a que los niveles elevados de glucosa dañan los vasos sanguíneos, y en personas con diabetes, eso fomenta el estrechamiento de las arterias del corazón y de varias zonas en todo el cuerpo. Debido a este riesgo cardiaco tan elevado, deben controlarse bien otros factores de riesgo como la hipertensión, el colesterol alto y el tabaquismo.

La dieta ideal para pacientes con diabetes ha sido objeto de mucha polémica durante las últimas décadas. Al principio se pensaba que debían evitar los dulces y el azúcar. Cuando aumentó la comprensión del metabolismo de los carbohidratos y se supo que en el cuerpo todos ellos se convierten en azúcar, a todos los carbohidratos se les consideró iguales y se tendió a repartir su consumo a lo largo del día para alcanzar niveles predecibles y controlables de azúcar en la sangre, incluso después de más o menos una hora de haber comido.

Hasta hace muy poco tiempo, a casi todas las personas diabéticas se les recetaba una dieta baja en grasas y alta en carbohidratos debido a las preocupaciones sobre el riesgo cardiaco que enfrentaban. Hoy la tendencia es cambiar la dieta baja en grasas por otra que permite más grasa y menos carbohidratos.

Los carbohidratos que se consuman deben tener una baja carga glucémica. Esto significa preferir las frutas y verduras a los cereales, tubérculos y panes. No es forzoso que las personas reduzcan la cantidad total de grasa en su dieta, pero deben consumir más grasas monoinsaturadas, polinsaturadas y omega en lugar de grasa saturada. En la práctica, esto significa comer más carne magra, pescados, nueces, aceite de oliva, y verduras, y menos cereales y tubérculos —pasta, arroz y papas. Esta recomendación es muy similar a la que se les da a las personas con niveles bajos de LAD y a las que tienen sus triglicéridos altos. Esto se debe a que los tres problemas —diabetes, bajo LAD y triglicéridos altos— tienen un origen común: la resistencia a la insulina. Por ello, no debe sorprenderte que reciban el mismo tratamiento. Todos son aspectos diferentes de la misma deficiencia subyacente.

El adelgazamiento mejora las condiciones de aquellos que sufren de resistencia a la insulina. Una caminata vigorosa de 30 minutos cinco días a la semana te ayudará a mantener tus azúcares bajo control. La pérdida del diez por ciento de tu peso equilibrará tu presión sanguínea, reducirá tus niveles de colesterol y mejorará tu control glucémico.

Las metas diarias en relación con el azúcar deben ser unos niveles de glucosa de entre 80 y 120 mg/dl por la mañana (en ayunas), y de entre 100 y 140 mg/dl por la noche antes de irte a dormir. Es adecuado tener un control de la glucosa a largo plazo cuando tu hemoglobina A1c (o hemoglobina glicosilada, ésa es la medida del control de la glucosa a largo plazo) es menor a 6.5 por ciento.

Hipertensión

Para casi toda la gente, la presión sanguínea (o arterial) normal es menor a 140/90 milímetros de mercurio (mm Hg). Las personas con diabetes o enfermedades serias de los riñones deben procurar tener una presión sanguínea aún menor: 125/80. La hipertensión (presión arterial alta) puede elevar el riesgo de apoplejía, enfermedades del corazón y padecimientos renales.

La medicina fue capaz de medir la presión arterial y de conocer sus riesgos mucho antes de contar con medicamentos para tratarla. En esa época, un cambio en la alimentación y el estilo de vida eran en realidad las únicas armas que teníamos para combatir esta mortal enfermedad. (¿Te suena familiar?) La tendencia a desarrollar hipertensión es hereditaria. Si uno o ambos de tus padres la ha sufrido, tú también tienes un riesgo bastante alto de padecerla. Aún así, biología no significa destino. Entonces, ¿qué es lo que hace disminuir la presión sanguínea? Pues casi todo aquello que es benéfico para ti: El ejercicio diario, el adelgazamiento, el consumo de más frutas y verduras, y una menor ingestión de sal (sodio).

¿Cómo puedes moderar tu ingestión de sodio? Buena pregunta. A menudo reto a mis alumnos a tratar de reducir su consumo de sal tan sólo para que vivan en carne propia lo difícil que es. El sodio está en todas partes. La sal que añades a tus alimentos es sólo una mínima parte del sodio que ingresa a diario en tu cuerpo.

La sal es un conservador importante y una manera conveniente en que los fabricantes añaden sabor a los alimentos procesados. Por ello, prácticamente todos los productos procesados están repletos de sodio. Si le quitaran la sal, esa comida no sabría a nada.

Aquí tienes algunas sugerencias para seguir una dieta baja en sodio: Evita los alimentos preparados (tanto los congelados como los enlatados). El espagueti cubierto de salsa de jitomate que preparas en casa contiene sólo unos pocos miligramos de sodio. Una lata de espagueti enlatado marca *Chef Boyardee* contiene 1 100 miligramos de sodio. Incluso el espagueti congelado marca *Healthy Choice* contiene casi 500 miligramos de sodio por cada ración.

¿Cuál es la cantidad adecuada de sodio para una dieta baja en sodio? La cantidad recomendada de sal (cloruro de sodio) para las personas con hipertensión es de 580 miligramos diarios. La única manera de lograrlo es consumir sobre todo alimentos frescos y que la única sal en tu comida sea la que añades para darle sabor.

Eso es un reto, además de una meta difícil de lograr cuando tantos de nosotros dependemos de alimentos preempacados y solemos comer en la calle. Sin embargo, los estudios han mostrado que una dieta en sodio bien llevada disminuye la presión arterial hasta en once mm Hg. Para muchas personas, esto marca la diferencia entre tener que medicarse o no contra la hipertensión. Inténtalo. Puedes encontrar la cantidad de sodio que contiene cada producto en su etiqueta de valores nutrimentales. Identifica de qué alimentos proviene todo el sodio que ingieres y ve si puedes reducirlo.

Entonces, para seguir una dieta baja en sodio:

1. Evita los alimentos preparados.

2. Evita alimentos enlatados, curados (como el tocino), encurtidos (en salmuera) o ahumados (jamón).

3. Evita usar condimentos como el glutamato monosódico, la catsup y la mostaza.

4. No añadas sal al agua con que cueces los vegetales, el arroz o la pasta.

5. Enjuaga los alimentos enlatados para eliminar parte del sodio que contienen.

6. Compra alimentos enlatados o preempacados que sean bajos en sodio.

Conclusión: Si sufres de hipertensión, sigue una dieta rica en frutas y verduras, y baja en sodio, y ejercítate con la mayor frecuencia que puedas.

Enfermedades del corazón

Cuando ya has sufrido un infarto, una angina de pecho o una angioplastía, es muy probable que tu cardiólogo te sugiera ver a algún nutriólogo para que te ayude a cambiar tu manera de comer. Y también es probable que el nutriólogo te prescriba una dieta baja en grasas y alta en carbohidratos. Se ha mostrado que una dieta para controlar grasas, la cual limita en forma drástica el consumo de grasas saturadas, puede revertir las enfermedades cardiacas.

¿Es esta la mejor dieta para los que sufren de afecciones cardiacas? No necesariamente. Cualquier dieta que restrinja tu consumo de grasa saturada y colesterol, y que haga hincapié en el consumo de verduras frescas, granos integrales y pescado, disminuirá tu riesgo de sufrir un segundo infarto. Un régimen que se adecua muy bien a estas necesidades es la llamada "dieta mediterránea". Basada en el *estudio de los siete países* —estudio realizado en siete países mediterráneos asociados a un bajo riesgo de afecciones del corazón,— esta dieta remarca el consumo de frutas y verduras frescas, aceite de oliva y otras grasas monoinsaturadas, la preferencia de la carne de pescado y pollo sobre la de res, la preferencia de granos integrales sobre las harinas procesadas, y un consumo moderado de vino.

Un estudio de cuatro años de duración, que comparó esta dieta con el régimen bajo en grasas que suele recomendarse, encontró una relación entre la dieta mediterránea y una reducción del 50 por ciento en el riesgo de padecer un segundo ataque al corazón. De este modo, aun tras haber sufrido un primer infarto, tienes la opción de cambiar tu dieta para mejorar tu salud, y aún encontrar una que puedas disfrutar y a la que puedas apegarte. He aquí algunos consejos sobre cómo comer cuando padeces algún problema cardiaco.

1. Incluye alguna variedad de nueces en tu plan alimenticio diario. Éstas son una excelente fuente de proteínas y grasas buenas.

2. Asegúrate de que los carbohidratos que consumas provengan de alimentos con una carga glucémica baja —menor a 20. Esto significa comer más frutas, verduras, y panes y galletas integrales, y menos pasteles, galletas dulces y panes elaborados con harina refinada.

Pirámide alimenticia de la
dieta mediterránea

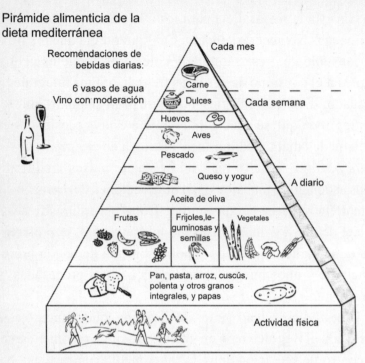

@2000 Oldways Preservation & Exchange Trust www.oldwayspt.org

3. Muchas comidas bajas en grasa se enfocan en el consumo de carbohidratos feculentos; estos alimentos suelen poseer una carga glucémica más alta que las frutas y las verduras. Por este motivo, debes reducir tu ingestión de carbohidratos feculentos (como el arroz, los fideos y la pasta) y aumentar el de frutas y verduras. Reducir a la mitad tu consumo de almidón y duplicar el de los otros alimentos mencionados te ayudará a controlar tus niveles de insulina.

4. Procura que casi toda la carne que comas sea de pescado y otros mariscos.

5. Cuando comas otros tipos de carne, elige los cortes más magros y procura comer más carne de aves que de cerdo y más carne de cerdo que de res.

6. Cuando consumas productos lácteos, asegúrate de que sean sus versiones bajas en grasa.

7. Evita las grasas del tipo *trans*. Lee las etiquetas de los productos para averiguar si contienen aceites parcialmente hidrogenados. Si es así, no los compres.

8. Cuida tus calorías.

SÍNDROME METABÓLICO

Si obtuviste tres puntos o más en la sección del cuestionario dedicada al síndrome metabólico, temo informarte que lo padeces —pero no te preocupes, no eres el único. De acuerdo con la definición de este problema, casi una cuarta parte de los estadounidenses lo padecen.

¿Qué es el síndrome metabólico? Es una serie de anomalías que tienden a presentarse juntas y que incrementan en forma drástica el riesgo de un individuo de padecer afecciones cardiacas. Este fenómeno fue descrito por primera vez en 1988 por Gerald Reaven, médico endocrinólogo de la Universidad de Stanford quien notó que muchos de sus pacientes que padecían de hipertensión también sufrían de diabetes, o al menos, de un nivel de glucosa en la sangre superior a lo normal. Varios de ellos también presentaban obesidad troncal —es decir, que portaban la mayor parte de su sobrepeso alrededor de la cintura. Además, muchos de estos pacientes tenían un perfil anormal de colesterol con niveles elevados de triglicéridos y niveles reducidos de LAD.

Todos estos problemas tenían una causa en común: el cuerpo de todos ellos era resistente a los efectos de la que quizá sea nuestra hormona más compleja e importante, la insulina. Casi todo el mundo ha escuchado sobre la insulina porque

algunas personas diabéticas no la poseen en cantidades suficientes y deben recibirla por medio de inyecciones para poder vivir. Esto se debe a que una de las funciones más importantes de la insulina (aunque en realidad tiene muchas otras
funciones) es ayudar a las células a absorber la glucosa del
torrente sanguíneo. Las personas con resistencia a la insulina
necesitan niveles mucho más elevados de esta hormona para
que pueda realizar dicha función. Sin embargo, los altos niveles de insulina pueden causar problemas.

Por ejemplo, los niveles elevados de insulina pueden provocar que el cuerpo retenga sal, y esto a su vez hace que el
cuerpo retenga agua, lo cual puede causar hipertensión. Los
altos niveles de insulina también fomentan la acumulación
de grasa alrededor de tu cintura. La grasa abdominal es la
más activa desde el punto de vista metabólico; esto quiere
decir que es la más fácil tanto de adquirir como de eliminar.
Por lo tanto, si tú bajas de peso, es probable que pierdas al
menos un poco de esa grasa. Eso es bueno. Lo malo es que
la grasa abdominal está asociada a índices altos de enfermedades cardiacas.

Los niveles altos de insulina también ayudan a convertir
los carbohidratos en grasas.

Todo esto eleva aún más el riesgo de tener afecciones
del corazón. ¿En qué proporción? Parece ser que puede aumentar tus probabilidades de sufrir cardiopatías hasta en
400 por ciento. Si eres mujer y tienes menos de 35 años, tu
riesgo de sufrir infartos es muy bajo, de manera que aunque un incremento de 400 suene aterrador, tal vez no
incremente de manera considerable tu riesgo real de infarto. Pero si estás cerca de la menopausia o eres hombre,
entonces tu riesgo base es mayor, y un aumento del 400
por ciento en verdad puede hacer una diferencia.

La tendencia a desarrollar resistencia a la insulina es hereditaria. Sin embargo, no se trata de un rasgo genético definitivo como el color de los ojos. Más bien es una *tendencia*, como también podría serlo la probabilidad de llegar a ser un buen atleta. La posibilidad está ahí, pero tienes que hacer ciertas cosas para que se desarrolle. ¿Qué cosas podrían fomentar la aparición de este problema? La obesidad es una de ellas. No todas las personas resistentes a la insulina tienen sobrepeso, pero si eres obeso y presentas la disposición innata, desarrollarás el problema.

Tener un estilo de vida sedentario es otro de los factores. Los músculos desempeñan un papel importante en separar la glucosa de la sangre. Si no los usas, no absorben mucha glucosa, y de cierto modo, esto prepara el terreno para la resistencia a la insulina.

Si existen factores que promueven el desarrollo de la resistencia a la insulina y el síndrome metabólico, ¿existen factores que reduzcan esa susceptibilidad? Sí. El ejercicio es el factor más poderoso, y resulta sorprendente el poco ejercicio que necesitas para lograr un efecto terapéutico. Una caminata vigorosa de media hora todos los días reducirá tal susceptibilidad en casi 50 por ciento.

Lo que comes también puede determinar si desarrollas o no la resistencia a la insulina. Una dieta rica en granos integrales, frutas y verduras, y baja en bebidas azucaradas se asocia con una reducción de este riesgo. Por su parte, una dieta alta en fibra parece disminuir el riesgo de desarrollar el síndrome metabólico. Y por último, lo que quizá sea más sorprendente, es que una dieta rica en productos lácteos también se relaciona con un riesgo mucho menor de desarrollar el síndrome metabólico.

Claro que, si estás leyendo esto, es probable que ya tengas el síndrome metabólico. ¿Y ahora qué? En general, las mismas cosas que reducen la posibilidad de desarrollar este padecimiento también te ayudarán a librarte de él al reducir tu resistencia a la insulina. De este modo, el adelgazamiento con seguridad revertirá mucha de la resistencia a la insulina que has desarrollado. Ésta es una razón más para tratar de alcanzar tu peso ideal. Pero mientras lo logras, será muy benéfico que sigas una dieta rica en fibra, productos lácteos bajos en grasa, granos integrales y verduras. El ejercicio también es de una enorme utilidad para combatir la resistencia a la insulina.

Una última cosa: Si sufres de síndrome metabólico y tienes altos tus triglicéridos, tal vez debas evitar seguir la dieta baja en grasas y alta en carbohidratos. Los individuos con resistencia a la insulina poseen la sorprendente capacidad de convertir los carbohidratos en grasas. El doctor Reaven —el endocrinólogo que describió por primera vez el síndrome metabólico— recomienda una dieta rica en grasas monoinsaturadas (como las de los aceites de oliva y canola, y las nueces) y relativamente baja en carbohidratos.

La dieta perfecta del doctor Reaven implicaría obtener un 40 por ciento de tus calorías diarias a partir de grasas monoinsaturadas y un porcentaje similar a partir de carbohidratos. Además, los carbohidratos que consumas deberán ser frutas, verduras y granos integrales. Tendrás que evitar los carbohidratos refinados porque, una vez que los comes, se convierten en glucosa con rapidez y promueven la liberación de altos niveles de insulina, lo cual sólo empeora la situación.

Conclusión: Si tienes el síndrome metabólico, debes seguir las siguientes indicaciones.

1. Sigue una dieta rica en grasas monoinsaturadas. (Para más información sobre el tipo de alimentos que son ricos en grasas

monoinsaturadas, revisa la sección llamada "Conoce tus grasas" en la página 278.)

2. Come frutas y verduras a diario.

3. Evita los carbohidratos refinados.

4. Sigue una dieta rica en productos lácteos *bajos* o *reducidos* en grasa.

5. Trata de dar una caminata vigorosa o haz algún otro tipo de ejercicio durante 30 minutos todos los días.

HISTORIA CLÍNICA FAMILIAR

Si tus padres tuvieron alguna afección cardiaca a una edad temprana, o presentan alguno de los factores de riesgo asociados a dichas enfermedades —diabetes, hipertensión o colesterol alto— entonces tú también estás en riesgo de desarrollarlas.

Un ataque cardiaco antes de los 45 años en hombres o de los 55 años en mujeres es algo inusual —aunque por desgracia no demasiado. Si tu madre o padre lo sufrieron, eso aumenta tus probabilidades de desarrollar una enfermedad del corazón. Aunque todavía no se sabe en cuánto se incrementa ese riesgo, una historia familiar de afecciones cardiacas a una edad temprana es una señal para los médicos —y debería serlo también para los pacientes— de que los factores de riesgo deben cuidarse y controlarse bien para reducir al mínimo el peligro.

Si uno de tus padres sufre de diabetes, entonces tú corres el riesgo de desarrollarla. Por fortuna, el hecho de que estés en riesgo no significa que la vayas a sufrir —significa que podrías sufrirla. Un estudio publicado en la revista *The New England Journal of Medicine* en el año de 2002 mostró que incluso las personas con un alto riesgo de padecer diabetes —las que tienen resistencia a la insulina— podían prevenirla si bajaban un poco de peso y hacían ejercicio. Los participantes en este estudio perdieron un siete por ciento de su peso corporal inicial en el lapso de seis meses y se mantuvieron esbeltos. Ese adelgazamiento evitó que la mayoría de ellos desarrollaran la enfermedad. Durante el estudio, se pidió a los sujetos que se comprometieran a ejercitarse en forma moderada (debían sudar un poco pero aún ser capaces de hablar) durante 150 minutos a la semana, poco más de veinte minutos al día.

Si tú tienes una historia familiar de diabetes, puedes reducir mucho el peligro de desarrollarla si te mantienes con un peso saludable y te ejercitas a diario. Cuando hablo sobre la diabetes, me refiero a la diabetes mellitus del tipo 2 o diabetes adulta, la cual puede tratarse con píldoras e insulina. El otro tipo de diabetes —la diabetes juvenil o del tipo 1— siempre deberá tratarse con insulina y no es hereditaria.

Y, ¿qué hay con la hipertensión? Todos nosotros tenemos cierto riesgo de desarrollarla. La mitad de las personas mayores de 60 años la tienen. Si ambos de tus padres tienen la presión arterial alta, entonces tú corres un mayor peligro de sufrirla. Y, ¿qué puedes hacer para prevenirla? A estas alturas casi podrías adivinar las respuestas.

1. Adelgaza. En un estudio, un adelgazamiento promedio de tan sólo 4 kilos redujo a la mitad el riesgo de desarrollar hipertensión.

2. Reduce tu consumo de sal. Unos investigadores descubrieron que reducir el consumo de sal a menos de 6 gramos al día reducía la presión arterial en un promedio de 3 mm Hg. Quizá no te parezca mucho, pero según los "Estudios Framingham sobre población", un descenso de 2 mm Hg en la presión sanguí-

nea reduce en un 20 por ciento el riesgo de padecer de hipertensión.

3. Ejercítate. Hacer ejercicio moderado durante 30 minutos al día, casi todos los días de la semana, reducirá tu presión arterial en 4 mm Hg.

4. Disminuye tu consumo de alcohol. Una serie de estudios han mostrado que reducir la ingestión de alcohol a no más de dos copas al día para los hombres y una para las mujeres reduce la presión arterial en 4 mm Hg.

5. Sigue una dieta rica en potasio. El consumo diario de plátanos, naranjas o verduras de hoja se asocia a un descenso de 2 mm Hg en la presión sanguínea.

6. Lleva una dieta rica en frutas, verduras frescas y productos lácteos bajos en grasa, y pobre en grasas saturadas. Este tipo de dieta ha sido vinculada a una reducción de 4 mm Hg en la presión arterial.

Y, ¿qué podemos decir del colesterol? Si tienes antecedentes familiares de colesterol alto, tú también podrías correr ese riesgo. Es obvio que la alimentación es un factor fundamental en la adquisición de niveles elevados de colesterol, pero también intervienen los genes. Las recomendaciones más recientes de los *National Institutes of Health* (Institutos Nacionales de la Salud) son que todas las personas mayores de veinte años deben hacerse medir los niveles de colesterol cada cinco años.

Ésta es una edad mucho menor de lo que antes se recomendaba para comenzar a examinarse, así que si tienes menos de 40 años, es posible que nunca te hayas sometido a una prueba de colesterol. Debes comentar esto con tu médico y ver si cree conveniente hacerte las pruebas ahora.

Si tienes una historia familiar de colesterol alto o enfermedades cardiacas tempranas, o si padeces de diabetes, debes considerar muy en serio la posibilidad de ir a que te midan el nivel de colesterol con regularidad.

Tu riesgo de desarrollar niveles elevados de colesterol en el caso de tener antecedentes familiares de ello aún no queda claro. Pero aunque en este momento no presentes esta anomalía, debes procurar seguir una dieta baja en grasas saturadas y colesterol. La pura dieta puede reducir el colesterol en un promedio de entre diez y quince por ciento, y quizá eso sea todo lo que necesites por el momento. Para más información sobre cómo seguir una dieta baja en grasas saturadas, consulta el capítulo 9.

CAPÍTULO 12

HERENCIA FAMILIAR

TU HERENCIA FAMILIAR: LA NATURALEZA

Si obtuviste cinco puntos o más en la sección del cuestionario titulada "¿Cuál es tu constitución natural?", es muy probable que hayas heredado rasgos de tu familia que te dificulten el manejo de tu peso. Sería fácil pensar que la tendencia a engordar es tan hereditaria como la estatura, el color del cabello o la anchura de los hombros. Estudios recientes han señalado matices en esto: Los genes rigen no sólo dónde ganas peso sino también cómo lo ganas. Esto quiere decir que lo que heredas no sólo es tu cuerpo, sino también las conductas que probablemente tomes respecto de él.

Casi todos nosotros solemos observar algunas cosas entre nuestros amigos cuando somos jóvenes. Si los padres de una familia tienen sobrepeso, entonces los niños tienen más probabilidades de ser gordos. Antes se pensaba que esto era ocasionado por el ambiente compartido: tus padres eran quienes te enseñaban sobre la comida y la manera de comer. Si ellos se excedían, eso es lo que aprendías. En efecto, el medio ambiente familiar desempeña un papel muy poderoso, pero algunas investigaciones realizadas durante las dos últimas décadas sugieren que también existe un fuerte componente genético en esto.

El doctor Albert Stunkard, uno de los pioneros en la ciencia de la obesidad, planteó esta pregunta: La tendencia a engordar, ¿se hereda o se aprende? Entonces estudió a niños adoptados y comparó su peso tanto con el de sus padres adoptivos como con el de sus padres biológicos. Él descubrió que los niños adoptados tenían muchas probabilidades de desarrollar el mismo tipo de peso corporal de sus padres biológicos que de sus padres adoptivos. Aunque esto no ocurría en cien por ciento de los casos, era significativo, mucho más de lo que se esperaría de una mera coincidencia.

Entonces, el doctor Stunkard formuló otra pregunta: ¿Qué tan importante es aquí el papel de los genes? Para responderla, estudió la obesidad en gemelos —tanto en gemelos idénticos como en mellizos (gemelos distintos). Los gemelos idénticos comparten exactamente los mismos genes. Los mellizos comparten justo la mitad de la misma serie de genes (lo mismo que comparten los hermanos comunes). Stunkard observó a gemelos que se habían criado juntos y los comparó con otros que se habían criado por separado. Si algún rasgo aparecía de manera más común entre gemelos idénticos que entre mellizos, entonces parecía obvio que tal rasgo podía deberse más a sus genes que a su medio ambiente. Ésa es la teoría, y los estudios sobre gemelos se han usado de una manera muy amplia para entender qué es lo natural o innato, y qué es lo adquirido o aprendido.

En Europa es fácil encontrar gemelos. Tan sólo contacta (y no lo estoy inventando) al Registro Sueco de Gemelos. Ahí se encuentran cerca de 25 000 expedientes de gemelos, así que el doctor Stunkard siguió la pista de alrededor de 600 pares de gemelos nacidos entre 1886 y 1958. De entre éstos, cerca de 100 eran gemelos idénticos que se habían criado en el mismo hogar y 100 eran gemelos idénticos criados por separado. También localizó a 200 pares de mellizos que se habían criado juntos y a 200 que no. Entonces comparó el índice de masa corporal (IMC) de cada par.

Él encontró que los gemelos que habían crecido juntos tenían más probabilidades de desarrollar el mismo tipo de cuerpo, lo cual significa que el medio ambiente sí influye. Pero además descubrió que los mellizos que se habían criado por separado también tendían a compartir la misma forma corporal. Y esto es lo más sorprendente: Más de dos terceras partes de los gemelos idénticos criados por separado poseían el mismo IMC.

Resulta claro que hay un componente genético muy importante en la tendencia a engordar. Pero, ¿cómo se manifiesta una predisposición genética?

Un rasgo genético es qué tan bien quemas tus calorías. Aunque no existen grandes diferencias entre el índice metabólico básico de una persona y el de otra, sí la hay en el nivel de actividad que tienen. Aquí no me refiero a si eres o no un atleta, sino a la actividad en la vida diaria. El hecho de que seas una persona inquieta e hiperactiva o que tengas toda la serenidad de un Buda es una cualidad que se hereda. Las personas inquietas queman más calorías que las que son capaces de sentarse en inmovilidad. Aun así, la diferencia de calorías que queman unas y otras personas no es grande, y es evidente que esto no puede explicar todo su peso.

Así que los investigadores comenzaron a observar las conductas alimenticias y se preguntaron si acaso tales conductas eran hereditarias. Ya se sabía que las preferencias ali-

menticias poseen cierto elemento hereditario —la sensibilidad a los alimentos amargos ha sido descrita en detalle (en
la página 321 encontrarás información sobre las personas
con esta sensibilidad), pero su relación con la obesidad aún
no quedaba clara. Entonces, una vez más los investigadores
recurrieron a los gemelos para responder a esta pregunta.

Investigadores estadounidenses reclutaron a 2 300 pares de
gemelos mayores de 50 años (tuvieron que recurrir a la publicidad para juntarlos). Cada uno de los gemelos llenó un cuestionario acerca de lo que comía. Después, los investigadores
dividieron a los participantes en dos grandes categorías: los
que comían muchos vegetales y granos integrales (tu dieta
sana básica), y los que comían muchas grasas y dulces (tu
nociva dieta estadounidense). Entonces compararon los resultados de cada par de gemelos para ver con qué frecuencia
caían en la misma categoría de patrones alimenticios.

Las personas que seguían una dieta poco saludable no
mostraban ningún patrón, no importa que se tratara de gemelos idénticos o de mellizos. Y algo que resultó curioso es que
ninguna de las mujeres pareció mostrar ninguna influencia
genética. Sin embargo, los hombres que seguían una dieta
saludable sí mostraron la evidencia de un componente
genético: Si uno de los gemelos idénticos de sexo masculino
tenía un patrón alimenticio sano, había una gran probabilidad
de que su hermano también lo tuviera. Los mellizos tenían la
mitad de probabilidades que los gemelos idénticos. Entonces,
sí parece haber un componente genético en las preferencias
alimenticias, sobre todo en la preferencia tan poco frecuente
(en la actualidad) por seguir una dieta saludable.

Todo esto significa que, aunque existe un componente
genético en las preferencias alimenticias, quizá no sea lo
bastante poderoso para superar las presiones culturales para

comer de una manera menos saludable. Existen otros comportamientos alimenticios que también parecen tener un elemento genético como es el caso de la desinhibición, que es la incapacidad de dejar de comer desencadenada por cierto estímulo —como por ejemplo, un platillo que en verdad te guste o incluso ver a alguien más en pleno atracón. Uno podría pensar que ésta es una conducta aprendida, pero no lo es de acuerdo con un estudio realizado en una gran comunidad menonita *amish* de Pennsylvania, la cual fue escogida por su aislamiento social y porque se conoce bien su árbol genealógico desde el siglo XVIII. Los investigadores entrevistaron a cientos de estos menonitas pertenecientes a 65 familias cuyo parentesco es bien conocido, y al rastrear el pasado de estas familias, los científicos descubrieron que la desinhibición es un rasgo mucho más susceptible de heredarse que de no heredarse.

¿Quiere decir esto que la biología determina nuestro destino? O como lo planteó una de mis pacientes: "¿Estoy destinada a ser tan gorda como mis padres y hermanas?" Es obvio que la respuesta es *no*. No todos los gemelos idénticos acaban por tener el mismo peso; la herencia genética es sólo un componente de quiénes somos y cómo vivimos.

Por otro lado, la vida no es justa. Yo te hablo sobre el papel de la genética para que entiendas que cuando se trata de ganar o perder peso, no todos tenemos las mismas ventajas. Es un hecho que los genes de algunas personas les dificultan mucho ya sea engordar o adelgazar. Esto no quiere decir que debas tomar una actitud derrotista o fatalista respecto del adelgazamiento si tus genes parecen estar en tu contra. Más bien significa que debes entender en qué aspecto tienes una ventaja o desventaja y tomar eso en cuenta cuando elabores tu programa para el control de tu peso.

374 Lisa Sanders

A algunas personas les cuesta más trabajo bajar de peso que a otras. Tú y yo lo sabemos, y hoy los médicos también lo saben. Ésta es la razón por la que tu dieta y estilo de vida deben de ajustarse a tu medida. Un solo remedio no funciona para todos porque no toma en cuenta todos los aspectos en que somos diferentes. Si puedes encontrar lo que te funciona a ti y sólo a ti, habrás resuelto la parte más difícil de tu trabajo.

Tu herencia familiar: la crianza

Si obtuviste quince puntos o más en la sección llamada "¿Qué constitución te ha dado tu crianza?", entonces es posible que tus experiencias infantiles con la comida y la actividad influyan en tus dificultades para manejar tu peso en la vida adulta.

En esta sección, analizaremos la actitud de tu familia hacia la comida y el ejercicio porque hay evidencias de que dichas actitudes, las cuales se forman a edades tempranas, pueden influir tu sentir adulto respecto de la comida y el ejercicio.

Los niños de hasta tres años son capaces de regular la cantidad de alimentos que consumen con base en sus estímulos interiores de saciedad. Sin embargo, después de esa etapa, los estímulos exteriores se vuelven más importantes: señales exteriores como el tamaño de las raciones y las expectativas de los padres.

Las actitudes sobre la comida se desarrollan a edades tempranas. Muchos de mis pacientes afirman que sus padres les daban comida como recompensa por algún logro o como tratamiento para algún padecimiento físico o psíquico, y en muchos de ellos, estas asociaciones han persistido hasta su vida adulta. Después de un largo día de trabajo, Janet siente que se *merece* una gran copa de helado como recompensa, y cuando no la tiene, se siente castigada y despojada. Ella ha tenido que batallar mucho para quitarse la idea de que la comida es una recompensa. Yo he escuchado a mis pacientes decir una y otra vez: "La comida es una recompensa, un gusto, una terapia".

Por supuesto, esta noción de la comida es algo que se aprende, pero en un nivel biológico, la comida en verdad es una recompensa. Voltaire ya reconocía esto en el siglo XVIII cuando dijo: "Nada sería más tedioso que comer y beber si Dios no lo hubiera hecho tan placentero como necesario". Comer y beber son dos de los dos placeres más primitivos que tenemos —con los del sexo y el sueño.

Pero la comida, el estímulo más fácil de obtener y gozar en nuestra cultura, no es lo único que excita nuestros centros de placer. Hay muchas otras actividades que también lo hacen. El ejercicio es una de las más reconocidas y, probablemente, la mejor. Las diversas revistas dedicadas a temas de condición física aún presentan artículos que describen todos los cambios hormonales que ocurren en el cuerpo cuando se ejercita, los sentimientos grandiosos que surgen después de una rutina y las cualidades casi espirituales de la *euforia de la endorfina*. Las aficiones y pasatiempos también pueden estimular nuestros centros del placer. Estudios dedicados a las actividades de recreación, que incluían cosas tan comunes como el bordado y la jardinería, mostraron que tales actividades podían reducir el ritmo cardiaco y la presión arterial, así como estimular nuestras endorfinas. La meditación produce muchos de los mismos efectos que los opiáceos, excepto que no interfiere con nuestra capacidad para conducir, ni nos hace babear, ni nos hace decir cosas a nuestros amigos de las que nos arrepintamos a la mañana siguiente.

La vinculación que hacemos entre la comida y el placer es obvia; se refuerza de manera biológica al menos tres veces al día, y a veces se utiliza ex profeso como recompensa, lo cual proviene de nuestra infancia. Por otro lado, aún no nos acostumbramos lo suficiente a los otros detonantes del placer. A pocos de nosotros se nos enseñó a meditar cuando niños para ayudarnos a manejar las heridas del cuerpo y el alma. ¿Para qué enseñar esto si había galletas a la mano? De este modo, muchos de nosotros nos vemos obligados en nuestra vida adulta a tratar de decodificar y reprogramar este vínculo. Podemos lograrlo. Tan sólo tenemos que esforzarnos un poco más de lo normal.

Una de las maneras en que ligamos otras actividades con el placer es al hacerlas en familia. Las personas que realizan en familia actividades placenteras como los deportes, los paseos, la jardinería y la pesca, enseñan a los niños otras formas de recompensa. Lo único que hacía mi familia cuando estábamos juntos era comer, y las cenas de los domingos eran, sin lugar a dudas, la mejor parte de nuestra semana. Pero también había dos actividades que mi madre realizaba conmigo y con mis hermanas: Nos llevaba a la biblioteca pública todos los sábados y nos enseñó a tejer. A la fecha, tanto la lectura como el bordado son aún dos de mis actividades favoritas.

Si el ejercicio se fomenta desde edades tempranas, tiene mayores probabilidades de permanecer como una actividad placentera e importante en la vida adulta. Pocas cosas pueden augurar mejor una adultez activa que la participación en deportes y otras actividades físicas durante la niñez. Pero si no aprendiste algún deporte o alguna afición cuando niño, no te preocupes; nunca es demasiado tarde. Eso forma parte de una carga que has traído desde la niñez y ahora tienes que quitártela. Tú no sólo eres el niño que tus padres querían que fueras. Como adulto, has tomado decisiones sobre lo que quieres ser y hacer con base en tus necesidades, deseos y objetivos propios. La carga genética y ambiental que te echaron a cuestas cuando niño no determina lo que eres ahora.

Aprende a reconocer los hábitos de tu infancia que estén arraigados en tus actitudes hacia la comida y el ejercicio. Una vez que lo hayas hecho, remodela esas actitudes para hacerlas más compatibles con tus metas adultas —con quien tú eres y con lo que quieres hacer de tu vida y tu cuerpo ahora.

La naturaleza no es el destino; la crianza tampoco. Ambas influyen en las dificultades que puedes tener para lograr tu objetivo —negar eso sería ignorar lo que la ciencia nos dice. Pero ninguna de ellas determina lo que puede y no puede lograrse. Sólo nosotros podemos determinarlo.

CAPÍTULO 13

HÁBITOS ALIMENTICIOS

Si obtuviste un puntaje de diez o más en la sección del cuestionario sobre hábitos alimenticios, es muy probable que tu manera de comer contribuya a tu dificultad para adelgazar y mantenerte esbelto.

Bienvenido al club. La ciencia apenas comienza a averiguar cómo la manera en que comemos afecta nuestra capacidad para mantener nuestro peso ideal.

En esta sección del cuestionario, abordo diversos aspectos de tus hábitos alimenticios: la omisión de comidas, el consumo de refrigerios entre comidas y el hambre. Como puedes ver, estos temas son muy diferentes (pero relacionados), y aunque no es difícil suponer que pueden influir en tu ganancia o pérdida de peso, podría sorprenderte la manera en que lo hacen. Más adelante en este capítulo analizaremos también el papel que desempeñan las emociones y los hábitos en la alimentación.

OMISIÓN DE COMIDAS

Cuando les pregunto a mis pacientes cómo tratan de adelgazar, suelo encontrar que una estrategia común para este fin es omitir comidas o comer una sola vez al día. Y, ¿sabes qué? Eso no funciona. Muchos de mis pacientes no desayunan. Al omitir el desayuno, ellos se imaginan que serán capaces de consumir menos calorías durante el día porque comerán sólo dos veces al día en lugar de tres. Ésa es su teoría.

Ésta es la realidad: múltiples estudios realizados en una gran variedad de poblaciones revelaron que la gente que desayuna tiene muchas menos probabilidades de engordar que la que no desayuna.

Algunos de mis pacientes dicen no tener hambre a la hora del desayuno y eso puede ser cierto. Hay aspectos de la programación de las comidas y del hambre que se aprenden; a esto se debe que sintamos hambre cada cuatro o cinco horas durante el día y que podamos dejar pasar ocho horas por la noche mientras dormimos. Si no tienes la costumbre de desayunar, no apetecerás el desayuno. Sin embargo, una vez que la adquieras, verás que ansías y apeteces el desayuno tanto como tus otras comidas.

Otro comentario que escucho de algunas personas es que les da hambre sólo un par de horas después de haber desayunado y sienten como si se quedaran hambrientos por el resto de la mañana. Yo pienso que esto tiene que ver más con lo que desayunan que con el propio hecho de desayunar. El tipo de desayuno más común en los adultos es una dona, mantecada, rollo o pan tostado con café, comidos a toda prisa. De hecho, este desayuno puede causarte hambre sólo un par de horas después debido a que no es muy abundante y tampoco te llena por mucho tiempo. Los alimentos elaborados con pura harina refinada —y quizá algo de grasa— contienen muchas calorías y no son muy saciadores.

Si comieras un bagel con queso crema, consumirías poco más de 600 calorías. Una mantecada de arándano con pasas y un toque de mantequilla te darían casi 500. Un par de donas de Dunkin' Donuts, 580. Añade una taza de café de Cup O'Joe con un poco de leche y tendrás lo que hoy se ha convertido en el gran desayuno estadounidense. De acuerdo con mis pacientes (así como con mi larga experiencia personal), unas dos horas después de haber desayunado de esta forma, te sorprenderás frente a la máquina de dulces con los ojos puestos en unos pastelillos de queso, sólo algo para ayudarte a llegar al almuerzo.

Entonces, ¿qué debes desayunar? Bueno, en un estudio realizado a 122 hombres y mujeres sanos de edad avanzada en Madrid, España, aquellos que tenían un peso normal consumían un desayuno más variado, y comían a la vez de un mayor número de alimentos y de más grupos alimenticios. También dedicaban más tiempo a desayunar e ingerían mayores cantidades de alimentos que sus compañeros con sobrepeso.

Así pues, es bueno que comas tanto una buena variedad de alimentos como la cantidad suficiente de ellos. Una recomendación más específica dependerá de tu dieta y de los alimentos que te gusten. En general, yo tiendo a recomendar ya sea un cereal alto en fibra con fruta y quizá una rebanada de pan tostado con crema de cacahuate o, si debes controlar tus carbohidratos, algo que te proporcione proteínas con un mínimo de grasa saturada —quizá un huevo escalfado con dos rebanadas de lomo canadiense. Compara las calorías.

1/2 taza de All-Bran con leche descremada:	120 calorías
1 rebanada de pan tostado con 1 cucharadita	
de crema de cacahuate:	135 calorías
1/2 melón cantalupo:	100 calorías
Total:	355 calorías

¿Qué tal un omelet?

Omelet preparado con 2 huevos enteros	
y una clara adicional:	185 calorías
30 gramos de queso (dentro del omelet):	115 calorías
2 rebanadas de lomo canadiense:	90 calorías
Total:	390 calorías

Estos desayunos son una oportunidad mucho mejor para llegar hasta tu almuerzo sin visitar la máquina de dulces.

Pero no tienes que creerme a mí. En el centro médico VA en Minneapolis, a catorce hombres se les sirvió un desayuno de cereal. A unos se les sirvió uno bajo en fibra y a otros uno alto en fibra. Cuatro horas después se les ofreció el almuerzo —todo lo que pudieran comer. Antes del almuerzo, cada uno de los sujetos llenó un cuestionario que les preguntaba cuánta hambre tenían. Los que habían comido el cereal alto en fibra tenían menos hambre y comieron menos durante el almuerzo que los que habían comido el cereal bajo en fibra. La fibra se pega a ti; te sientes lleno por más tiempo. Así que tal vez no necesites ir a la máquina de dulces e incluso comas menos durante el almuerzo.

No hay ningún estudio similar con desayunos bajos en carbohidratos que compare, por ejemplo, las donas con el desayuno de omelet y lomo canadiense. Otros estudios mostraron que los sujetos con una dieta baja en carbohidratos consumieron menos calorías diarias que las personas con otras dietas, y sin experimentar una hambre excesiva. La gran capacidad de saciedad que tienen las proteínas es uno de los aspectos más efectivos de una dieta baja en carbohidratos.

Además, ¡el desayuno te vuelve más listo! Varios estudios publicados durante los últimos 25 años han revelado que cuando se dan tareas que requieren de concentración y memoria a individuos que han desayunado, las cumplen mejor que los que no lo han hecho.

Tal vez desayunar te haga más listo, y quizá la gente delgada desayune más, pero, ¿en verdad eso te ayuda a adelgazar y permanecer esbelto? Hay investigaciones que sugieren que sí. En la Universidad de Vanderbilt, se repartió a 52 mujeres en dos grupos y se les sometió a una dieta de doce semanas. Ambos grupos debían consumir el mismo número de calorías diarias, pero uno desayunaría y el otro no. Todas perdieron peso —un promedio de ocho kilos en doce semanas— pero las que desayunaron sintieron menos hambre y menos impulsos por comer bocadillos.

Además, las personas que han tenido éxito con una dieta tienden mucho más a desayunar que el estadounidense promedio. A los miembros del *National Weight Control Registry* (Registro Nacional para el Control del Peso), un grupo de 3000 hombres y mujeres que han tenido éxito en sus dietas (en promedio, ellos han bajado más de 25 kilos y mantenido su peso por más de seis años), se les preguntó sobre sus hábitos alimenticios, y casi 80 por ciento respondió que desayunaba todos los días. Sólo cuatro por ciento afirmó que nunca desayunaba. Las estadísticas sobre los hábitos alimenticios de los adultos son difíciles de obtener, pero en un sondeo reciente realizado a niños, menos de la mitad dijo que desayunaba. No puedo más que suponer que el índice de adultos que desayunan es aún menor.

Un último comentario sobre el desayuno: Los luchadores de sumo no desayunan. Eso forma parte de su tradición de siglos para ganar peso. A ellos les funciona, y créeme, a ti también puede funcionarte. Así que desayuna, pero haz que valga la pena al comer una buena variedad de alimentos bajos en grasa y altos en fibra.

Y, ¿qué pasa si omites otras comidas? Uno de los problemas de omitir comidas es que te da hambre, y cuando esto ocurre, es muy difícil que dejes de comer aun cuando ya estés lleno. Algo que puede predecir muy bien cuánto va a comer alguien en un momento determinado es el hambre que tiene cuando se sienta a la mesa. Si comes una sola vez al día, abandonas el control de tu alimentación cuando al fin te sientas a comer, y todo porque mueres de hambre.

Y estar tan hambriento facilita que te excedas en el comer. Si no has probado bocado en todo el día, entre más hambre tengas, más rápido tiendes a comer. Te entregas a la comida, y los mecanismos que deben indicarte cuándo parar se encuentran sobrecargados. Y para el momento en que tu cuerpo te indica que dejes de comer, ya has comido mucho más que lo suficiente.

También hay evidencias de que estar sin comer provoca que tu cuerpo acelere la producción de hormonas del estrés. Pero ni siquiera tienes que estar todo el día sin comer para que estas hormonas se pongan en marcha. En un estudio publicado en la revista *The New England Journal of Medicine*, los investigadores observaron el efecto de dos formas de comer: picar y atragantarse. Los hombres colocados en el grupo de los picadores comieron diecisiete refrigerios en el lapso de un día sin hacer comidas grandes. El grupo de los atragantados comió de manera más convencional, tres veces al día. A los investigadores les interesaba sobre todo ver si el cambio en la manera de comer de esos hombres podía alterar sus niveles de colesterol, pero además midieron otras sustancias corporales. El acto de picar mejoró de manera contundente el colesterol de los hombres, pero además, los investigadores descubrieron que los picadores presentaban niveles mucho menores de la hormona asociada al estrés.

No comer pone a tu cuerpo en tensión, así que no es de sorprenderse que el hambre cause una elevación en los niveles de la hormona del estrés. Éste es un problema cuando tratas de adelgazar porque el estrés te hace engordar. Así es. Las hormonas que libera tu cuerpo cuando te sientes estresado por causa de ciertos acontecimientos en tu vida o porque no has comido, le indican a tu cuerpo que deje de quemar grasa. Y el estrés crónico hace que acumules grasa en un área en particular —tu estómago. Por lo tanto, si omites comidas, en realidad te pondrás más gordo y no más flaco.

El otro problema de comer una sola vez al día es que una sola comida no es suficiente. Y lo que esto provoca es que empieces a comer bocadillos entre comidas. Para muchas personas que comen una sola vez al día, esa única comida dura toda la noche.

Entonces, ¿con cuántas comidas es suficiente? ¿Tres, cinco, diecisiete? Hay ciertas evidencias de que el número de comidas no es tan importante como el patrón diario de alimentación. Los atracones ocurren con más frecuencia a personas que no tienen un patrón regular de alimentación. Una serie de análisis indican que el hecho de comer tres, cinco o diez refrigerios tiene pocos efectos directos en el balance energético. Lo más importante no es el número total de comidas sino la regularidad con que comes a diario.

En un estudio reciente, los investigadores encontraron que las variaciones altas en los consumos diarios de energía se asociaban a un aumento de la grasa y del IMC. Un cierto grado de regularidad y estructura en la alimentación diaria también puede reducir las probabilidades de colapsos oportunistas o de origen emocional que a veces ocurren en épocas de restricción alimenticia.

Conclusión: Desayuna todos los días y trata de mantener un patrón alimenticio que evite que te dé hambre y al que puedas apegarte en forma rutinaria.

LOS REFRIGERIOS Y EL HAMBRE

¿Hay algo de malo en comer refrigerios si sientes hambre entre comidas? No, pero es importante que comas cuando te dé hambre y no cuando ya sientas que mueres de inanición. Por otro lado, ha habido un incremento bastante drástico en la cantidad de alimentos que consumimos como refrigerios en comparación con las comidas propiamente dichas, y esto ha venido de la mano con nuestro engorde nacional. Durante los últimos 25 años, nuestro consumo de refrigerios ha aumentado en 200 por ciento —esto se refiere al número de calorías que ingerimos en los refrigerios—, pero nuestro consumo a la hora de las comidas sólo ha disminuido en una proporción muy pequeña. Dicho de otra forma, comemos cada vez más bocadillos además de los alimentos que tomamos en las comidas.

Los refrigerios pueden ayudar a controlar el peso al evitar que te sientas demasiado hambriento entre comidas. Con un apetito excesivo acabas por ingerir muchos más alimentos en una comida que con un apetito normal. Además, cuando tienes hambre, decrece en forma considerable tu capacidad para evitar alimentos que te gustan pero que no te convienen.

Cuando tomes refrigerios con regularidad, plantéate varias preguntas: En primer lugar: ¿cuánta hambre tienes ahora? Una de las causas del hambre es que los alimentos que las personas ingieren en una comida no los mantienen llenos hasta la siguiente comida. Si sólo desayunas un par de donas, aumentan mucho tus probabilidades de necesitar un refrigerio antes del almuerzo. En un estudio en el que a catorce personas —hombres y mujeres— se les dio de comer alimentos con un contenido variable en fibra, la sensación de plenitud duraba muchísimo más cuando comían los productos ricos en fibra. Estudios sobre otros alimentos saciadores como las proteínas han arrojado resultados similares. Tus comidas deben incluir alimentos con un gran poder saciador para procurar que no te dé hambre sino hasta tu siguiente comida. Entonces, lo primero que debes preguntarte cuando sientas hambre entre comidas es por qué no te mantiene lleno tu desayuno o almuerzo.

Por supuesto, el hambre entre comidas también puede obedecer a otras causas. Una de ellas es que se retrase tanto una comida que tus alimentos anteriores no te mantengan lleno. Si almuerzas al mediodía pero no cenas sino hasta las 8:00 o 9:00 PM, es posible que te dé hambre antes de la hora de cenar.

Algunas personas prefieren comer más de tres veces al día. Este patrón alimenticio nos fue impuesto por las exigencias de la era industrial, la cual permitía sólo un receso durante el día laboral para maximizar la productividad. Así que no hay razones reales para considerar las tradicionales tres comidas como algo ideal. Quizá tú seas de los que prefieren comer más a menudo.

Si te gusta comer más de tres veces al día, no hay problema, pero necesitas planificarlo. Es muy posible que en la máquina de dulces no haya nada que te convenga comer. En general, el refrigerio ideal debe contener algunos carbohidratos para llenarte y algunas proteínas para mantenerte lleno. Una manzana con un poco de queso o un vaso pequeño de yogur son dos opciones obvias. Un puñado de nueces es un buen refrigerio para las personas que necesitan limitar su consumo de carbohidratos. Es probable que no puedas encontrar ninguno de estos refrigerios (salvo quizá las nueces) en tu máquina de dulces más cercana. Por lo tanto, si te gusta comer entre comidas, prepara tus refrigerios en casa y llévalos contigo al trabajo o dondequiera que vayas. Si pretendes encontrar tus refrigerios en el supermercado, acabarás por comer muchos más alimentos de los que necesitas y eso sólo incrementará tu consumo diario de alimentos. ¿Quién necesita eso?

Todo lo anterior presupone que tu razón para tomar refrigerios es que tienes hambre. Sin embargo, eso no siempre es cierto. La gente suele comer bocadillos por otras razones como el aburrimiento o el estrés. O algo que es muy común, es que quizá te hayas acostumbrado a comer refrigerios cuando realizas alguna actividad en particular —como ver televisión— y de este modo, tu estímulo para comer no es el hambre, sino algo distinto. Lo que distingue esta manera de comer de la motivada por el hambre es que: comer refrigerios cuando tienes hambre te ayuda a comer menos cuando llega la hora de tu siguiente comida propiamente dicha. El consumo de alimentos cuando no se tiene hambre no surte este efecto. De hecho, tu cuerpo no registra estos refrigerios como alimentos. Sólo son un cuerpo extraño que entra en ti. Además, el medidor de calorías que hay en nuestro cerebro, el cual trata de asegurarse que comamos más o menos las mismas cantidades diarias de alimentos, ni siquiera registra dichas calorías. Tan sólo se convierten en algo adicional.

Cuando te propongas ir por un refrigerio, primero pregúntate: "¿Tengo hambre o es otra cosa?" Si descubres que tienes hambre, trata de averiguar por qué, y entonces ve por un refrigerio que puedas incorporar de manera consistente en tu rutina alimenticia diaria. Si no tienes hambre, trata de descubrir la motivación de tu antojo y trata de encontrar alguna otra actividad que satisfaga tu necesidad. Eso no es fácil, yo lo sé. Cuando te sientes tenso o alterado, tal vez ni siquiera desees pensar en tu situación general, pero es importante que lo hagas.

Tienes que recordar que tus patrones alimenticios estarán contigo hasta que los modifiques. Ellos no cambiarán por sí solos.

Si el estrés es una motivación obvia en ti, tendrás que aprender a manejarlo de manera más creativa. Una vez que lo hagas, tendrás muchas más posibilidades de hacer un cambio duradero en tu manera de comer, incluso después de haber alcanzado tu nivel ideal.

Conclusión: El hambre entre comidas puede deberse a que consumes alimentos con poca capacidad para saciarte. Otras posibilidades son el *hambre* que obedece a causas emocionales o una preferencia sana por comer más de tres veces al día. En tus comidas, asegúrate de comer alimentos que te mantengan lleno, y si aún apeteces refrigerios, prepáralos en casa y llévalos contigo.

La comida y las emociones

Si obtuviste un puntaje de quince o más en la sección del cuestionario llamada "La comida y las emociones", entonces tiendes a comer sin hambre. O también es posible que utilices la comida para alimentar tu espíritu en lugar de tu estómago, lo cual puede hacerte engordar bastante. Aunque ambas conductas sean las mismas —comer sin apetito—, esta sección abarca dos fenómenos muy diferentes: comer por razones emocionales y comer por costumbre. Primero abordaremos el comer por razones emocionales, y después hablaremos sobre lo que yo llamo *comer sin conciencia.*

Los sentimientos pueden hacer que la gente coma. Y no me refiero a sentir hambre sino a otro tipo de sentimientos; las emociones. Muchos de nosotros comemos como respuesta a sentimientos —a menudo nocivos.

Bárbara, una madre divorciada de 35 años con dos hijos, va a comer galletas a la cocina de su oficina cada vez que se enoja o se molesta con algún compañero de trabajo. Según ella, el solo acto de poner una galleta en su boca, le ayuda a ordenar sus ideas y a encontrar una manera de manejar su enojo.

Janet, una asesora legal de 32 años que trabaja para una prestigiada firma de abogados en Washington D.C., se recompensa con un trozo de chocolate amargo después de un estresante día de trabajo. Ella siente que lo *merece.*

Kathy, una vigorosa trabajadora social de 36 años y madre de dos hijos adolescentes, se mima por las noches con una gran copa de helado cuando la soledad que siente se vuelve insoportable. Ella atiende a sus clientes, su familia y sus amigos, pero al final del día se siente demasiado agotada como para cuidarse a sí misma. Ahí es cuando en verdad le ayuda el helado.

Matt, un exitoso comerciante de 40 años, muere por unos Skittles cada vez que está a punto de cerrar un trato de un millón de dólares. Mascar estos dulcecitos afrutados de camino a la junta, da una salida a la emoción que siente cuando está a punto de *dar el paso final.*

Todas estas personas han recurrido a mí para que les ayude a encontrar una dieta que les permita hacerse cargo de su propio peso. Para ellos —y para muchos de nosotros—, volcarse hacia la comida cuando confrontan emociones abrumadoras es algo tan natural e inevitable como rascarse por comezón o bostezar por fatiga.

Para entender ese vínculo y poder romperlo, tenemos que comprender la naturaleza del estrés y de nuestro cuerpo. En cada uno de los casos anteriores, el deseo de comida viene bajo la apariencia de una tensión abrumadora. Es una respuesta natural que tenemos programada a un nivel muy primitivo pero que nos lleva a comer en exceso, a engordar, y a fin de cuentas, a ser infelices.

Hablemos sobre el estrés —lo que es y lo que nos hace. La reacción de nuestro cuerpo ante el estrés es algo que compartimos con casi todas—, si no es que con todas, las especies del reino animal. Cuando percibimos una amenaza a nuestro bienestar —un animal grande y hambriento o un ladrón—, nuestro cuerpo cambia de inmediato para responder a dicha amenaza: Nuestro corazón comienza a latir más rápido, nuestras pupilas se dilatan, dejamos de digerir nuestros alimentos para que la sangre destinada a nuestro tracto gastrointestinal pueda dirigirse a nuestros músculos. El pensamiento se hace más lento, pero los reflejos o las respuestas viscerales se aceleran. Desde el punto de vista químico, sufrimos una descarga de adrenalina así como de otro tipo de hormona que responde ante el estrés: la hidrocortisona. Todos estos cambios, conocidos en el sexto grado del curso de biología como *reacción de pelear o huir*, nos ponen en condiciones óptimas para enfrentar esa situación amenazadora.

Esa respuesta funcionaba muy bien en la sabana africana —de hecho, seguramente no habríamos sobrevivido sin ella.

Pero en nuestra civilización moderna, dicha reacción ya no resulta tan útil. Claro que aún es útil cuando nos enfrentamos a una situación tensa en la que debemos pelear o huir, como toparnos con un ladrón en un callejón oscuro, pero la mayoría de las situaciones de más estrés en la vida moderna no son amenazas directas de vida o muerte.

La vida moderna nos ataca con amenazas y tensiones emocionales. Pero el hecho de que nuestra integridad física no se vea tan amenazada no significa que tales tensiones no sean importantes o dolorosas. Todos atravesamos por grandes angustias en la vida que nos hacen sentir desamparados: la muerte de un ser querido, el divorcio o la pérdida del empleo. Pero también existen otras situaciones de tensión que nos afectan de manera más constante: perder un vuelo, pelear, llegar tarde, cumplir con fechas límite, etcétera. En muchas personas, estas tensiones diarias también provocan la misma reacción de vida o muerte: La adrenalina y la hidrocortisona comienzan a bullir; la presión arterial y los ritmos cardiaco y respiratorio se elevan; y nuestro cuerpo se alista para combatir a los atacantes. Esto no ayuda mucho a manejar esa clase de tensiones. Y es justo cuando te das cuenta de esto cuando te dices (al menos en tus días buenos): "Espera. Toma un respiro profundo. Tranquilízate y concilia".

Pelear o huir no es lo más adecuado para las tensiones que enfrentamos en nuestra vida diaria. Pero además, la exposición crónica a las reacciones de estrés puede hacer que engordemos y enfermemos. Durante los últimos veinte años, varios investigadores de todo el mundo se han interesado en los efectos del estrés sobre la salud. Múltiples estudios han asociado la producción excesiva y constante de hidrocortisona con la depresión, la hipertensión, la osteoporosis, la inactividad del sistema inmune y el síndrome metabólico, así como con índices elevados de arteriosclerosis y enfermedades cardiacas.

La fisiología de esta reacción aún no se entiende del todo, pero esto es lo que se sabe hasta hoy: La adrenalina es la sustancia que mantiene en funcionamiento al corazón y los pulmones, y además eleva nuestra presión arterial. La hidrocortisona tiene la función de encontrar el combustible para que todo siga trabajando. La hidrocortisona extrae la glucosa que tenemos almacenada en el hígado y la envía al cerebro, al corazón, a los pulmones y a los músculos para ayudarnos a combatir a algún atacante o a echarnos a correr. Después de que concluye la respuesta inicial al estrés, la adrenalina se retira, pero la hidrocortisona permanece para tratar de hacer volver las cosas a la normalidad.

Uno de los efectos de la hidrocortisona es hacernos comer; de esa manera podemos restituir la glucosa y la grasa que liberamos al principio. Insisto, esto nos era muy útil cuando vivíamos en las sabanas, pero para enfrentar las fechas límite y las tensiones diarias en verdad no necesitamos todo el combustible que se libera; la mayor parte de él vuelve a almacenarse. Por desgracia, la cortisona no lo sabe. Tan sólo continúa con su función de hacernos comer; y nosotros lo hacemos de buena gana. La fisiología del estrés se describe bellamente en el libro *Fight Fat After 40* (*Combate la grasa después de los 40*) de Pamela Peeke, una de las mujeres de ciencia involucradas en estas novedosas investigaciones. Si deseas saber más sobre cómo nos afecta el estrés, te recomiendo mucho ese libro.)

Nosotros ya hemos visto que, cuando la gente se encuentra en tensión, come más dulces y grasas de lo normal, y consume calorías adicionales. No sólo los humanos comemos de esta manera cuando nos encontramos bajo estrés. En una serie de experimentos, se observó que unas ratas a las que un investigador ponía en tensión al pellizcarles la cola, volvían a ingerir alimentos aun cuando acababan de terminar su comida y quizá ya no tenían hambre. Cuando comían así, preferían los alimentos para ratas que son dulces y grasosos a su comida normal.

Quizá haya una razón biológica para esta preferencia por los alimentos ricos en grasa durante los periodos de estrés: Existen buenas evidencias de que estos alimentos, atractivos de por sí, estimulan ese sistema de *recompensa* que posee el cerebro, la liberación de las endorfinas, para que en verdad te sientas mejor cuando los comas. Además, los alimentos ricos en grasa tal vez sean más fáciles de comer y digerir cuando el tracto digestivo suprime su actividad por causa del estrés.

Ahora lo sabes: El estrés te hace comer, y cuando estás tenso, prefieres alimentos dulces con alto contenido de calorías. Yo sospecho que esto no es una gran sorpresa para mucha gente. Al menos no lo es para la mayoría de mis pacientes. Aun así, es bueno saber que esta necesidad de dulces y grasas no significa que tengas un problema ni que carezcas de fuerza de voluntad. Es una respuesta natural al mundo en que vivimos.

Por otro lado, lo anterior no es un exhorto a que aceptes la situación y vivas con ella. Si el estrés te hace comer, tienes que descubrir una manera de reducirlo al mínimo y encontrar otra forma de manejarlo cuando sea inevitable.

¿Qué puedes hacer para reducir el estrés? Primero que nada, yo les recomiendo a mis pacientes que aprendan a decir que no. La única manera para reducir el estrés es hacerte más espacio para ti mismo dentro de tu vida. Tus necesidades —físicas y mentales— tienen que ocupar un lugar más alto en tu lista de prioridades. Esto significa acostumbrarte a que no todos piensen que eres perfecto. Tratar de ser perfecto para los demás es una de las causas del estrés en el mundo. Necesitas preocuparte más por ti mismo, y a veces eso implica preocuparse menos por los demás.

Y con ese tiempo adicional que tendrás una vez que comiences a decir que no a las necesidades de otros, te convendría empezar a hacer cosas por ti mismo. Debes procurar que lo que hagas te ayude a combatir los estragos del estrés que no puedas evitar. Algunas de las cosas que pueden ayudarte son: el ejercicio, la meditación y una buena alimentación. Casi cualquier cosa que puedas hacer para mejorar tu vida te ayudará a enfrentar mejor las tensiones que el mundo nos impone.

Hay tensiones que no pueden evitarse pues forman parte de tu vida cotidiana. Por ejemplo, las fechas límite son tensiones comunes. Los viajes constituyen otras situaciones de estrés que a menudo hacen fluir la adrenalina y la hidrocortisona. Y, ¿qué puedes hacer al respecto? Cuando sabes que te espera un día o una semana tensa, debes planificar. Trata de ejercitarte temprano. Prepara tus alimentos y llévalos contigo. Procura dormir bien. Necesitas planificar estos eventos para que no te cobren su cuota acostumbrada a ti ni a tu cintura.

Conclusión: Cuando sientas la necesidad de comer por causa del estrés, da una caminata, ve de compras o haz algo que en verdad te haga sentir bien. Pero no comas, porque sabes que a la larga eso no te ayudará.

COMER POR COSTUMBRE

Existen muchas razones para comer además del hambre y el enojo. Por ejemplo, muchas personas suelen salir a cenar y después al cine. Ahí compran una bolsa de palomitas de maíz aunque acaben de comer. Y pese a que no tienen hambre, les sabe bien y las hace sentir bien. De hecho, es difícil imaginarse en el cine sin comer palomitas. Éste es un ejemplo de una manera de comer motivada por algo distinto al hambre. En este caso, la motivación es la mera costumbre. Siempre que vas al cine compras palomitas, de manera que aun cuando no tienes hambre, las comes. Y si no lo haces, te sientes raro. Esto se debe ha que has creado un eslabón entre estas dos actividades, de modo que cuando haces una, quieres hacer la otra. Ésta es una de tantas maneras en que ingerimos calorías sin siquiera notarlo.

Y, ¿qué tal si compras un bolsa mediana de palomitas con mantequilla y un vaso mediano de refresco de cola? Hoy esto se ve como un refrigerio modesto para ver películas. Las palomitas contienen 500 calorías (sólo 300 si omitimos la mantequilla) y un refresco de cola de doce onzas tiene 145. Sin siquiera pensarlo has consumido 645 calorías. ¡Y ni siquiera tenías hambre!

Otra oportunidad común que tenemos para comer sin hambre es al ver televisión. Tal vez ésta sea la forma favorita que tiene este país de unir la comida a una actividad. Sin duda es la que se encuentra ligada de manera más sólida a la obesidad. En un estudio reciente publicado en la gaceta *JAMA*, algunos investigadores de la Universidad de Harvard estudiaron durante más de seis años a más de 50 000 mujeres que tenían un peso normal o se encontraban un poco por arriba del peso promedio. Durante ese tiempo, 38 000 de ellas —poco menos de ocho por ciento —engordaron mucho. Cuando se comparó a estas mujeres con otras que tenían un IMC, nivel de ejercicio, grado de tabaquismo y dieta similares, se descubrió que la diferencia principal entre las mujeres obesas y las de peso normal era la televisión. Y entre más horas de televisión veían, mayor era su riesgo de engordar.

Podría pensarse que el sobrepeso se debía tan sólo a la falta de actividad y no a la televisión en sí, pero cuando los investigadores analizaron otras clases de inactividad como los trabajos sedentarios o la cantidad de tiempo empleada en leer o en los juegos de mesa, encontraron que la televisión creaba un riesgo mucho mayor de engordar.

¿A qué se debe esto? Una teoría dice que el sólo hecho de ver la televisión te hace comer. Los anuncios de comida son ubicuos en la televisión —en un estudio realizado hace más de diez años, los investigadores notaron que se trasmitía un comercial sobre comida cada cuatro minutos. Además, más de 60 por ciento de esos comerciales anunciaban alimentos altos en grasa y con un bajo valor nutricional.

Una hipótesis al respecto fue que como a estas mujeres se les bombardeaba con anuncios de comida mala, era más probable que la comieran. Y de hecho, las mujeres de este estudio decían comer más calorías diarias y tener un mayor consumo de alimentos altos en grasa y con un bajo valor nutricional. También se han realizado estudios similares en hombres y niños que muestran la asociación entre la televisión y un mayor consumo de alimentos.

Entonces, ¿podría usarse el no ver televisión como una estrategia de reducción de peso? Investigadores de California mostraron hace poco que al reducir el tiempo que pasaban frente al televisor, además de la frecuencia con que comían frente a él, los niños obesos adelgazaban. Esto les funcionó a ellos, de

manera que si eres un apasionado de la televisión, también podría funcionarte a ti.

Es posible que la televisión sea nuestro peor problema,
pero no es el único. Algunas personas leen; otras conducen.
A una de mis pacientes le cuesta mucho trabajo hablar por
teléfono sin picar *un poco de algo*. Si comes un refrigerio
cuando tienes hambre, al llegar la hora de tu siguiente comida estarás menos hambriento y comerás menos. Pero cuando comes sin tener hambre, el refrigerio no influirá en la
cantidad de alimentos que consumas en tu siguiente comida.
Entonces, ese refrigerio que ni siquiera apeteces sólo añadi-
rá muchas más calorías a las que ya consumes a diario, y
todo eso sin resolver el verdadero problema —el verdadero
peligro para quienes tratan de adelgazar—, el hambre.

Además, si comes mientras haces otra cosa, tiendes a
comer más. Esto ocurre incluso cuando tienes hambre. Actividades como leer el periódico, hablar por teléfono o conducir te distraen de las señales que te da tu cuerpo de que
ya has comido lo suficiente. En una serie de experimentos
realizados en Francia, los investigadores vieron comer a
40 mujeres de peso normal bajo diferentes condiciones. Una
de las comidas la hicieron a solas y sin distracciones; en
otra, cada una comió mientras escuchaba una cinta con una
historia de detectives, y por último, todas comieron juntas
en grupos de cuatro. En todas las mujeres, la distracción,
la historia de detectives, hizo que comieran mucho más que
cuando comieron a solas o en un grupo.

Conclusión: No comas cuando no tengas hambre —ésas
son las auténticas calorías vacías. Y cuando tengas hambre,
no comas mientras haces algo más.

CAPÍTULO 14

ESTILO DE VIDA

COMER FUERA DE CASA

Si obtuviste un puntaje de veinte o más en la sección del cuestionario titulada "Comer fuera de casa", entonces tus salidas a comer podrían ser un factor que influya en tus dificultades para adelgazar o para mantenerte esbelto.

Hace tan sólo 25 años, más de tres cuartas partes de los alimentos se comían en casa. Hoy, algunos grupos de personas de ciertas edades consumen casi la mitad de los alimentos fuera de casa. Ahora tenemos el doble de probabilidades de comer en algún restaurante o lugar de comida rápida (de consumir menos de quince por ciento de nuestras calorías fuera de casa, pasamos a consumir poco menos de una cuarta parte de ellas de esta manera) de las que solíamos tener. También ha aumentado nuestro consumo de productos de máquinas vendedoras (el cual casi se ha duplicado en ese periodo).

Nos guste o no, la vida laboral nos impone algunos de estos cambios. Pocos de nosotros vivimos lo bastante cerca de nuestro trabajo como para poder regresar a casa a comer, o a veces incluso para cenar. Y a menudo, en este clima de presión para una mayor productividad, la hora del almuerzo es una de esas raras ocasiones que tenemos para relajarnos y disfrutar del tiempo en compañía de nuestros colegas y amigos del trabajo. De este modo, es posible que almorcemos fuera de casa todos los días o que, en el otro extremo del espectro, tratemos de omitir el almuerzo. Parece como sí nuestros horarios laborales conspiraran para hacernos engordar.

De hecho, hay evidencias de que en verdad lo hacen. En un estudio reciente realizado en Japón, país en el que la obesidad crece casi tan rápido como aquí, los investigadores estudiaron a un grupo grande de trabajadores, casi todos ellos hombres, por un periodo de tres años. Había una correlación interesante entre el número de horas extra de trabajo y el peso: Entre más trabajaban, más engordaban. Los investigadores pensaron que aquello podía deberse a la combinación de un cambio de hábitos alimenticios (comer más alimentos en el trabajo que en casa) y menos tiempo para hacer ejercicio. Yo sospecho que si este estudio se hiciera aquí, revelaría lo mismo. Es obvio que, cuando comemos en casa, tenemos mucho más control sobre lo que comemos que cuando comemos en la calle.

El lugar en el que comemos no es lo único que ha cambiado. Los alimentos que consumimos cuando comemos fuera de casa también han cambiado de manera drástica —en su tamaño. Si observas la pirámide alimenticia o cualquiera de las recomendaciones que publican las agencias de nutrición, encontrarás que las cantidades de alimentos suelen describirse mediante el número de raciones. De acuerdo con la pirámide alimenticia, debemos comer de cinco a siete raciones de granos, panes o pastas al día. Pero nunca se nos dice de qué tamaño deben ser dichas raciones. Una ración es una ración de una ración, ¿no es así? Pues no. La *FDA* (Administración de Alimentos y Fármacos de los Estados Unidos), agencia cuya función es establecer los tamaños de las raciones para regular las etiquetas de los productos, se basó en lo que se consideraba como el tamaño de la ración promedio en la época en que se desarrollaron estos lineamientos, o sea, durante la década de los ochenta del siglo pasado. ¡Cuánto han cambiado las cosas en veinte años!

Un estudio reciente comparó los tamaños de las raciones actuales en alimentos que suelen consumirse en restaurantes con los que muestran la pirámide alimenticia y las etiquetas de los productos. La diferencia era apabullante. Tan sólo observemos un día ordinario en que se come fuera de casa.

Supongamos que desayunas un bagel. El tamaño de la ración propuesto por la FDA es de 60 gramos, pero el bagel que compras en cadenas como Dunkin' Donuts o Bruegger's Bagel Bakery es de 130 gramos —más del doble de tamaño de lo que solían ser. Si pides una mantecada, el tamaño de la ración reconocido por la *FDA* también es de 60 gramos. Pero, en general, el tamaño promedio —y digo *promedio*, no el más grande— de una mantecada es de más de tres veces la ración indicada, y en algunos casos, ¡llegan a medir seis veces más que lo recomendado! Eso significa que con una sola mantecada, habrás comido todos los granos y panes que debes comer durante el día. Eso no tendría problema si tú lo supieras y te ajustaras a ello, pero, ¿quién lo sabe?

Pasemos al almuerzo. Supongamos que comes una hamburguesa; y como cuidas tu peso, omites las papas fritas. El USDA supone que la carne y el bollo juntos deberían pesar 120 gra-

mos. Recuerda que, aunque esto pueda parecerte poco, su peso
se basó en el tamaño de la porción promedio en los años ochenta, cuando se elaboró la pirámide. La hamburguesa actual en
los lugares de comida rápida también es más grande, de 180
gramos. Y sólo me refiero al tamaño de la hamburguesa normal, no al de la Big Mac ni al de la Whopper. Si comes en
algún restaurante de cadenas como TGIF o Aplebee's, la hamburguesa *duplica* el tamaño de la porción indicada en la pirámide al darte un producto de 265 gramos. Eso es casi la
cantidad máxima diaria de carne recomendada en la pirámide alimenticia.

Bueno, y ¿qué hay con la cena? Como almorzaste una hamburguesa, te propones tener una cena ligera. ¿Qué tal un poco
de pasta? En una cadena de restaurantes, la ración promedio de
pasta es seis veces más grande que la permitida por la FDA.

Por todo esto, no debemos sorprendernos de que nuestro
consumo promedio de calorías se haya incrementado en 600
calorías diarias durante los últimos 30 años —¡600 calorías diarias! Practica tus matemáticas: Medio kilo de grasa contiene
3 500 calorías. Si aumentas 600 calorías a tu total de calorías
diarias, ¡ganarás un promedio de tres kilos de peso cada seis
días! No es de extrañarse que durante los últimos veinte años
se haya duplicado el número de estadounidenses con sobrepeso.

Los estadounidenses han reconocido este cambio en el tamaño de las porciones y lo han recibido con agrado —aunque
sospecho que en realidad no entendían cómo iba a repercutir
esto en su cintura. No puedes acusar a las empresas estadounidenses de no dar al cliente lo que pide. Ellos escucharon al
pueblo y estuvieron más que felices de complacernos con enormes raciones de comida chatarra.

Esta tendencia hacia lo gigante también ha llegado a nuestras máquinas vendedoras. Sólo observa las barras de cho-

colate comunes. Aunque las hay grandes, las pequeñas me parecen casi iguales. Esto se debe a que tengo memoria maliciosa. Cuando salió al mercado, una barra de chocolate marca Hershey's tenía 19 gramos de chocolate. Hoy, una barra chica de la misma marca es de 50 gramos, ¡casi el triple de la original!

Permíteme recordarte que la porción es algo que se aprende. ¿Cómo sabemos esto? La primera evidencia provino de experimentos con ratas. En los laboratorios, se les dio a las ratas tanto alimento como desearan. Una vez que se determinó el tamaño de la porción, se dio a los roedores esa cantidad de comida todos los días. Después de más o menos una semana, se incrementó el tamaño de la porción.

Al principio, las ratas siguieron comiendo la misma cantidad de alimento y dejaban el excedente intacto. Pero después de varios días, estos animales empezaron a comer el excedente. Cuando se les permitió volver a comer con libertad y sin restricciones, como al principio, consumieron el equivalente a la segunda porción y no más. Habían aprendido un nuevo tamaño para su porción, la cual comenzaron a esperar en cada comida.

Nosotros nos comportamos de la misma manera que las ratas de laboratorio. La doctora Barbara Rolls, investigadora de la Universidad del Estado de Pennsylvania, decidió comprobar esta teoría. Reclutó a un grupo de adultos y los invitó a comer en varias ocasiones. Antes de cada comida, pidió a cada persona que midiera su grado de apetito. Entonces se servía la comida. Lo que no sabían los participantes es que en cada comida les servían porciones cada vez más grandes. A pesar de tener el mismo grado de apetito, estos voluntarios comieron las porciones más grandes. Habían aprendido un nuevo tamaño para su porción.

Esto no es sólo un fenómeno de laboratorio. Lo mismo también ha ocurrido aquí, en el mundo real. En su libro *Fat Land* (*Tierra de gordos*), Greg Critser sugiere que todos hemos estado en un laboratorio de porciones gigantes desde que las franquicias de comida rápida empezaron a vender más (comida) por menos (dinero), hace quince años. Y todo empezó con Taco Bell. Algunos de sus estudios de mercado sugirieron que la razón por la que la gente regresaba a sus restaurantes una y otra vez no era por el sabor o la calidad de sus alimentos sino por el precio y el ahorro que obtenía. De este modo, el presidente de Taco Bell decidió correr un riesgo: ¿Qué pasaría si abarataba aún más la comida? ¿Regresarían los clientes aún más a menudo?

Ellos redujeron sus precios y esperaron. Entonces se corrió la noticia y ... el negocio se fue a la cima. Pero lo que resultó en verdad sorprendente —incluso para el ejecutivo de la cadena— fue que la gente que iba no acabó por gastar menos dinero. En cambio, compró más comida. Al igual que las ratas, cuando se nos ofreció más comida (por el mismo precio), quizá nos resistimos en un principio, pero tan pronto la comimos, la disfrutamos, y al final, pedimos más.

En los pocos años transcurridos desde que Taco Bell hizo este notable descubrimiento, todo el mundo ha entrado en el juego. Los paquetes económicos —llámense como se llamen— son omnipresentes. Y esto no ocurre sólo en los restaurantes de comida rápida. A dondequiera que vayas, las raciones de alimentos se han vuelto gigantescas. Aun en los mejores restaurantes retacan tu plato de comida. Piensa en cualquier alimento, y será muy probable que el tamaño de su ración haya crecido durante la década pasada. Los refrescos son más grandes; las donas son más grandes; los brownies son más grandes; una rebanada de pizza es más grande; incluso las ensaladas son más grandes.

No importa el tipo de dieta que acabes por adoptar, para controlar tu peso necesitas reducir el tamaño de tus porciones. Y si se pueden aprender porciones más grandes, también se pueden aprender otras más pequeñas. El problema es que tú tendrás que hacer esto por ti mismo. No esperes que los restaurantes y máquinas vendedoras reduzcan sus porciones. Todo esto les ha dado demasiadas ganancias como para revertir la tendencia.

Sin duda, el crecimiento de raciones en los alimentos que comemos fuera de casa ha contribuido a ensanchar las cinturas estadounidenses, pero el mundo en que vivimos suele presionarnos para comer en la calle. Pero, ¿qué podemos hacer?

Hay algunos trucos que pueden hacer menos problemáticas tus salidas a comer. Y no son trucos de magia, sino de puro sentido común.

1. Prepara en casa tu almuerzo y tus refrigerios, y llévalos contigo. Cuando tratas de adelgazar, es más fácil que controles qué y cuánto comes si lo preparas tú mismo.

2. Si almuerzas en tu propio escritorio, usa el tiempo que habrías invertido en salir a comer para dar una caminata vigorosa o hacer ejercicio con tus amigos.

3. Si tienes que salir a almorzar, lleva refrigerios al trabajo para que cuando salgas a almorzar o cenar no tengas tanta hambre que comiences a devorar el pan tan pronto como te sientes a la mesa.

4. Ordena uno o dos entremeses en lugar de un plato fuerte. Con frecuencia, los entremeses se sirven más rápido y no tienes que esperar tanto para comer. Te sorprenderá cuánto te llenan. Los entremeses también han crecido, y a menudo, lo que hoy

se considera el tamaño de un entremés antes solía ser una ración completa

5. Ordena media orden o una orden tamaño entremés de pasta u otro plato fuerte. Si el restaurante no hace eso, pide al camarero que te sirva sólo media orden y que envuelva el resto para llevar, o comparte el platillo con algún amigo.

6. Rechaza el pan o pide que lo retiren de tu mesa.

7. No dudes en indicar al camarero cómo deseas que preparen tus alimentos. Ya sea que los prefieras asados en vez de fritos o con la salsa a un lado, pídelos de la manera que quieras. Es más probable que un restaurante te permita *comer a tu manera* para que regreses, a que no lo haga.

8. Encuentra restaurantes en tu área donde sirvan alimentos que puedas comer sin romper tu régimen. Una dieta para controlar grasas es la más difícil de seguir cuando comes fuera de casa debido a que los restaurantes añaden grasas y casi cualquier cosa para mejorar el sabor y la apariencia de los alimentos.

9. Pide que te sirvan todas las salsas a un lado.

10. Come los alimentos en el orden que gustes. Deja para el final los alimentos más altos en calorías. Cuando pidas un bistec con ensalada, come primero la ensalada.

11. Evita ingerir bebidas alcohólicas antes de comer y limita tu consumo de alcohol durante la comida.

12. Cuando sepas que vas a cenar fuera, haz espacio para las calorías adicionales que sin duda consumirás al ser selectivo con lo que consumas antes y después de tu comida en el restaurante.

13. Cuando comas en exceso, perdónate y retoma tu régimen —antes de que también te recrimines por comer el postre.

Un último comentario: Muchos de mis pacientes me han comentado que cuando salen a comer con sus amigos y tan sólo ordenan un entremés o una ensalada, se preocupan de que sus amigos perciban esto como un ataque a sus hábitos alimenticios, pues ellos suelen pedir el almuerzo grande convencional. Yo creo que esto ocurre en algunas ocasiones. Pero el mundo en el que vivimos nos quiere obligar a seguir el camino de la obesidad. Si quieres salir de ese camino, tendrás que ser diferente a los demás. Éstas son tus opciones: Puedes seguir el mismo camino de tus amigos y acabar por tener los mismos problemas de peso que ellos, o puedes encontrar tu propio camino hacia el peso que deseas.

A veces, algunas personas pueden sentir que las elecciones que tú haces respecto de ti mismo conllevan una crítica para ellas. Esto no es así. Tú lo sabes tan bien como yo. Sus sentimientos son una proyección de sus propias preocupaciones sobre su peso. Ellos tienen que tomar sus propias decisiones y tú debes sentirte libre de tomar las tuyas.

Nivel de actividad diaria

Un puntaje de 45 o menos en la sección del cuestionario sobre tu nivel de actividad diaria, indica que tu nivel de actividad contribuye con tus problemas para conservar el peso que deseas.

Varias encuestas han mostrado que 60 por ciento de los estadounidenses reconocen que llevan una vida casi sedentaria. Eso es lo que ellos admiten. Pero lo que se sabe acerca de la actividad física es que: Te hace sentir mejor y prolonga tu vida; te ayuda a adelgazar y a mantenerte esbelto una vez que has alcanzado tu peso ideal; y no es forzoso que hagas ejercicio para obtener los beneficios que te ofrece la actividad física. Si la actividad física no es sinónimo de ejercicio, entonces ¿qué es? En esencia, cualquier cosa que te exija movimiento. Muchos de nosotros vivimos en un ambiente que sólo nos pide que caminemos de la casa al auto, luego sólo unos cuantos pasos del auto a la oficina, y que pasemos el resto del día sentados, excepto por unos pocos pasos que damos para dirigirnos al baño o al comedor, y luego de regreso al auto.

La actividad física es cualquier cosa que hagamos que sea más que eso. Atravesar un corredor para comunicarnos con un colega en lugar de enviarle un correo electrónico. Estacionarnos en un lote lejano para añadir una caminata vigorosa a cada final de tu día. Llevar a tus hijos a la escuela a pie y no en auto. Un estudio reciente mostró que las personas que viven en áreas urbanas tienden a ser más delgadas que las que viven en los suburbios. ¿A qué se debe? Pues a que los primeros tienen que caminar más que los segundos.

En la pasada década de los noventa, algunos investigadores estudiaron la actividad física y encontraron que mucho del beneficio cardiovascular ocurría aun cuando la actividad no era vigorosa ni duraba media hora. Y, por supuesto, cualquier actividad física hará que quemes calorías.

Un estudio realizado hace pocos años comparó el adelgazamiento que proporciona un aumento en la actividad diaria con el que da la implantación de un régimen de ejercicio en respuesta a la recomendación tradicional de ejercitarse más. Con varios cientos de adultos sedentarios con sobrepeso se formaron dos grupos. A ambos grupos se les indicó que siguieran una dieta de adelgazamiento. A los miembros de uno se les indicó que hicieran ejercicio durante 30 minutos diarios y a los del otro se les aconsejó que aumentaran su nivel de actividad diaria al subir escaleras, estacionar su auto lejos de su trabajo y procurar pasar más tiempo de pie que sentados.

Al principio, el grupo al que se le indicó que hiciera ejercicio perdió más peso, pero después de dos años, ambos grupos se nivelaron. De hecho, había más personas dentro del grupo de actividad que hacían 30 minutos de ejercicio al menos tres veces por semana que en el propio grupo de ejercicio. Es más, los individuos más activos de ambos grupos mostraron haber perdido más peso y sentir un mayor bienestar general.

Así que aun cuando odiaras los gimnasios, no soportaras el sudor y te rehusaras a hacer ejercicio aunque tu vida dependiera de ello, puedes aumentar el nivel de actividad en tu vida y obtener muchos de los beneficios del ejercicio sin siquiera tener que ejercitarte.

¿Cómo puedes lograrlo?

1. Usa las escaleras en lugar del elevador. Un tramo de escaleras puede hacerte quemar 10 calorías. Quizá pienses que eso no es mucho, pero si recorres un par de tramos diarios, ya no es tan poco.

2. No conduzcas tu auto hasta la puerta de tu trabajo. Estaciónate a un par de cuadras de tu oficina y camina el resto. Si caminas 300 metros —más o menos cuatro cuadras— quemarás de 20 a 25 calorías. Hazlo de ida y de vuelta, y marcarás una diferencia.

3. Trata de permanecer de pie mientras ves televisión. Estar de pie durante una hora te hace quemar entre 10 y 20 calorías. Dar algunos pasos también te ayuda. Por cada 15 pasos que des quemarás 1 caloría.

4. Si trabajas sentado, busca oportunidades para ponerte de pie y caminar. En vez de enviar un correo electrónico a un colega, camina hasta su oficina y habla con él en persona. En vez de pedir a alguien que entregue documentos o paquetes dentro de tu trabajo, llévalos tú mismo.

5. Da una caminata breve todos los días antes de almorzar. Esto hará que tu comida sepa mejor. Además, una caminata vigorosa que dure entre 15 y 20 minutos puede hacer que quemes 100 calorías.

6. Busca tiendas cerca de tu casa u oficina, y cuando debas hacer algún mandado, ve hasta ahí a pie, no en auto.

7. Lleva la cuenta de tu actividad. Cualquier cosa que hagas que te exija moverte puede contar como actividad. En la página opuesta encontrarás una lista de actividades y de las calorías que quemas en sólo 10 minutos de cada actividad. Ve si puedes aumentar las de calorías que quemas con sólo unas cuantas más al día.

Calorías quemadas en actividades cotidianas

Actividad	Calorías quemadas en 10 minutos Peso 55 kilogramos	Calorías quemadas en 10 minutos Peso 80 kilogramos
Andar en bicicleta (a 8 kph)	42	58
Baile (moderado)	35	48
Bajar escaleras	56	78
Caminar (a 3 kph)	29	40
Caminar (a 7 kph)	52	72
Carpintería	32	44
Despejar la nieve	65	90
Dormir	10	14
Escardar	49	68
Estar de pie	12	15
Estar de pie (en actividad tranquila)	20	28
Jardinería sencilla	30	42
Labores de oficina simples	25	34
Lavar pisos	35	48
Partir leña	60	84
Ping pong	32	45
Pintar la casa	29	40
Podar el césped (con podadora eléctrica)	34	47
Preparar la comida	32	46
Sentarse (frente al televisor)	10	14
Sentarse a conversar	15	21
Subir escaleras	146	202
Tender la cama	32	46
Vestirse o lavarse	26	37

EJERCICIO

Si tienes un puntaje de más de 10 en la sección del cuestionario dedicada al ejercicio, entonces quizá tengas algunas dificultades respecto de esta actividad. Y éste es el problema principal: Sin el ejercicio, se reducen en forma drástica tus probabilidades de mantenerte esbelto. Así de simple.

Permíteme recordarte algunos de los beneficios que te brinda el ejercicio.

1. Quema calorías, lo cual te permite comer un poco más de lo que podrías si no hicieras ejercicio.

2. Reduce el estrés y hace mejorar los síntomas de la ansiedad y la depresión.

3. Reduce la mortalidad.

4. Hace que te sientas mejor.

5. Hace que te veas mejor.

6. Reduce tu apetito (a largo plazo).

7. Te ayuda a pensar con más claridad.

8. El ejercicio es lo único que puedes hacer que en verdad acelera tu metabolismo y te permite quemar más calorías, incluso mientras duermes.

Entonces, ¿cuáles son las barreras que te impiden ejercitarte? Son tantas y tan diversas como nosotros. Mientras que la cantidad de alimentos que consumimos ha aumentado, el nivel de actividad en nuestra vida ha disminuido. Aunque la gran mayoría de los estadounidenses se describen a sí mismos como sedentarios, yo no creo que seamos sedentarios por pereza. Nosotros no estamos hechos para ser sedentarios, pero la manera en que el mundo está estructurado en el

presente hace difícil que no lo seamos. Tú tienes que esfor-
zarte —a veces mucho— para recuperar un nivel natural de
actividad en tu vida.

En este país, tú podrías dar una caminata casi en cualquier lado, pero, ¿a dónde irías? Por lo regular no puedes ir
a pie a la tienda: está a millas de distancia. Y a menudo no
hay banquetas que nos den un lugar para caminar, ni cruces
peatonales que nos permitan cruzar la calle a salvo. El lugar
en que vivimos y trabajamos está pensado para los autos. Y
eso tiene sus beneficios: No tenemos que caminar a la tienda a comprar leche en medio de la lluvia o la nieve —pero
también ha hecho que el nivel de actividad normal que necesitamos para enfrentar cada día sea notablemente bajo.

Hoy, una mujer gasta 400 calorías menos en sus actividades diarias que lo que gastaba una mujer a principios del
siglo xx. Nosotros ya no acarreamos agua, ni fregamos los
pisos de rodillas, ni vamos por leña para mantener encendi-
da nuestra chimenea. ¡Y qué bueno! Créeme, no es que de-
fienda el regreso a tiempos pasados. Lo que quiero decir es
que la actividad, el ejercicio natural para el que todos estamos hechos, ha desaparecido poco a poco de la esfera de
nuestra vida cotidiana y ahora tenemos que recuperarla en
forma deliberada.

Tal vez sientas que eso es falso y algo tonto. Cuando estás ocupado, podría parecerte engorroso ir a pie a la tienda o
al trabajo en bicicleta si consideras que resulta más rápido y
eficiente conducir un auto. Además, es muy raro que alguien
prefiera subir escaleras a usar el elevador, sobre todo si pensamos que las escaleras suelen ser oscuras, sucias y difíciles
de encontrar. Y después de trabajar todo el día y hacernos
cargo de toda la familia, ¿acaso alguien espera que decida-
mos hacer ejercicio en el poco tiempo libre que nos queda?

Para muchos, esta opción parece poco razonable y por eso vivimos en un país donde casi toda la gente es sedentaria.

Aun así, los beneficios físicos, mentales y psicológicos del ejercicios son innegables. La primera razón que me dan mis clientes para no hacer ejercicio es que no tienen tiempo. Muchos de ellos tienen familia, lo cual significa que cuando salen de su trabajo, regresan a casa para seguir trabajando, sin paga. No hay duda de que estas personas llevan una vida muy ocupada.

La segunda razón que me dan es que no les gusta el ejercicio. Yo sospecho que ésa es la verdadera razón de que la mayoría de nosotros no nos ejercitemos. No hemos encontrado el modo de hacer del ejercicio una actividad agradable y placentera.

Pero debemos hacerlo.

No puedo prometerte que vayas a alcanzar tu peso ideal. Tampoco puedo prometerte que vayas a tener el cuerpo que tanto anhelas. Pero hay algo que sí puedo prometerte: Si haces ejercicio, te sentirás mejor. Punto.

Nuestro cuerpo esta hecho para moverse, aun cuando se encuentre en mala condición y con sobrepeso. Si te mueves, tu cuerpo se sentirá mejor y también el resto de ti. El secreto, creo yo, es encontrar una manera de moverte que se ajuste a ti para que puedas incorporarla en tu vida diaria.

Pensemos en lo que no te gusta del ejercicio. En primer lugar tenemos lo de siempre: Es otra cosa más que tienes que incorporar a una vida de por sí muy ocupada. Eso es verdad. Todos tenemos una vida muy ocupada y tensa, y nos es muy difícil siquiera pensar en añadirle una cosa más. Pero, ¿quién cuida al cuidador? Si dedicas tu vida a cuidar de otras personas, como muchos lo hacemos, necesitas hacerte un tiempo y un espacio propios para continuar con tu labor cuidadora.

Lily Tomlin dijo algo muy sabio en uno de sus monólogos: "Para tener un alivio rápido, trata de ir más despacio". Tranquilízate; date un tiempo para ti mismo aunque esto signifique dedicar menos tiempo a los demás. Una de las razones de que mis pacientes no hagan esto es que quieren que los demás piensen que son perfectos: competentes y capaces de hacerse cargo de todo. Las únicas personas que pueden creer esto, si ésa es su meta, son ellos mismos. Y a menudo lo hacen.

Dedica un tiempo para ti mismo. Ya haces bastante por los demás. ¿Eres madrugador? Pues levántate media hora antes y haz ejercicio. ¿Eres noctámbulo? Pues acuéstate un poco más tarde y haz ejercicio.

Otra barrera para el ejercicio es la falta de experiencia. Muchos estadounidenses nunca han hecho ejercicio, o al menos no lo han hecho en mucho, mucho tiempo. Debido a que han dejado pasar tanto tiempo, ya no recuerdan el bienestar que sentían después de ejercitarse. Pero créeme —aún está ahí.

El miedo a no ser bueno en algo es otra de nuestras trabas. Muchos de nosotros hemos perdido la costumbre de aprender cosas nuevas. Nos incomoda la idea de que nos vean como principiantes. Entonces, ¿por qué no empezar con algo que ya sabes hacer? El ejercicio más popular es caminar, y es un lugar perfecto para empezar.

A algunas personas no les gusta que las vean mientras hacen ejercicio. Se avergüenzan de su cuerpo o de sus habilidades físicas. Haz algo que puedas practicar en casa. Consigue algún video de ejercicios y sigue sus rutinas. Compra una máquina de andar o una bicicleta fija. Las máquinas de ejercicio seminuevas de segunda mano son muy baratas. Si decides ejercitarte en casa, esfuérzate por hacer de eso una experiencia placentera. Nadie pondría una bicicleta fija en el sótano. Ejercítate en medio de un ambiente placentero y haz todo lo posible por disfrutar al máximo tus rutinas. ¿Te aburre ejercitarte en una máquina de andar? Intenta hacerlo frente al televisor. O hazlo mientras escuchas música o audiolibros. Trata de hacerlo divertido.

Comenzar a hacer ejercicio requiere de cierta cantidad de lo que la química llama *energía de activación*. Se necesita más energía para comenzar, pero una vez que lo haces, es mucho más fácil continuar. Recuerda eso cuando estés en tu cama tratando de pensar en buenas razones para no levantarte y salir.

Por último, creo que muchos de mis pacientes tienen muy poca experiencia con la enorme variedad de ejercicios que existen. Han intentado correr, caminar o andar en bicicleta y no les ha gustado, de manera que concluyen que no les gusta el ejercicio. Prueba más cosas. Encuentra algún ejercicio que te guste y aférrate a él. Valdrá la pena. No temas probar diferentes ejercicios. ¿Qué tal el yoga, el tai chi, los pilates o los ejercicios de baile? Sé creativo. Encuentra algo que te guste y aférrate a eso.

Cuando comiences, hazlo en forma lenta y paulatina. Si no has hecho ejercicio en mucho tiempo, puedes comenzar con sólo diez minutos. Después de unas cuantas semanas, añade otros diez. No tienen que ser veinte minutos de corrido; puedes hacer primero diez y luego otros diez, y tendrás el mismo resultado.

Y no tienes que ejercitarte hasta *sentir que ardes* como solía decir Jane Fonda. Para medir cuánto empeño pones, tómate el pulso. Entre más te esfuerces, más rápido latirá tu corazón. Pero la mejor manera de quemar grasa no es por medio del esfuerzo máximo —el esfuerzo máximo beneficia al corazón. La grasa se quema más rápido con un esfuerzo mucho menor, y ésa es una buena noticia para muchos de nosotros.

Aquí tienes cómo determinar tu ritmo cardiaco ideal. Si eres principiante, usa una calculadora; la necesitarás.

Para calcular el ritmo cardiaco que necesitas para quemar grasa, resta tu edad a 220:

220 - _____ = _____

Multiplica el resultado por 0.65

_____ x _____ = _____ latidos por minuto

Ese número es el ritmo cardiaco que debes alcanzar para quemar grasa. Para obtener el ritmo cardiaco que necesitas para hacer un buen ejercicio cardiovascular, vuelve a restar tu edad a 220:

220 - _____ = _____

Esta vez multiplica el resultado por 0.85

_____ x _____ = _____ latidos por minuto

Yo suelo tomarme el pulso en la arteria carótida. Ésta se localiza justo por debajo del ángulo que forman tu mandíbula y tu cuello. Es muy fácil de ubicar. Tomo mi pulso durante diez segundos y luego multiplico el número de latidos por seis para obtener el total de latidos por minuto.

Muchos de mis pacientes que acaban por enamorarse del ejercicio empiezan por practicarlo con algún amigo. Esto tiende a mantenerte honesto y motivado. Tú y tu compañero pueden hacer turnos en los que uno sea el flojo y el otro el esforzado. Ésta es una buena forma de hacer un poco más ameno el ejercicio, lo cual tiene una importancia particular al principio.

Después de que has empezado a caminar, andar en bicicleta, nadar o lo que más te funcione, necesitas considerar la posibilidad de añadir en tu programa el levantamiento de pesas, o el entrenamiento de resistencia. El levantamiento de pesas forma los músculos mejor que cualquiera otra actividad. Entre más desarrollada sea tu musculatura, más rápido será tu metabolismo, y entre más rápido sea tu metabolismo, más calorías quemarás cuando duermas.

Tanto en las pesas como en el entrenamiento de resistencia, lo más importante es la forma en que los haces. Por ello, considera la posibilidad de tomar unas cuantas lecciones con algún instructor de pesas de tu área. No tienes que inscribirte en un gimnasio; puedes hacer los ejercicios en casa, pero necesitas hacerlos de la manera correcta.

¿Cuánto ejercicio necesitas? Menos del que te imaginas. La recomendación oficial es de 30 minutos al día, casi todos los días de la semana. Si te propones hacer 150 minutos semanales, creo que eso te será suficiente.

Pon atención a tu cuerpo y trata de divertirte. Y aquí repito mi promesa: Si haces ejercicio, te *sentirás* mejor.

Epílogo

Comer es una necesidad, pero comer con inteligencia es un arte.

FRANCOIS LA ROCHEFOUCAULD, *MÁXIMAS* 1665

El objetivo de este libro ha sido enseñarte el arte de comer con inteligencia. Sólo al comer con prudencia seremos capaces de manejar nuestro peso en un mundo que nos presiona de manera insistente y agresiva para engordar. Para alcanzar esta sabiduría, necesitamos combinar lo que la ciencia puede enseñarnos sobre la alimentación y el ejercicio con lo que sabemos sobre nosotros mismos. De estos dos aspectos, yo diría que el más importante es el del autoconocimiento. Sin embargo, en este libro yo he aspirado a proporcionarte las herramientas necesarias para que adquieras ambos.

El cuestionario te ayudará a entender cómo y por qué comes de la manera en que lo haces. Estos conocimientos te ayudarán a identificar las características de tu alimentación —la cual has desarrollado durante toda tu vida— y con eso podrás comenzar a entender lo que puedes cambiar y lo que no. La información sobre los aspectos nutricionales y fisiológicos del comer te orientarán para que hagas elecciones sobre la dieta y el estilo de vida que necesitas para permanecer sano y esbelto por el resto de tu vida.

Por supuesto, el cuestionario y las investigaciones sobre nutrición y alimentación proporcionan una clara imagen de dos procesos muy dinámicos. Será inevitable que ambos cambien con el paso del tiempo. Lo más fácil es verlo en el contexto de tu propia vida: Consigues un nuevo empleo, y –¡bum!– pasas mucho más tiempo en el trabajo. De repente te cuesta trabajo encontrar tiempo para (volver a) ejercitarte. Tu alimentación parece salirse (nuevamente) de control una vez que comienzas a comer a diario con tus nuevos colegas y contactos. O quizá tienes un bebé y ahora no sólo tienes que bajar de peso (una vez más) sino que, de repente, tu vida es mucho más complicada.

Pero no es necesario que ocurran hechos tan drásticos para que cambies las decisiones que has tomado acerca de la dieta y el ejercicio. ¿Qué pasa si te lastimas mientras corres? ¿Qué pasa si se avería tu máquina de andar o si cierra tu gimnasio? Todos estos hechos te harán retroceder y volver a ocuparte de algunos de los asuntos que enfrentas ahora. Tu alimentación y estilo de vida se encuentran en cambio constante. Necesitas hacerte cargo de esos cambios y asegurarte de que sean benéficos para ti y para tus metas. Mi propósito es ayudarte a reconocer patrones en tu manera de comer y vivir de modo que puedas usar esa comprensión para manejar tu peso. Conocer no sólo lo que comes y haces sino lo que te motiva a hacerlo te ayudará a hacer elecciones con las que puedas vivir.

No hay duda de que la ciencia de la alimentación también cambiará. Nos encontramos en el umbral de una época muy emocionante para este campo. Los investigadores y médicos comienzan a juntarse en torno a esta nueva área de indagación. El futuro traerá nuevos conocimientos sobre la manera en que los alimentos y medicamentos que introducimos en nuestro cuerpo interactúan con los genes que heredamos de nuestros padres, en este mundo en el que tenemos que vivir. Estos descubrimientos deberán facilitar nuestra comprensión de la forma en que nos afectan nuestras decisiones, en el presente y en el futuro.

Por lo pronto, he tratado de darte suficiente información de manera que cuando tu vida cambie, sepas cómo adaptarte a esos cambios. Espero que este libro sea como una caja de herramientas que puedas utilizar cuando los cambios de la vida te exijan cambiar tu estilo de vida.

Quizá te preguntes para qué sirve todo esto. No fue sino hasta hace muy poco tiempo que nosotros necesitamos libros que nos dijeran cómo comer y vivir para estar sanos. ¿Por qué ahora? Nos enfrentamos a un mundo que ha cambiado de una manera fundamental. Nunca antes una población en particular había tenido acceso a tanta comida y variedad a un precio tan reducido. Y nunca antes nos había sido tan fácil ganarnos la vida a tantos de nosotros.

Mucha de esta abundancia consiste en alimentos altos en calorías que nos hacen engordar sin que por fuerza nos hagan sentir llenos. El negocio agrícola ha tenido un éxito gigantesco: producimos una cantidad y variedad de alimentos que habría sido inimaginable hace apenas 50 años.

Debido a este increíble éxito, es posible que la sobre-alimentación de Estados Unidos haya sido un hecho inevitable, al menos desde el punto de vista comercial. Las empresas que producen y venden alimentos, al igual que las compañías que producen y venden cualquier cosa – computadoras, aparatos de DVD, calzado deportivo, etcétera– prosperan al hacernos comprar más. El problema es que su mercado, los consumidores de alimentos en Estados Unidos, no está creciendo, al menos no con la suficiente rapidez. Las innovaciones en el sector agrícola han permitido a muchos productores de alimentos que pongan a nuestro alcance 3 800 calorías diarias, 700 más de lo que se producía hace apenas treinta años. Con el fin de mantener sus ganancias y un crecimiento sostenido, estas empresas alimenticias se han propuesto hacer lo que haría cualquier compañía: persuadirnos de comprar —y comer— mucho, mucho más. Y lo hemos hecho.

En los supermercados, en la calle y en la televisión el mensaje es claro y casi continuo: ¡Come más y más! Nuestro cuerpo fue creado para resistir las tensiones del hambre. Al enfrentarnos a esta nueva tensión, la de la sobreabundancia, nos hallamos desnudos y prácticamente indefensos desde el punto de vista evolutivo. Cuando la invitación a comer más y más es insistente, estamos programados genéticamente para decir que sí. Pero en este ambiente de abundancia a manos llenas, nuestra respuesta nos ha convertido en lo que somos hoy: una de las naciones más obesas del mundo.

Necesitamos desarrollar estrategias para enfrentar esta amenaza tan nueva y distinta. En el pasado más remoto, los genes cumplían con esa función. Tiempo después, la cultura nos ayudaba a elegir los alimentos que nos hacían sobrevivir. Pero esas defensas han sido rebasadas por los cambios tan rápidos que caracterizan este periodo de nuestra historia. Quizá recuperemos nuestras defensas, pero los genes ejercen su influencia durante milenios y la cultura durante siglos. Así que tenemos que descubrir nuestra propia estrategia ahora mismo si deseamos mantener el control de nuestra salud y nuestro bienestar. Y la única herramienta con que contamos es la educación y la disposición a hacernos responsables de nuestra manera de vivir y comer.

Nosotros no somos criaturas indefensas que enfrentan un mundo peligroso sobre el que no tienen ningún control. Las elecciones que hagamos en el supermercado se harán escuchar y sentir. El ayuntamiento de la ciudad y el sector industrial pueden responder a las exigencias de sus ciudadanos y clientes. Existe un creciente movimiento en este país para cambiar el medio ambiente tóxico que nos ha orillado a ser una de las naciones más obesas del mundo. Pero esa clase de cambios también requieren de tiempo, y muchos de nosotros no podemos esperar más.

El mundo en que vivimos hace que comer con inteligencia sea tanto una necesidad como un arte. Hacer elecciones adecuadas para cada uno de nosotros es nuestra mejor esperanza para dar forma a la vida y el cuerpo que deseamos. Espero que este libro te facilite alcanzar ese objetivo tan difícil.

BIBLIOGRAFÍA RECOMENDADA

Al escribir este texto, consulté cientos de artículos y libros. A continuación enlisto una serie de libros y fuentes a los que recurrí durante el proceso de investigación. He incluido sólo aquellos recursos que son de fácil acceso para la mayoría de los lectores.

BELLISLE, France, "Cognitive Restraint Can Be Offset by Distraction, Leading to Increase Meal Intake in Women", *American Journal of Clinical Nutrition,* agosto de 2001, vol. 74, pp. 197-200.

BERNE, R.M., y M.N. LEVY, *The Principles of Physiology,* St. Louis, The CV Mosby Company, 1990.

BRAVATA, D.M., *et al.,* "Efficacy and Safety of Low Carbohydrate Diets", *JAMA,* 2003, vol. 289, núm. 17, pp. 1837-1850.

DAVY, Brenda M., y Christopher L. MELBY, "The Effect of Fiber-Rich Carbohydrates on Features of Syndrome X",

Reseña, *Journal of the American Dietetic Association*, 2003, vol. 103, núm. 1, p. 86.

DUFFY, V.B., y L.M. BARTOSHUK, "Food Acceptance and Genetic Variation in Taste", *Journal of the American Dietetic Association*, 2000, vol. 100, núm. 6, pp. 647-655.

FOSTER, G.D., *et al.,* "A Controlled Comparison of Three Very-Low-Carbohydrate Diets: Effects on Weight, Body Composition, and Symptoms", *American Journal of Clinical Nutrition*, abril de 1992, vol. 55, pp. 811-817.

GAUTIER, J.F., *et al.,* "Effect of Satiation on Brain Activity in Obese and Lean Women", *Obesity Research*, 2001, vol. 9, pp. 729-730.

GOLDSTEIN, D.B, "Pharmacogenetics in the Laboratory and the Clinic", *New England Journal of Medicine*, 2003, vol. 348, núm. 6, pp. 553-556.

HAMMER, R.L., *et al.,* "Calorie-Restricted Low-Fat Diet and Exercise in Obese Women", *American Journal of Clinical Nutrition,* enero de 1989, vol. 49, pp. 77-85.

HEINI, A.F. *et al.,* "Relationship between Hunger-Satiety Feelings and Various Metabolic Parameters in Woman with Obesity during Controlled Weight Loss", *Obesity Research*, 1998, vol. 6, pp. 225-230.

HEITMANN, B.L., *et al.,* "Dietary Underreporting by Obese Individuals - Is it Specific or Nonspecific?" *British Medical Journal*, 1995, vol. 311, pp. 986-989.

HJEMDAHL, Dr. Paul, "Stress and the Metabolic Syndrome", *Circulation*, 2002, vol. 106, núm. 21, pp. 2634-2636.

JENKINS, D.J., *et al.*, "Nibbling versus Gorging: Metabolic Advantages of Increased Meal Frecuency", *New England Journal of Medicine,* 1989, vol. 321, núm. 14, pp. 929-934.

KATZ, David, *Nutrition in Clinical Practice,* Filadelfia, Lippincott, Williams and Wilkins, 2001.

LAKKA, Dra. Hanna-Maaria, "The Metabolic Syndrome and Total and Cardiovascular Disease Mortality in Middle-Aged Men", *JAMA*, 2002, vol. 288, núm. 21, pp. 2709-2716.

LAWSON, O.J., *et al.,* "The Association of Body Weight, Dietary Intake and Energy Expenditure with Dietary Restraint and Disinhibition", *Obesity Research*, 1995, vol. 3, pp. 153-161.

LICHTMAN, S.W., *et al.,* "Discrepancy between Self-Reported and Actual Caloric Intake and Excercise in Obese Subjects", *New England Journal of Medicine*, 1992, vol. 327, núm. 27, pp. 1893-1898.

LIVINGSTONE, M.B.E., *et al.,* "Accuracy of Weighed Dietary Records in Studies of Diet and Health", *British Medical Journal*, 1990, vol. 300, pp. 708-712.

LUDWIG, D., "Glycemic Index: History and Overview", *American Journal of Clinical Nutrition*, julio de 2002, vol. 76, pp. 266S-73S, 267.

MERTZ, W., *et al.,* "What are People Really Eating?", *American Journal of Clinical Nutrition,* agosto de 1991, vol. 54, pp. 291-295.

POPPITT, S.D., *et al.,* "Assessment of Selective Underreporting of Food Intake by Both Obese and Nonobese Women in a Metabolic Facility", *International Journal of Obesity Related Disorders,* 1998, vol. 22, pp. 303-311.

RACETTE, S.B., *et al.,* "Effects of Aerobic Excercise and Dietary Carbohydrate on Energy Expenditure and Body Composition during Weight Reduction in Obese Women", *American Journal of Clinical Nutrition,* marzo de 1995, vol. 61, pp. 486-494.

REAVEN, G.M., "Diet and Syndrome X", *Current Atherosclerosis Reports,* noviembre de 2000, vol. 2, núm. 6, pp. 503-507.

ROLLS, Barbara J., "The Role of Energy Density in the Oveconsumption of Fat", 2000, vol. 130, pp. 268S-271S.

St. JEOR, S.T., *et al.,* "Dietary Protein and Weigh Reduction", *Circulation,* 2001, vol. 104, núm. 15, pp. 1869-1874.

SAMAHA, F.F., *et al.,* "A Low-Carbohydrate as Compared with a Low-Fat Diet in Severe Obesity", *New England Journal of Medicine,* 2003, vol. 348, núm. 21, p. 2074.

STORY, M., "The Prime Time Diet: A Content Analysis of Eating Behavior and Food Messages in Television Program Content and Commercials", *American Journal of Public Health,* 1990, vol. 80, núm. 6, pp. 738-740.

STUNKARD, A.J. y S. MESSICK, "The Three-Factor Eating Questionnarie to Measure Diet Restraint, Disinhibition and Hunger", *Journal of Psychosomatic Research*, 1985, vol. 29, núm. 1, pp. 71-83.

STUNKARD, A.J., *et al.,* "The Body Mass Index of Twins Who Have Been Reared Apart", *New England Journal of Medicine*, 1990, vol. 322, núm. 21, pp. 1483-1487.

WADDEN, T.A., *et al.,* "Long-Term Effects of Dieting on Resting Metabolic Rate in Obese Outpatients", *JAMA*, 1990, Vol. 264, núm. 6, pp. 707-711.

WEINSHILBOUM, R., "Genomic Medicine", *New England Journal of Medicine*, 2003, vol. 348, núm. 6, pp. 529-537.

WHELTON, P.K., *et al.,* "Primary Prevention of Hypertension", 2002, vol. 288, núm. 15, pp. 1882-1888.

CRÉDITOS

Todos los valores nutrimentales de los alimentos se tomaron de *The Nutribase Nutrition Facts Desk Reference*, segunda edición, Nueva York, Avery, miembro de Penguin Putnam Inc., 2001.

Las preguntas (números 54 a 59) del cuestionario sobre el síndrome del descontrol alimentario, que aparecen en las páginas 104 a 106, se reproducen con permiso del editor, Grilo, C.M., tal como se publicaron en FAIRBURN, C.G., "A Self-Help Approach to Binge Eating: Part II", *The Weight Control Digest*, 1995, vol. 5, pp. 465-66.

Las recetas de la ambrosía, la parmesana de espárragos o ejotes, la vinagreta cremosa, la salsa holandesa, el pico de gallo, y el ratatouille se tomaron del libro *How to Cook Everything: Simple Recipes for Great Food* de Mark Bittman. Copyright c 1998 por Wiley Publishing, Inc. Todos los derechos reservados. Se reproduce aquí con permiso del editor.

La receta de la ensalada de frijoles negros y blancos se tomó del libro *Lowfat Cooking for Dummies* de Lynn Fischer. Copyright c 1997 por Wiley Publishing, Inc. Todos los derechos reservados. For Dummies es una marca registrada de John Wiley & Sons, Inc. Se reproduce aquí con permiso del editor.

La receta de la ensalada de col se tomó de *The Way to Cook* de Julia Child. Copyright © 1989 por Julia Child. Se utiliza aquí con permiso de Alfred A. Knopf, una división de Random House, Inc.

La dieta perfecta se terminó de imprimir en diciembre de 2004, en Impresora y Encuadernadora Nuevo Milenio, S.A. de C.V. Calle Rosa Blanca No. 12, Col. Ampliación Santiago Acahualtepec, C.P. 09600, México, D.F.